ALTERNATIV HEILEN

Herausgegeben von Gerhard Riemann

Benno Werner war als Biologielaborant in der pharmazeutischen Forschung tätig, bevor er sich mit Humanmedizin, Volksheilkunde, Ethnologie, Religionswissenschaften, östlicher Philosophie und Psychologie beschäftigte. Es folgte eine dreijährige Ausbildung zum Yogalehrer und ein einjähriger Aufenthalt in Süd- und Südostasien, in Yogaschulen und buddhistischen Klöstern. Nach seiner Rückkehr entwickelte er die »Selbstaktive Reintegrations-Therapie«, deren Ernährungslehre die »Ganzheitlich-Integrative Ernährung« ist. Heute ist er Seminarleiter für Angewandte Kinesiologie, Psychosomatik und Yoga.

Von Benno Werner ist außerdem erschienen:

Das Krebszeitalter (Band 76040)

Dieses Buch wurde auf chlor- und säurefreiem Papier gedruckt.

Originalausgabe Juni 1994
© 1994 für die deutschsprachige Ausgabe Droemersche Verlagsanstalt
Th. Knaur Nachf., München
Das Werk einschließlich aller seiner Teile ist urheberrechtlich geschützt.
Jede Verwertung außerhalb der engen Grenzen des Urheberrechtsgesetzes
ist ohne Zustimmung des Verlages unzulässig und strafbar. Das gilt
insbesondere für Vervielfältigungen, Übersetzungen, Mikroverfilmungen
und die Einspeicherung und Verarbeitung in elektronischen Systemen.
Umschlagillustration: Susannah zu Knyphausen, München
Satz: Ventura Publisher im Verlag
Druck und Bindung: Elsnerdruck, Berlin
Printed in Germany
ISBN 3-426-76066-5

5 4 3 2 1

Benno Werner

Energie und Ernährung im Rhythmus der Jahreszeiten

Die ganzheitlich integrative Ernährung

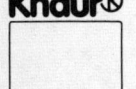

Herzlichen Dank möchte ich Michaela Lohrum,
Alexander Amberg und Thomas Grillmeier sagen,
die mir auch bei diesem Buch mit ihren Fachkenntnissen
hilfreich zur Seite standen.

Inhalt

Prolog: Die Reichweite der ganzheitlich
integrativen Ernährung   7

Die Gesundheit   11

Die Ganzheit   17
    Das *persönliche* Unbewußte   20
    Das *soziologische* Unbewußte   22
    Das *natürliche* Unbewußte   27
    Das *kosmische* Unbewußte   30

Die Energie   35
Die ganzheitlichen Aspekte der Ernährung   49
    Im *persönlichen* Unbewußten   49
    Im *soziologischen* Unbewußten   59
    Im *natürlichen* Unbewußten   65
    Im *kosmischen* Unbewußten   73

Die Ausgewogenheit der Nahrung   81
    Bedarf und Zufuhr   82
    Säuren und Basen   84
    Yin und Yang   88

Der Jahreslauf: Das irdische Abbild
der kosmischen Rhythmen und Gesetze   95
    März/April   97
    Mai   106

Juni 115
Juli 125
August 132
September 140
Oktober 148
November 162
Dezember 174
Januar 186
Februar/März 195

Von Apfel bis Zwiebel: Wirkungen und Bedeutungen
für die chemisch-energetische
Ganzheit des Menschen 209

Autoren- und Quellenverzeichnis 315
Literaturhinweise 318

Prolog: Die Reichweite der ganzheitlich integrativen Ernährung

Wenn man sich heutzutage mit der Ernährung beschäftigt, ist es üblich, die materiellen, körperlichen Aspekte in den Vordergrund zu stellen. Die Anforderungen, die an eine gesunde Ernährung gestellt werden, reichen von entsprechender Zufuhr von Kohlenhydraten, Fetten und Proteinen, Vitaminen, Mineralstoffen und Spurenelementen über relativ hohe Pflanzen- und Rohfaseranteile bis zur Minimierung giftiger Substanzen wie Pestizide, Fungizide, Düngemittel und Nahrungsmittelzusätze. Werden diese Kriterien erfüllt, spricht man von einer gesunden Ernährung.

Die ganzheitlich integrative Ernährung geht weit über diesen Anspruchsrahmen hinaus. Der Mensch ist nicht nur eine Ansammlung materieller Bestandteile. Er ist mehr als die Summe von Elementen und Molekülen, organischen und anorganischen chemischen Verbindungen, mehr als das Resultat chemischer und physikalischer Prozesse. Neben dem Körper sind dem Menschen auch noch ein Geist und eine Seele eigen, die in ebenso direkter Beziehung zur Nahrung stehen wie der Körper. Auch sie werden von den Lebensmitteln beeinflußt und zu einem beachtlichen Teil geformt; auch sie stellen Anforderungen an die Nahrung, die im Fall der Nichtbeachtung ebensolche pathologischen Folgen nach sich ziehen wie die Unter- bzw. Überversorgung mit Vitaminen, Mineralstoffen oder Spurenelementen. Dieses Wissen um die seelisch-geistige Bedeutung der Nahrungsmittel scheint heute verloren, doch beim Studieren der altüberlieferten Traditionen der Sitten und Bräuche, der Mythen und Legenden, der magischen Rituale und des Volksglaubens kommt es wieder zum Vorschein: Früchte und Gemüse sind mehr als nur reine Nährstofflieferanten. Sie sind archetypische Größen, tief in unserem Unbewußten eingeprägte Größen, die mit ganz bestimmten Gedanken und Gefühlen assoziiert sind und die im Rahmen einer ganzheitlichen Gesundung – einer körperlichen, geistigen und seelischen Gesundung – von enormer Wichtigkeit sind.

Ernährung ist nicht nur dann gesund, wenn sie den Menschen nicht krank macht, sondern ihn gesund erhält und ihn seinem Heil näher bringt. Die Gesundheit ist keine rein individuelle Angelegenheit. Sie kann nur dann erlangt werden, wenn die Umwelt gesund ist und keinen pathologischen Einfluß ausübt. Wenn der Boden, die Luft und das Wasser verseucht sind, ist es unmöglich, sich gesund zu ernähren. Aus diesem Grund darf eine gesunde Ernährung nicht nur die körperlichen, geistigen und seelischen Belange des Menschen berücksichtigen, sondern muß auch dessen Verwurzeltsein in der Umwelt realisieren. Sie ist nur dann wirklich gesundheitsdienlich, wenn sie auch auf die soziale, die natürliche und die kosmische Umwelt einen heilsamen Einfluß ausübt und die Beziehung des Menschen zu diesen übergeordneten Größen fördert.

Letztendlich ist auch die Zeit ein wichtiger Faktor der ganzheitlich integrativen Ernährung. Die Zeit ist die Grundlage der Wandlung, und die Wandlung ist das Fundament des Lebens. Leben heißt Wandlung, heißt wachsen und sich verändern, aufblühen und verwelken. Gemäß dieser altüberlieferten Weisheit ist die Ernährung nur dann gesund, wenn sie wandlungsfähig ist. Wie die Natur sich im Lauf eines Jahres ändert, sollte sich auch der Speiseplan des Menschen ändern. Es gibt einen Grund, warum die Früchte und Gemüse nur zu ganz bestimmten Zeiten wachsen – und diesen Grund, dieses Wissen um die geheimnisvollen Zusammenhänge der natürlichen Erscheinungen gilt es zu erkennen und zu beherzigen. In ihm liegt die Weisheit der fünf Milliarden Jahre alten Natur – und nur, wenn wir uns dieser anvertrauen, haben wir die Möglichkeit, den Weg zu einer wirklich gesunden Ernährung wiederzufinden.

Die Gesundheit

Wie die Ernährung wird heutzutage auch die Gesundheit nur sehr oberflächlich betrachtet. Obwohl die Gesundheit unser wertvollstes Gut ist, hat sich bisher noch kaum ein Schulmediziner die Mühe gemacht, sie zu erforschen und ihr Charakteristikum herauszuarbeiten. Die Gesundheit ist uninteressant, so scheint es, weil man mit ihr nicht experimentieren und kein Geld verdienen kann. Sie ist der Feind der Ärzteschaft, das Ende eines ganzen Berufsstandes und als solches wird ein großer Bogen um sie gemacht.

Die Definition von Gesundheit beschränkt sich auf die Umschreibung als »Zustand völligen körperlichen, geistigen, seelischen und sozialen Wohlbefindens«[1]. Wie aber kommt es zu diesem Zustand? Welche Voraussetzungen sind notwendig ihn zu realisieren? Wie lautet die Prämisse? Erst wenn diese Frage beantwortet und die Gesundheit in ihrer ganzen Tiefe erschlossen ist, erst dann ist es den Menschen möglich, eine wahrhaft gesunde Ernährungslehre zu formulieren.

Bleiben wir zuerst bei dem von der Schulmedizin genannten körperlichen Wohlbefinden und versuchen, die charakteristischen Merkmale der Gesundheit vor diesem Hintergrund zu erarbeiten. Dank der Wissenschaft steht uns eine Fülle von Informationen zur Verfügung, so daß es uns nicht schwerfallen wird, der körperlichen Gesundheit auf die Spur zu kommen und die allgemeinen Prinzipien der Gesundheit zu erkennen.

Ein menschlicher Körper ist nur dann gesund, wenn seine Bausteine gesund sind. Die größten dieser Bausteine sind die »Systeme«, wie zum Beispiel das Nervensystem, das Herz-Kreislauf-System oder das Atemsystem. Systeme setzen sich aus verschiedenen Organen zusammen, wie zum Beispiel das Herz-Kreislauf-System, aus Herz, Lunge, Arterien und Venen. Die Organe bestehen wiederum aus Bausteinen, den sogenannten Geweben. Hier werden Epithelgewebe, Stützgewebe, Muskelgewebe und Nervengewebe unterschieden, und die Gewebe selbst gliedern sich auch wieder in Bausteine – in die Zellen, die kleinsten Bausteine des Lebens, die selbst noch zu den Lebewesen gerechnet werden. Diese setzen sich aus noch kleineren Bausteinen zusammen – aus organischen und anorganischen chemischen Verbindungen, aus Molekülen, Elementen, Elektronen, Protonen, Neutronen, Leptonen, Quarks und den in Zukunft noch zu entdeckenden kleinsten Teilchen der Materie. All diese Bausteine wirken auf das körperliche Wohlbefinden ein, und sie alle müssen bei der Beschreibung der Gesundheit berücksichtigt werden.

Der Mensch läßt sich nach diesen Erkenntnissen als aus mehreren Ebenen bestehend betrachten. Das körperliche Wohlbefinden als Ganzes, wie es sich im Zustand der Gesundheit im Bewußtsein manifestiert, kann als oberste und sichtbare Ebene, als die Spitze des Eisbergs verstanden werden, die ohne den restlichen Eisberg nicht vorhanden wäre und um so mehr aus dem Wasser ragt, je größer der Eisberg ist. Die Gesundheit auf dieser Ebene kann nur über die Gesundheit der darunterliegenden Ebene erlangt werden. Nur wenn die Systeme gesund sind und harmonisch zusammenarbeiten, kann sich das körperliche Wohlbefinden einstellen. Die Systeme wiederum sind nicht aus sich selbst heraus gesund. Sie stehen in direkter Abhängigkeit von den Organen, die ihrerseits ihre Gesundheit aus den Geweben beziehen. Letztendlich läßt sich im Bereich der lebendigen Bausteine die Gesundheit von den Zellen ableiten. Sobald diese gesund sind und harmonisch zusammenarbeiten, kann die Gesundheit in den Körper einziehen und sich ein körperliches Wohlbefinden ausbreiten.

Das erste Merkmal der Gesundheit ist demzufolge die Harmonie. Nur dann, wenn sämtliche Körperzellen harmonisch zusammenwirken, manifestiert sich die Gesundheit. Setzt sich nur eine einzige Zelle über die Harmonie hinweg, ohne von der körperlichen Polizei, dem Abwehrsystem, eliminiert zu werden – wie es bei Krebs der Fall ist –, können für den gesamten Zellverband katastrophale Folgen entstehen.

Was bedeutet nun aber Harmonie? Im Prinzip ist diese Art der Harmonie für uns Menschen unfaßbar. Wer kann schon die Anzahl der Zellen, einhunderttausend Milliarden nachvollziehen? Noch viel unfaßbarer ist die Tatsache, daß alle diese Zellen gemeinsam an einer einzigen Idee arbeiten – an dem Menschen – und daß sie bereit sind, für diese Idee ihre Freiheit als Einzeller aufzugeben. Sie unterstellen sich der übergeordneten Ganzheit und geben dieser zuliebe ihren isolativen Egoismus auf.

Die Voraussetzung eines solchen Handelns ist nicht minder verblüffend. Wer von uns würde schon freiwillig seine Freiheit opfern, um einer übergeordneten Idee zu dienen? Wohl nur derjenige, der den Sinn dieser übergeordneten Ganzheit erkennt und im Sinn dieser Ganzheit seinen eigenen Sinn erfährt. Jede der einhunderttausend Milliarden Körperzellen kennt den Sinn und den Aufbau des menschlichen Organismus genau. In ihrem Inneren hat jede Körperzelle einen kompletten Bauplan des Menschen gespeichert, der es zu jeder Zeit ermöglichen würde, den Menschen in seiner augenblicklichen Situation neu zu erschaffen. Jedes Detail ist in diesem Plan enthalten, jede chemische Verbindung und jeder physiologische Vorgang. Für die Zelle gibt es keine Geheimnisse. Sie hat den Aufbau und den

Sinn des Ganzen durchschaut und ihren eigenen Sinn darin gefunden. Sie realisiert, daß sie in all den anderen Zellen lebt und daß sie ihr eigenes Leben und ihr eigenes Wohlbefinden nur dadurch aufrechterhalten kann, daß sie der Ganzheit der Zellen dient und ihre Aufgaben innerhalb dieser Ganzheit erfüllt. Ihre eigene Gesundheit steht und fällt mit der Gesundheit aller anderen Zellen.

Über diese Einsichten gelangt man zum zweiten Merkmal der Gesundheit: Selbständigkeit. Jede Zelle muß für sich ganz allein den Überblick über den menschlichen Körper gewinnen. Sie muß dessen Ganzheit erkennen und innerhalb dieser Ganzheit ihre eigene Bedeutung realisieren. Sie muß eigenständig ihre Aufgabe erfassen und diese selbständig erfüllen. Sie muß wissen, welche Stoffe sie aufnehmen und verwerten muß und welche sie auszuscheiden hat. Sie muß Informationen und Befehle vom Gehirn empfangen und richtig auswerten, um den reibungslosen Ablauf der physiologischen Arbeitsgänge zu gewährleisten. Sie muß flexibel sein, um sich jeder Situation anpassen zu können. Mit einem Wort, sie muß selbständig sein, um der Gesundheit des Menschen dienen zu können.

Aber nicht nur die Zellen müssen selbständig sein. Auch die Gewebe, die Organe und die Systeme müssen dieser Anforderung gerecht werden, um die Gesundheit des Menschen unterstützen zu können. Die Leber zum Beispiel muß selbständig differenzieren zwischen lebensfördernden und lebenshemmenden Substanzen, die sie, je nach Urteil, den Organen zukommen läßt. Das Atemsystem ist die ausführende Instanz, die darüber entscheidet, wieviel Sauerstoff eingeatmet und wieviel Kohlendioxid ausgeatmet werden muß, ob die Atmung flacher oder tiefer, schneller oder langsamer wird. Jedes System, jedes Organ und jedes Gewebe hat seine Aufgabe, die es im Sinne der Gesundheit selbständig erfüllen muß, und nur diese Selbständigkeit kann die Gesundheit des gesamten Organismus aufrechterhalten.

Ein weiterer Tatbestand, der aufs engste mit der Gesundheit verknüpft ist und der sogar als Synonym für Gesundheit verwendet werden kann, ist die Integration. Alle Teilaspekte einer Ganzheit müssen sich selbständig in die Harmonie integrieren. Erst dann kann man sowohl von der Gesundheit der übergeordneten Ganzheit als auch von der Gesundheit der Teilaspekte sprechen.

Gesundheit ist das Resultat der beiden Prinzipien »Selbständigkeit« und »Harmonie«. Ihre wirkliche Tiefe kann mit dem Maß der Integration gemessen werden. Je mehr Teilaspekte sich selbständig in die Harmonie integrieren, um so gesünder ist die Ganzheit.

Krankheit ist immer die Folge eines »Nicht-ganz-Seins«, ein Anzeichen dafür, daß bestimmte Teilaspekte aus der Harmonie ausgetreten sind bzw. ausgestoßen wurden. Der Weg zur Gesundheit heißt deswegen »Heilung«, denn was »heil« ist, ist »ganz«, und was »ganz« ist, das ist »gesund«. Der Weg zur Gesundheit ist immer ein Weg zum »Ganzsein« und demzufolge ein Weg der Integration der nichtintegrierten Teile.

Eine wirklich gesunde Ernährung muß also einen integrativen Charakter haben und den Menschen seiner Ganzheit näher bringen.

Die Ganzheit

Die Ganzheit des Menschen setzt sich aus verschiedenen Ebenen zusammen. Die drei Säulen, in welchen sich diese Ebenen widerspiegeln, sind der Körper, der Geist und die Seele. Diese drei bilden sozusagen das Medium, durch welches sich die tiefere Wirklichkeit des Menschen artikulieren kann. Sie sind drei verschiedene Ausprägungen ein und derselben Wirklichkeit, und zu jedem Zeitpunkt des Lebens repräsentieren sie dieselben grundlegenden Informationen in jeweils körperlichen, geistigen und emotionalen Konstellationen. Jeder Gedanke hat sein körperliches und emotionales Pendant, ebenso wie jede körperliche Haltung und jede körperliche Befindlichkeit ihre entsprechenden Gedanken und Gefühle hervorrufen. Körper, Geist und Seele darf man nicht trennen. Sie sind eine Einheit und als solche bilden sie die menschliche Wirklichkeit.

Zwei Prinzipien bestimmen die Gesundheit, eines davon ist die »Harmonie«. Der Mensch ist nur dann gesund, wenn es ihm gelingt, Körper, Geist und Seele zu vereinen. In seinem Bewußtsein sollten diese drei dieselbe Wertschätzung erfahren und gleichwertig in den Entscheidungsprozeß integriert werden.

Leider sind wir gewöhnt, die körperlichen Signale und die emotionale Intuition zu übergehen und als unbedeutend abzutun. Nur das Rationale, das Logische, das Beweisbare wird in unserer modernen Welt anerkannt, und diesem Wert fühlen wir uns verpflichtet. Und genau hier liegt der Anfang einer Krankheit. Die Ganzheit des Lebens besteht nicht nur aus logischen, rational nachvollziehbaren Elementen, nicht nur aus Geist. Zu einem großen Teil besteht sie auch aus Intuition, aus Empfindung und

Ahnung, aus tiefen Geheimnissen und nicht zuletzt aus Glauben. Der erste Schritt zur Gesundheit ist die Gleichberechtigung von Körper, Geist und Seele und die damit einhergehende Gleichbewertung von Glaube und Wissen, von Intuition und Beweis, von subjektiver Erfahrung und objektiver Erkenntnis.

Dasselbe gilt für die Ernährung. Eine vom Geist oktroyierte Ernährungsweise, auch wenn sie noch so viel Rohkost und Vollkornprodukte auf den Tisch bringt, kann sich ebenso schädlich auswirken wie eine Schlemmertour durch die Weißmehlküche. Die Nahrung sollte nicht nur dem gesundheitsapostolischen Gewissen dienen. Sie hält Körper, Geist und Seele am Leben, und in allen drei Bereichen sollte sie Ausgewogenheit und Harmonie verbreiten, und von allen dreien sollte sie erwünscht sein.

Kehren wir zurück zum Aufbau der Ganzheit. Die Informationen, die sich gleichermaßen körperlich, geistig und seelisch ausprägen, entstammen dem Bewußtsein. Dieses bildet die Grundlage des Lebens und erst durch sein Dasein können wir uns selbst wahrnehmen. Es steht in direkter Wechselbeziehung zur Dreieinheit und ist ebenso wie diese dem ständigen Wandel des Lebens unterworfen.

Die menschliche Ganzheit läßt sich wie folgt darstellen:

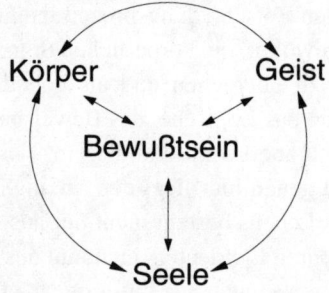

Die Ebenen, die sich in Körper, Geist und Seele widerspiegeln, sind Bewußtseinsebenen, die in vier Ebenen unterschieden werden. Obwohl sie Ebenen des Bewußtseins sind, werden sie Ebenen des Unbewußten genannt. Von unserem Wachbewußtsein sind sie in ihrer ganzen Tiefe nicht wahrnehmbar. Wir erfahren und erleben immer nur einen kleinen Bruchteil. So gibt es einen bewußten und einen unbewußten Anteil dieser Ebenen. Da nun der bewußte Anteil in keinem Verhältnis zum unbewußten steht, werden die Ebenen als Ebenen des Unbewußten bezeichnet. Die Aufgabe, die sich nun stellt, ist die Bestimmung der vier Bewußtseinsebenen und das Erkennen ihrer Bedeutung für die Ganzheit des Menschen und somit für die Gesundheit.

Das *persönliche* Unbewußte

Die oberflächlichste Ebene der menschlichen Wirklichkeit ist das *persönliche* Unbewußte. Sie repräsentiert die Verbundenheit des Menschen mit sich selbst, sein Integriertsein in die eigene Identität. Gott, die Natur, der letzte Urgrund des Seins oder wie wir es auch immer nennen wollen, hat uns geschaffen, damit wir leben. Er gab uns den Auftrag, unser Leben zu bewahren, solange wir können. Körper, Geist und Seele haben auf dieser Ebene einen rein ichbezogenen Charakter, mit der einzigen Aufgabe, dem eigenen Überleben und der eigenen Gesundheit zu dienen. Die Umwelt ist hierbei das Mittel zum Zweck. Wer oder was sich den persönlichen Interessen entgegenstellt, wird bekämpft. »Auge um Auge – Zahn um Zahn.«

Neben dem existentiellen Faktor spielt auf dieser Ebene auch das persönliche Wohlergehen eine beachtliche Rolle. Körper, Geist und Seele finden hier ihre Vollendung in der Befriedigung des eigenen Selbst. Ihr einziges Anliegen ist hier das persönliche Wohlbefinden. Jegliche überpersönliche Bedeutung bleibt unbeachtet. So dient die Sexualität zum Beispiel, stellvertretend für alle Gefühle, Gedanken und körperliche Befindlichkeiten auf dieser Ebene, ganz allein dem Eigennutz der persönlichen Befriedigung – bis hin zum Orgasmus. Sie macht Freude, berauscht die Seele und befreit das Herz von den Sorgen des Alltags. Alles, was dazu führt, wird vom *persönlichen* Unbewußten liebend gern ausgekostet.

Je nachdem, ob das *persönliche* Unbewußte im Verhältnis zu den anderen Bewußtseinsebenen über- oder unterbewertet wird, entstehen entweder Egoismus und persönlicher Größenwahn oder aber Mangel an Selbstwertschätzung und Selbstliebe. Wir wurden nicht erschaffen, um uns über andere Menschen und Lebewesen zu erheben, ebensowenig wie wir erschaffen wurden, uns den anderen zu beugen. Jeder ist soviel wert wie der andere – nicht mehr und nicht weniger –, und jeder hat wie der andere die Aufgabe, sich selbständig in die Harmonie des Seins zu integrieren. Um dem Auftrag gerecht werden zu können, müssen wir uns selbst erhalten und selbständig und selbstverantwortlich auf unsere Gesundheit und unser existentielles Wohlbefinden achten – das ist die Aufgabe des *persönlichen* Unbewußten.

Gesundheit bedeutet auf dieser Ebene die Fähigkeit, die eigenen Interessen zu wahren und das persönliche Wohlergehen zu gestalten. Gesundheit repräsentiert die Selbstwertschätzung und die Selbstliebe. Nur ein gesunder und glücklicher Mensch kann seinen Verpflichtungen und seiner Verantwortung in selbständiger Art und Weise gerecht werden.

Das *soziologische* Unbewußte

Die zweite Ebene ist die soziologische. Sie wurde bereits von der Weltgesundheitsorganisation (WHO) teilweise in die Definition von Gesundheit aufgenommen, indem ihr ein soziologischer Aspekt zugesprochen wurde.

Das *soziologische* Unbewußte repräsentiert die Verbundenheit des Menschen mit seinen Mitmenschen, das Integriertsein in seine soziologische Umwelt. Der Tenor dieser Ebene ist, daß ein Mensch ohne seine Mitmenschen nicht existieren kann. Hierzu ein Beispiel, das Geschichte machte: Der Staufer Friedrich II. glaubte, daß die Ursprache der Menschen Hebräisch sei und daß jeder Mensch, wenn er nicht in einer anderen Sprache erzogen würde, hebräisch spräche. Um dies zu beweisen, ließ er Säuglinge aufziehen, an die kein Wort gerichtet werden durfte, mit dem Resultat, daß die Kinder spätestens nach dem ersten Lebensjahr – aus Mangel an Liebe und Zuwendung – starben. Ein Mensch braucht Liebe und Anerkennung, er braucht seine Mitmenschen und er braucht eine Aufgabe, die ihm das Gefühl vermittelt, in das Kollektiv der Menschen integriert zu sein. Er muß wissen und fühlen, daß er für seine Mitmenschen nützlich ist. Im *soziologischen* Unbewußten haben Körper, Geist und Seele keinen ichbezogenen Charakter mehr. In ihm erfüllen sie eine Brückenpfeilerfunktion, um den Menschen mit seinen Mitmenschen in Kontakt zu bringen. Darüber hinaus werden sie in den Dienst am Nächsten gestellt, um das Leid der Menschen zu lindern und deren Wohlbefinden zu fördern. Unsere eigene Gesundheit ist abhängig von unseren Mitmenschen, und nur wenn es diesen gutgeht, kann es auch uns selbst gutgehen.

Die Sexualität, wiederum stellvertretend für alle Gedanken, Gefühle und körperlichen Befindlichkeiten, ist im *soziologischen* Unbewußten der Weg zum »Du«, der Weg zur tieferen Wirklichkeit eines geliebten Menschen. Hierbei hat sie ausschließlich partnerschaftliche Funktionen. Sie bringt uns dem anderen Menschen näher und gibt uns die Kraft, ihn im Wellenspiel des Lebens nicht aus dem Herzen zu verlieren und auch in schlechten Zeiten zu ihm zu stehen.

Um diese Ebene in ihrer ganzen Tragweite zu erfassen, müssen wir uns alter Weisheiten bedienen. Eine zentrale Aussage vieler archaischer Weisheitslehren lautet: »Wie oben, so unten – Wie außen, so innen.« Auch wenn es noch so paradox klingt und jegliches rationale Verständnis auf den Kopf stellt, ist es dennoch eine Wahrheit: Jeder Mensch, der auf dieser Erde lebt, ist ein Teil unseres *soziologischen* Unbewußten. Alle Menschen sind in uns enthalten, und sie alle gestalten unsere persönliche Identität. Durch sie definieren wir unser Selbst und durch sie werden wir zum »Ich«.

Indem wir uns unseren Mitmenschen annähern, nähern wir uns der Ganzheit unseres *soziologischen* Unbewußten und somit unserer persönlichen Ganzheit. Natürlich können wir nicht jeden Menschen in unserem eigenen Bewußtsein realisieren. Der Großteil von ihnen wird immer im Unbewußten verborgen bleiben und nicht einmal andeutungsweise den Versuch unternehmen, in unser Wachbewußtsein zu gelangen – aber dennoch sind sie darin enthalten.

Die Voraussetzungen für den Erhalt der Gesundheit liegen auch auf dieser Ebene: »Harmonie« und »Selbständigkeit«. Um die Gesundheit im *soziologischen* Unbewußten zu erlangen, sollten wir uns selbständig in das Kollektiv der Menschheit integrieren. Nach und nach sollten wir uns im Lauf unserer Entwicklung in unsere Familie, in unseren Freundeskreis, in unsere Gemeinde und in unser Volk integrieren, um letztlich in der Menschheit aufzugehen und uns als Teil derselben begreifen.

Wir brauchen unsere Mitmenschen und nur, wenn es ihnen gutgeht, kann es auch uns gutgehen. Ihre Gesundheit ist die Grundlage unserer eigenen Gesundheit, und jeder Schlag gegen unsere Mitmenschen ist ein Schlag gegen unser *soziologisches* Unbewußtes und somit ein Schlag gegen uns selbst.

Je nachdem, ob wir unsere soziologische Wirklichkeit in unserem Selbstbild in adäquater Weise berücksichtigen oder nicht, wird sie einen heilsamen oder einen krankheitsfördernden Einfluß auf unsere Ganzheit ausüben. Stellen wir sie in den Vordergrund unseres Handelns und verpflichten wir uns ausschließlich dem Dienst am Nächsten, besteht die Gefahr, daß wir uns selbst und unsere eigenen Bedürfnisse übergehen und durch deren Mißachtung den Grundstein zur Krankheit legen. Im wahrsten Sinne des Wortes opfern sich solche Menschen für ihre Mitmenschen auf. Die Vernachlässigung dieser Ebene ist nicht minder pathologisch. Wer sie übersieht, wird oft selbst übersehen. Vereinsamung und Egoismus sind die Folge, mangelnde Gefühlswärme und ein erkaltendes, erstarrendes Herz.

Ein weiterer wichtiger Faktor der Ganzheit ist die Zeit. Gerade im *soziologischen* Unbewußten ist sie von zentraler Bedeutung und wird meistens übergangen. Nicht nur die Menschen, die in der Gegenwart leben, sind Bestandteil unseres *soziologischen* Unbewußten, sondern alle, die je auf diesem Planet gelebt haben und alle, die in Zukunft noch auf ihm leben werden. Im Hinblick auf die Zeit meint Gesundheit im *soziologischen* Unbewußten das Integriertsein in die Reihe unserer Ahnen und unserer Nachkommen. Wir sind nur ein Teil der soziologischen Lebenskette und als solcher haben wir die Aufgabe, uns in sie zu integrieren und das auf uns überkommene Gut an unsere Nachfahren zu überliefern – sowohl körperlich als auch geistig und seelisch. Integriertsein in unsere Ahnenreihe bedeutet, das altüberlieferte Wissen und die tiefen Weisheiten der Ahnen lebendig zu erhalten. Das Brauchtum, das sich über Jahrtausende hinweg entwickelt hat, und die altehrwürdigen Traditionen sollten zu unseren eigenen werden. Mit ihnen sollten wir uns identifizieren, und sie sollten wir an unsere Nachkommen weitergeben. Traditionen haben eine tiefere Bedeutung für unser Wohlbefinden und Überleben – sowohl innen als auch außen. Wir brauchen die jahrtausendealte Erfahrung, mit deren Hilfe sich die Menschheit bis jetzt erhalten konnte. Sie einfach zu ignorieren, wie dies die modernen, oberflächlichen Kunststoffpäpste predigen, die wahllos mit Chemikalien um sich werfen und selbst vor Genmanipulationen nicht zurückschrecken, ist unser Untergang. Nur die Erfahrung macht den Meister, und Erfahrung ist in der heutigen schnellebigen Zeit nicht mehr zu gewinnen. Deshalb müssen wir uns auf die Erfahrung berufen, die wir in den letzten Jahrtausenden gesammelt haben. Nur so können wir in Zukunft überleben, und nur so können wir uns in die Reihe unserer Nachkommen, in unsere eigene Zukunft integrieren. Wir tragen Verantwortung – wir müssen und wir dürfen sie tragen – und ihrer sollten wir uns würdig erweisen.

Auch was den zeitlichen Aspekt des *soziologischen* Unbewußten angeht, gilt die Regel der goldenen Mitte. Sowohl die Vergangenheit als auch die Gegenwart und die Zukunft sollten zu gleichen Teilen in diese Ebene integriert sein und zu gleichen Teilen die soziologische Realität des Menschen gestalten. Erst dann kann von einem gesunden *soziologischen* Unbewußten gesprochen werden, das sich als gesundes Element in die große Harmonie der menschlichen Ganzheit integriert. Wer sich in der

Vergangenheit verliert, ist ein Träumer. Wer nicht mehr aus der Zukunft findet, ist ein Phantast. Wer nur noch die Gegenwart sieht, der ist ein vereinsamter Egoist – einer unter vielen, die heute im Konsumrausch am Rand zum Selbstmord leben.

Das *natürliche* Unbewußte

Das *natürliche* Unbewußte repräsentiert die Verbundenheit des Menschen mit der Natur, sein Integriertsein in die natürliche Umwelt. So wie wir nicht ohne unsere Mitmenschen leben können, können wir auch nicht ohne die Natur leben. Wir brauchen die Luft zum Atmen, das Wasser zum Trinken und die Nahrung zum Essen. Zu jedem Zeitpunkt unseres Lebens stehen wir in direkter Abhängigkeit von der Natur, und keine Sekunde lang können wir ohne sie existieren.

Auch auf dieser Ebene hat die Aussage der archaischen Weisheitslehren, »Wie oben, so unten – Wie außen, so innen«, ihre volle Bedeutung. Jedes Tier, jede Pflanze, jeder Stein und jedes Molekül auf dieser Erde ist ein Teil unseres *natürlichen* Unbewußten und somit ein Teil unserer persönlichen Ganzheit. Integriertsein bedeutet hier nicht nur, mit Tieren und Pflanzen und mit der unbelebten Natur gemeinsam die Natur zu bilden, sondern auch, denselben Wert wie diese zu besitzen. Wenn behauptet wird, wir seien die Krone der Schöpfung oder gar deren Vollendung und letztes Ziel, muß energisch widersprochen werden. Diese Art des Denkens ist ein Angriff auf unser *natürliches* Unbewußtes und somit ein Angriff auf die Gesundheit des Menschen. Alle Tiere, Pflanzen und Menschen sind auf dieser Ebene gleichwertige Bestandteile der übergeordneten Idee »Natur« bzw. des *natürlichen* Unbewußten. Sie alle müssen sich gleichsam in die Harmonie dieser übergeordneten Idee integrieren, um sowohl ihre eigene Gesundheit als auch die Gesundheit der Natur zu bewahren. Die Gesundheit der Natur ist die Grundlage unserer eigenen Gesundheit.

Körper, Geist und Seele haben im *natürlichen* Unbewußten rein ökologische Funktionen. Ihre Bestimmung ist einzig und allein der Erhalt des ökologischen Gleichgewichts. Hierbei reihen sie sich nahtlos in den Kreislauf von »Fressen und Gefressenwerden« ein und stellen somit bedeutsame Faktoren der ökologischen Situation dar. Die Sexualität hat auf dieser Ebene, wiederum stellvertretend für alle Gefühle, Gedanken und körperlichen Befindlichkeiten, ebenfalls eine ausschließlich ökologische Funktion. Durch sie werden die Nachkommen gezeugt, die in naher Zukunft die ökologischen Nischen ausfüllen. Als Diener der Natur zeugt der Mensch weitere Diener der Natur, die beim Aufbau und beim Erhalt derselben eine wichtige Rolle spielen. Hierbei sind Körper, Geist und Seele nicht nur von funktionaler Bedeutung. Als Teil der Natur repräsentieren sie die Weisheit der Natur insofern, als in ihnen all die Erfahrungen gespeichert sind, die die Natur in den letzten fünf Milliarden Jahren, in denen die Erde existiert, sammeln konnte. Sie enthalten einen Erfahrungsschatz von fünf Milliarden Jahren, der selbst den Erfahrungsschatz der menschlichen Phylogenese verblassen läßt, einen Erfahrungsschatz, der alle Höhen und Tiefen der Evolution umfaßt, der sowohl die Gesetze des Erfolgs als auch die Gesetze des Mißerfolgs studiert hat. Einen Erfahrungsschatz, mit dessen Hilfe man unterscheiden kann zwischen Vernunft und Unvernunft, zwischen Gesundheit und Krankheit und nicht zuletzt zwischen Leben und Tod. Körper, Geist und Seele enthalten einen Erfahrungsschatz, dem wir uns überantworten und den wir unbedingt in unser Alltagsleben integrieren müssen, um gesund zu werden und auch in Zukunft überleben zu können. Er ist uns ein unentbehrlicher Wegweiser durch die Gefahren des Lebens, und als solcher verdient er bedingungslosen Respekt.

Die Schulmedizin übersieht diese Ebene der menschlichen Wirklichkeit restlos. Sie glaubt, zumindest vertritt sie öffentlich die Meinung, daß sie den Menschen nur helfen kann, wenn sie Tiere für Versuche einsperrt, in Versuchen foltert und quält und zu Milliarden in Gaskammern umbringt. Die Forschung raubt diesen Tieren ihre natürliche Umwelt, macht sie weitab der natürlichen Wirklichkeit zu naturentfremdeten Labortieren, die kein einziges Mal in ihrem Leben die Sonne sehen, und erwartet allen Ernstes, daß ihr diese Tiere naturrelevante Ergebnisse liefern, die sich zudem auf den Menschen übertragen lassen und diesen zur Gesundheit führen. Die medizinische Forschung zerstört durch diese Tierversuche einen großen Teil des *natürlichen* Unbewußten der Menschen, um ihr *persönliches* Unbewußtes zu heilen, das sie fälschlich für die ganze Realität des Menschen hält. Kein Wunder, wenn sich die Krankheiten nur so aneinanderreihen und es kaum noch gesunde Menschen gibt. Heilung bedeutet »Heilwerden« – »Ganzwerden« und muß neben der persönlichen, oberflächlichen Ebene auch noch die anderen Ebenen berücksichtigen, um wirklich als Heilung bezeichnet werden zu können. Wer das *natürliche* Unbewußte nicht beachtet, seine Weisheit und seine Erfahrung nicht schätzt und es zerstört, der übt einen pathologischen Einfluß auf die Menschheit aus.

Das *kosmische* Unbewußte

Die tiefste Ebene der menschlichen Wirklichkeit und zugleich
die umfassendste ist das *kosmische* Unbewußte. Im Sinne der
Aussage »Wie oben, so unten – Wie außen, so innen«, ist in ihm
der ganze Kosmos mit seiner scheinbaren Unendlichkeit enthalten. Im *kosmischen* Unbewußten repräsentiert sich unsere Verbundenheit mit dem Kosmos, unser Integriertsein in die kosmische Harmonie. Für uns moderne Menschen mag dieser
Anspruch des Integriertseins in die kosmische Harmonie erstaunlich sein, vielleicht sogar den Anschein von mystisch-ma-
gischer Scharlatanerie erwecken. Unseren Vorfahren jedoch war
die kosmische Harmonie eine alltägliche, ja sogar lebensnotwendige Realität. Der Jahreslauf und damit die Zeiten für Aus-
saat und Ernte basieren einzig und allein auf kosmischen Größen. Ein Jahr ist die Zeit, in der sich die Erde einmal um die
Sonne bewegt, ein Monat, früher als »Mond« bezeichnet, ist die
Zeit, die der Mond benötigt, um die Erde einmal zu umkreisen,
und ein Tag ist die Zeit, in welcher sich die Erde einmal um ihre
eigene Achse dreht. Die Jahreszeiten resultieren aus diesen Be-
wegungen und sind ebenso wie Ebbe und Flut abhängig von
Sonne und Mond.
Sonne und Mond sind nicht unsere einzigen Nachbarn und auch
nicht die einzigen Himmelskörper, die einen Einfluß auf uns
ausüben. Acht weitere Planeten umkreisen die Sonne in unmit-
telbarer Nähe zur Erde: Merkur, Venus, Mars, Jupiter, Saturn,
Uranus, Neptun und Pluto. Wie die jahrtausendalte Tradition der
Astrologie belegt, beeinflussen auch sie den Charakter der natürlichen Erscheinungen.

Der Himmelskreis, wie die Astrologen sagen, die Ekliptik, also die Bahn, die die Sonne im Lauf eines Jahres – von der Erde aus gesehen – scheinbar zurücklegt, befindet sich vor dem Gürtel der Tierkreiszeichen. Er ist in zwölf Abschnitte zu je dreißig Grad eingeteilt, wobei jeder Abschnitt den Namen eines Sternbildes trägt. Die Sonne benötigt bei ihrer scheinbaren Wanderung durch den Tierkreis für den Durchlauf eines Sternzeichens ungefähr einen Monat. Aus diesem Grund steht jeder Monat unter einem anderen Sternzeichen. Der Mond hingegen benötigt für seine Wanderung durch den gesamten Tierkreis einen Monat – bezüglich der Sterne 27 bzw. 32 mittlere Sonnentage (siderischer Monat) –, so daß er etwas mehr als zwei Tage unter einem Sternzeichen verweilt. Neben den Monaten können auch die Tage und die Stunden unterschiedlichen Sternzeichen zugeordnet werden.

Für unsere Vorfahren waren die Planeten und die Sterne noch von großer Bedeutung, wie überhaupt die ganze Natur mit all ihren Erscheinungen für sie noch voller Sinn war. Eine Pflanze war nicht nur eine Pflanze, das Wasser war nicht nur Wasser, das Feuer nicht nur Feuer, und die Sterne waren nicht nur Sterne. Alle Erscheinungen hatten ihr eigenes Wesen, ihre eigene Bedeutung und einen bestimmten Sinn. Sie waren beseelt, und oftmals wurden sie mit den Göttern identifiziert. Noch heute tragen die Planeten die Namen römischer Götter. Griechen, Römer und Germanen weihten den mächtigsten Göttern je einen Wochentag, was sich in den Bezeichnungen der Wochentage, der Sprache entsprechend, niederschlug.

Wochen- tage	römische Götter	griechische Götter	germanische Götter	Wochen- tage
Montag	Luna	Selene	Maana, Mani	Monday
Dienstag	Mars	Ares	Thor	Thuesday
Mittwoch	Merkur	Hermes	Wotan, Odin	Wednesday
Donnerstag	Jupiter	Zeus	Donar	Thursday
Freitag	Venus	Aphrodite	Freyja	Friday
Samstag	Saturn	Kronos	Satar (?)	Saturday
Sonntag	Sol	Helios	Sunna, Sol	Sunday

Mit diesen Zuordnungen gelangen wir in die übergeordnete Dimension des *kosmischen* Unbewußten. Ein Kennzeichen des Ganzen ist die Tatsache, daß das Ganze mehr ist als die Summe seiner Teile. Der Kosmos in seiner Ganzheit ist mehr als die 10^{120} Atome, aus welchen er nach Bribram bestehen soll. Er ist mehr als nur die Anhäufung von Materie und Antimaterie. Er ist die Offenbarung Gottes und in seiner Transzendenz Gott selbst. In ihm wirken himmlische Gesetze, und durch ihn offenbart sich Gottes Plan und Wille in Harmonie und Einklang als Gesundheit in höchster Vollendung.

Körper, Geist und Seele haben im *kosmischen* Unbewußten die Aufgabe, Gott zum Leben zu erwecken und zu erfreuen. Hier sind sie Marionetten des »All-Einen« und nur in Abhängigkeit von diesem zu sehen. Wenn sie leben, dann leben sie für ihn, und wenn sie sterben, dann sterben sie für ihn. Alles geschieht nur seinetwegen und erhält seine letzte Rechtfertigung durch ihn. Alles, was wir erleben, erleben wir für ihn – erlebt er durch uns –, und das sollte uns davon abbringen, Klagen und Beschwerden zu erheben. Was ihm recht ist, das sollte unsere Ehrfurcht erwecken und nicht unsere Ablehnung oder gar unsere

Verurteilung. Alles Leben ist Gottes Verheißung und Gottes Plan und Wille.

Die Sexualität ist im *kosmischen* Unbewußten die Annäherung an Gott selbst. Mit ihrer Hilfe vereinigen wir die Gegensätze »Mann« und »Frau« und gelangen so in die Nähe des Mysteriums des »All-ein-Seins ohne Gegensätze«, aus welchem heraus wir neues Leben erschaffen. Durch diesen Akt treten wir in die Fußstapfen Gottes und erleben dadurch für kurze Zeit die tiefste Wirklichkeit unserer eigenen Identität – das Integriertsein in Gott.

Im *kosmischen* Unbewußten bedeutet Gesundheit die Harmonie des Menschen mit Sonne und Mond, das Eingebundensein in den natürlichen Rhythmus von Tag und Nacht, das Integriertsein in den jahreszeitlichen Ablauf der Natur, das Ausrichten des Lebens nach der Konstellation der kosmischen Gestirne und das Integriertsein in die religiöse Dimension des Seins – in Gott.

Die Energie

Nachdem nun die Ganzheit des Menschen formuliert ist, erhebt sich die Frage, was diese vier Ebenen miteinander verbindet. Was fügt sie zu einer übergeordneten Einheit zusammen? Was ist mit der Harmonie? Was bedeutet Harmonie hinsichtlich der vier Seins- bzw. Bewußtseinsebenen? Wie kann ein Apfel in Harmonie mit den Sternen sein, mit einem Grashalm und mit einem Menschen? Wie drückt sich die Harmonie zwischen diesen so unterschiedlichen Dingen aus? Was ist der gemeinsame Nenner?

Die Antwort auf die Frage nach dem gemeinsamen Nenner aller Ebenen haben wir Albert Einstein zu verdanken. Er formulierte die weltberühmte Formel: $E=mc^2$, die besagt, daß alle materiellen Erscheinungen des Universums auf eine immaterielle Ursprungsenergie zurückzuführen sind. Diese Energie ist die Grundlage für die Erschaffung des ganzen Kosmos, mit all seinen materiellen und immateriellen Erscheinungen. Ob Planet, Mensch, Baum oder Tier, Stein, Wassertropfen, Zelle oder Atom – sie alle sind geformte Energie, und ohne Energie wären sie nicht existent.

Was diese Energie letztlich ist und woher sie kommt, ist bis heute ein großes Geheimnis. Man kann sie nicht nachweisen, nicht messen, nicht sehen, fühlen, riechen oder schmecken. Im Prinzip ist sie für unser Verständnis gar nicht existent. Erst dadurch, daß sie sich polarisiert, also in zwei Pole bzw. Ladungen zerfällt, manifestiert sie sich im Universum in Form von Materie. Die erste Stufe dieser Materialisation hört sich an wie eine Anekdote des Barons von Münchhausen. Aus dem »Nichts«

heraus entstehen kleinste Teilchen, die zu jeder Zeit wieder in das »Nichts« zurückfallen können. Sie existieren und existieren doch nicht. Dadurch, daß genügend solcher kleinster Teilchen innerhalb einer bestimmten Raumeinheit entstehen, bildet sich nach den Gesetzen der Statistik Materie, die über einen längeren Zeitraum Bestand hat, ohne in das »Nichts«, in die Ausgangsenergie zurückzufallen. Immer mehr solcher kleinster Teilchen lagern sich zusammen und formen dadurch immer höher organisierte Strukturen bis hin zur Ebene der Atome, auf welcher alleine durch die Anordnung von Protonen, Neutronen und Elektronen über die Beschaffenheit einer sichtbaren Materialisation entschieden wird. Wasserstoff, Sauerstoff, Helium, Kalzium, Kalium, Zink, Eisen, Kupfer und Quecksilber unterscheiden sich nur durch Anzahl und Anordnung der sie gestaltenden Elementarteilchen.

Die Ursprungsenergie ist die Quelle aller kosmischen Erscheinungen. Sie ist die Vereinigung aller Gegensätze und folglich mit den gebäuchlichen Worten nicht zu beschreiben. Sie ist existent und doch nicht existent. Sie ist die Summe aller kosmischen Wirklichkeiten, die Transzendenz des Universums und demnach Gott selbst, der mit keinem Wort in seinem unsagbaren Reichtum – der auch die Armut enthält – beschrieben werden kann. Gott ist Energie – Gott ist Leben – und jede Erscheinung des Universums ist eine Manifestation, eine Verwirklichung Gottes.

Man kann sich das Universum als ein riesiges Netzwerk aus Energie vorstellen. Die selbständige Integration in dieses Netzwerk bedeutet Gesundheit, seine Mißachtung Krankheit.

Was bedeutet nun aber auf dieser Ebene Harmonie? Oder anders gefragt: Was ist energetische Harmonie auf kosmischer Ebene?

Die Biologie erkennt eine organisierte Struktur dann als Lebewesen an, wenn sie folgende Kriterien erfüllt: Sie muß einen

Reiz wahrnehmen und weiterleiten und auf ihn reagieren können. Sie muß wachsen und sich fortpflanzen können, und sie muß einen Stoffwechsel besitzen, d.h., sie muß Stoffe aus der Umwelt aufnehmen, in ihre eigene Substanz einbauen und nicht verwertbare Materialien wieder ausscheiden können. Jeder Stoff ist eine Form von Energie, so daß jedes Lebewesen per definitionem in das große Netzwerk der Energie integriert ist, insofern nämlich, als es Energie aufnimmt, verarbeitet und wieder nach außen abgibt.

Nicht nur Lebewesen sind den energetischen Strahlen ihrer Umwelt, ja des ganzen Kosmos ausgesetzt. Jeder Stoff, jeder Stein, jedes Atom, jedes noch so kleine Teilchen ist ununterbrochen mit ihnen konfrontiert, d.h., jeder Stoff nimmt ständig energetische Strahlungen aus seiner Umwelt auf und sendet seinerseits selbst energetische Strahlungen aus, so daß jede kosmische Erscheinung in das energetische Netzwerk integriert und über die energetische Strahlung direkt oder indirekt mit dem ganzen All verbunden ist.

Die Wissenschaft hat auch heute noch ihre Schwierigkeiten im Umgang mit der energetischen Strahlung biologischer Systeme. Trotz aller Widerstände konnte Fritz Albert Popp mit seinem Team die »Photonentheorie« erarbeiten. Er schreibt: »Die Elementarteilchen feuern unaufhörlich andere – leichtere – Elementarteilchen in alle möglichen Richtungen ab und fangen sie wieder ein. Elementarteilchen sind Teilchen eines Atoms: Elektronen, Neutronen, Protonen und andere mehr. Die Hülle eines Atoms besteht aus negativ geladenen Elektronen, und der positive Kern aus Protonen, Neutronen und anderen Teilchen. Elektronen oder Protonen schießen mit Photonen bzw. Antiphotonen. Photonen sind Energieteilchen oder -quanten elektromagnetischer Wellen. Photonen sind keine Raritäten: Es läßt sich schwer eine Situation vorstellen, bei der nicht Photonen im Spiel sind. Photonen sind jedoch Kuriositäten – so geheimnisvoll wie alltäglich:

- Sie bewegen sich stets mit Lichtgeschwindigkeit, der größten Geschwindigkeit, die es gibt, mit rund 300 000 Kilometern in der Sekunde.
- Verschiedene Photonen können sich deshalb nur noch in ihrer Masse unterscheiden: Je größer die Masse eines Photons ist, um so größer ist seine Energie, um so kleiner ist aber der räumliche Bereich, in dem sich das Photon nachweisen läßt. Das ist das Gegenteil von dem, was wir aus dem täglichen Leben kennen und erwarten.«[2]

Die energetischen Strahlungen, nach Popp »Photonen«, lassen sich nach Frequenz, Masse und Wellenlänge unterscheiden. Die Photonen mit der größten Wellenlänge sind die Radiowellen, die länger als ein Meter sind. Zu ihnen gehören die terrestrischen und extraterrestrischen Strahlen, die extrem langwellige Radiowellen sind. Sie bilden die kosmische Strahlung, die den ganzen Kosmos durchzieht und in die auch die Erde integriert ist. Sie haben zwar eine geringe Energie, dafür sind sie aber um so grundlegender. Die kleinsten bisher bekannten elektromagnetischen Wellen sind die Gammastrahlen, die eine Länge von einem zehnmilliardstel Millimeter haben. Sie werden mit Alpha- und Betawellen zusammen beim radioaktiven Zerfall emittiert. Sie sind äußerst energiereich, dafür aber ohne große Reichweite. Innerhalb dieses elektromagnetischen Spektrums vollzieht sich die energetische Wirklichkeit des Universums. Je nach der Beschaffenheit der gegebenen Situation nehmen die Photonen innerhalb dieser Bandbreite eine entsprechende Wellenlänge, eine entsprechende Frequenz und eine entsprechende Masse ein. In diesem Ausgangszustand werden sie in die Umwelt abgefeuert, um mit den dort befindlichen Photonen in Wechselbeziehung zu treten – in energetische Kommunikation. Hierbei stellt sich dann ein statistischer Mittelwert ein, der auf die abfeuernden Strukturen – Atome, Organe, Menschen, Planeten – zurückwirkt. Der Mittelwert ergibt sich aus dem Zusammenwirken der Photonen aller vorhandenen kosmischen Erscheinungen. Elementarteilchen, Atome, Moleküle, Zellen, Organe, Menschen, Tiere, Pflanzen, Steine, Wolken, die Erde, der Mond, die Sonne, die Planeten unseres Systems und alle Galaxien senden Photonen aus, um die gemeinsame Gestalt an jedem Ort, zu jedem Zeitpunkt mitzuformen. Hierbei haben diejenigen Strukturen, die weiter entfernt sind, eine geringere Mitsprache- bzw. Gestaltungsenergie als die, die näher am Ort des Geschehens sind, dürfen aber dennoch nicht unterschätzt werden. Der sich ergebende Mittelwert ist der Maßstab der Harmonie. Je näher sich eine Struktur an den Mittelwert ihrer Umwelt annähern kann, desto größer ist das Ausmaß der Harmonie, das Ausmaß ihrer Gesundheit. Dieser Mittelwert ist jedoch kein einzelner konstanter Wert, wie es den Anschein haben könnte. Er ist das Produkt der Überlagerung verschiedener Ebenen. Popp schreibt: »Der Mensch gleicht als lebendes biologisches System nach G. Hübner einem Kreisel, der gleichzeitig um verschiedene stationäre Achsen oszillieren kann.«[3] Dies setzt voraus, daß es in der Außenwelt verschiedene Photonenmittelwerte gibt und daß der Mensch aus verschiedenen Ebenen besteht, die den äußeren Ebenen entsprechen und um die jeweils geforderten Mittelwerte oszillieren und sich diesen annähern können. Um welche Ebenen bzw. stationäre Achsen es sich handelt, schreibt Popp nicht. Bisher haben wir sowohl die äußere Umwelt als auch die innere

Wirklichkeit des Menschen in vier Seins- bzw. Bewußtseinsebenen eingeteilt. Diese Ebenen können wir auch jetzt wieder
zugrunde legen, um uns der vielschichtigen Wirklichkeit des
Mittelwertes anzunähern – dem Maßstab für Harmonie und Gesundheit in seiner ganzen Tiefe.

Die erste Ebene ist die kosmische, die durch die extrem langwelligen und energiearmen Radiowellen gebildet wird. Jeder
Planet, jede Sonne und jeder Mond gibt Energie ab. Das Zusammenwirken all dieser Energien bildet die kosmische Strahlung,
so daß man von der astrologischen Dimension der kosmischen
Strahlungsebene sprechen kann. Ständig sind die Planeten und
die Sterne in Bewegung, und ständig verändern sie ihre Konstellation. Das energetische Muster, das sie hierbei stricken, korrespondiert mit unserem *kosmischen* Unbewußten. Gelingt es
diesem, sich dem geforderten Sollwert anzunähern und um »diese erste stationäre Achse zu oszillieren«, ist die Gesundheit des
Organismus auf kosmischer Ebene erreicht.

Die nächste Ebene ist die natürliche. Je nachdem, welche natürlichen Bedingungen gegeben sind, ändert sich das natürliche
Photonenmuster. Eismeerwüsten, tropische Regenwälder,
Hochgebirgsebenen, Sandwüsten, gemäßigte Flachlandregionen
– sie alle unterscheiden sich nicht nur klimatisch und geolo-
gisch, in Flora und Fauna, sondern auch in bezug auf ihr Photonenmuster. André van Lysebeth differenziert nach biophysi-
kalischen Gesichtspunkten vier Haupttypen des Klimas:

1 Reizklima
In diesen Zonen ist das elektrische Feld der Atmosphäre und die
Voltspannung sehr hoch, über 1000 Volt per Meter. Wir bezeichnen diese Zonen als ausgesprochene Klima-Orte. Sie reizen und aktivieren den Organismus.

2 Gemäßigtes Reizklima

In diesem Raum beträgt die elektrische Spannung der Atmosphäre zwischen 30 und 100 Volt. Ein gemäßigtes Reizklima ist belebend und anregend, jedoch von geringerer Reizwirkung.

3 Reizarmes Klima

Hier fällt die Spannung unter 30 Volt. Diese Zonen weisen wesentlich weniger Kräfte der Vitalisierung auf als die obengenannten und wirken auf das Nervensystem beruhigend.

4 Klima Null

Leider müssen wir ein weiteres Klima anführen, worin der Mensch ungefähr 300 Tage des Jahres zubringt. Dieses Klima in Wohnungen und Räumen, das sich der Mensch selber geschaffen hat, weist eine Spannung auf, die nahezu null ist.[4]

Man erkennt diese Zonen an folgenden Merkmalen, wobei man natürlich keinen konstanten Wert für eine ganze Region angeben kann. In jeder Zone kann es zu allen Spannungsverhältnissen kommen:

1 Reizklima

In der Regel sind es weite Flächen und Horizonte, welche solches Klima aufweisen. Nichts hält hier den Wind auf, der sie bestreicht. Die Küsten der nördlichen Meere und des Atlantik sind dafür das beste Beispiel. Die Vegetation ist nicht überbordend, es gibt keine großen Bäume mit fallendem Laub. Nadelhölzer, besonders Fichten, sind in diesem Klima ebenso in ihrem Element wie in Höhenlagen.

2 Gemäßigtes Klima

Als Lagen kommen geschütztere Gebiete in der Nähe von Felsen, in Tälern, Gehölzern, Wäldern, Ebenen, tiefen Buchten und an Gewässern im Schutze des Meerwindes in Frage. Die Vegetation ist reicher als im Reizklima, jedoch auch nicht überbordend. Hier gibt es Bäume mit fallendem Laub, Pappeln und Weideflächen.

3 Reizarmes Klima

Es findet sich in Tälern, im Unterholz, in umsäumten Flußläufen. Hier ist die Vegetation sehr reich. Pflanzen aller Art, auch Farne, wachsen im Überfluß.

Also: Nadelwälder mit Farnen = Reizklima
Nadelwälder ohne Farne = gemäßigtes Klima

Für das vierte Klima brauchen wir keine besonders anschaulichen Schilderungen zu geben ...[5]

So wie die Regionen nach ihrem spezifischen Klima und ihren spezifischen elektrischen Spannungsverhältnissen unterschieden werden können, kann man sie auch hinsichtlich ihres Photonenmusters unterscheiden. Die innere Wirklichkeit, die mit diesem in direkter Wechselwirkung steht und aufgefordert ist, sich dessen Mittelwert anzupassen, ist das *natürliche* Unbewußte. In ihm sammeln sich sämtliche naturdienlichen und widernatürlichen Faktoren an, die darüber entscheiden, ob sich das *natürliche* Unbewußte dem natürlichen Strahlungsmuster annähert oder nicht.

Die dritte Ebene ist die soziologische. Die Menschen leben von der Natur. Ihre Abhängigkeit von derselben geht so weit, daß sie durch ihre natürliche Umwelt definiert werden. Ein Inuit zum Beispiel ist ohne arktische Kälte, Polarmeereis und Robben gar nicht vorzustellen, ebenso wie ein Beduine nicht ohne Wüste und Kamele zu denken ist. Unterschiedliche Völker leben in unterschiedlichen Situationen, an die sie sich über Jahrhunderte hinweg angepaßt haben. Auf der energetischen Ebene bedeutet dies, daß jedes Volk einem bestimmten natürlichen Strahlungsmuster ausgesetzt ist, dem es sich mit seinem *natürlichen* Unbewußten im Lauf seiner Entwicklung angenähert hat. Auf dieser Grundlage entstand ein entsprechendes, volksspezifisches, soziologisches Strahlungsmuster, das jedem seiner Träger einen ganz speziellen Charakter verleiht. Hier muß man sich wieder vergegenwärtigen, daß sich alle Ebenen in Körper, Geist und Seele niederschlagen. Die energetisch-soziologische Differenz zwischen den Völkern manifestiert sich sowohl körperlich als auch geistig und seelisch. Man muß nur einmal einen Inder mit einem Franzosen oder einen Massai mit einem Chinesen vergleichen. Ihr natürliches und ihr soziologisches Energiemuster steht ihnen ins Gesicht geschrieben – und genau das strahlen sie aus. Auch Menschen haben eine Ausstrahlung, genau wie alle anderen kosmischen Erscheinungen, und diese Ausstrahlung hat sowohl einen individuellen als auch einen volksspezifischen Charakter. Die menschliche Ausstrahlung ist ebenfalls eine Form von Energie, eine feinstofflich subtile zwar, aber dennoch Energie. Man kann das an der Auswirkung erkennen. Sie ruft Gefühle und Gedanken ins Wachbewußtsein des Empfängers: Angst, Vertrauen, Zuneigung, Ekel und dergleichen mehr – ihrerseits ebenfalls Formen der Energie. Wäre sie keine Energie, würde diese menschliche Ausstrahlung nichts bewirken, also gar nicht existieren.

Um Mißverständnissen hinsichtlich Rassenhaß und Faschismus vorzubeugen, sei folgendes erwähnt. Die Völker haben sich den natürlichen Gegebenheiten entsprechend entwickelt. Ihr Charakter ist natur- und gottgewollt. Alle Theorien, die darauf ausgerichtet sind, diesen Charakter zu zerstören, um einen weltweiten Einheitscharakter zu erzwingen, sind destruktiv und gegen die Gesundheitsfähigkeit der Individuen gerichtet. Es gibt keine guten Völker und auch keine schlechten, keine intelligenten und auch keine dummen, ebensowenig wie es Herrenrassen und Sklavenrassen gibt. Das Wissen der Völker ist jenseits von Gut und Böse. In ihm spiegelt sich das Wissen um die ganzheitliche Integrität – die Grundlage für Gesundheit und Harmonie.

Die Völker unterscheiden sich wie bereits erwähnt nicht nur äußerlich. Sie haben unterschiedliche Gedanken und eine unterschiedliche Art, mit Gefühlen umzugehen. Ihre Mythologie, ihre Religion, ihre Bräuche und Sitten, Tänze und Rituale, ihr Alltagsleben, ihre Eß- und Schlafgewohnheiten – sie alle sind Ausdruck des jeweils vorherrschenden natürlichen energetischen Strahlungsmusters. Jede menschliche Regung ist eine Darstellung der zugrundeliegenden Energie. In ihr manifestiert sich ein und dasselbe energetische Grundmuster, dem sich der Mensch mit ihrer Hilfe anzunähern versucht – sowohl körperlich als auch geistig und seelisch –, um seine Gesundheit und sein Überleben zu sichern.

Überlieferte Traditionen sind größtenteils an Jahreszeiten geknüpft. Unsere Vorfahren sahen in den natürlichen Erscheinungen – Bergen, Bäumen – und in den kosmischen – Blitz, Donner, Sonne, Mond – göttliche Kräfte wirken. Um diese zu besänftigen, ersannen sie Opferrituale, die in ihrer Ausstrahlung der verehrten Gottheit und der entsprechenden astrologischen Konstellation ähnlich waren. Mit Hilfe dieser energetischen Äquivalenz integrierten sie sich in die jeweilige Situation. Vor diesem Hintergrund entwickelten sich auch die Volkslieder. Diese wurden oftmals nur zu bestimmten Anlässen gesungen, in welche sie sich nahtlos einfügten. Wanderlieder, Hochzeitslieder, Liebeslieder, Totenlieder, Geburtstagslieder, Seemannslieder – sie alle sind Formen der Energie mit einem bestimmten Grundmuster, das es dem Sänger und dem Zuhörer erleichtert, sich der Ausstrahlung des jeweiligen Anlasses anzunähern. In Indien gibt es sogar Tonfolgen, sogenannte Ragas, die bestimmten Tageszeiten zugeordnet sind und nur zu diesen gespielt werden dürfen. Sie zu einem anderen Zeitpunkt erklingen zu lassen wäre ein ähnliches Vergehen wie das Singen des Liedes »Das Wandern ist des Müllers Lust« bei einer Beerdigung. Die Welt hat eine Ordnung, ohne die sie nicht existieren kann. Mit seinen Äußerungen suchte sich der Mensch in diese Ordnung zu integrieren. Wir selbst haben diese Integrität und das Wissen um ihre Bedeutung leider verloren – aber wir haben die Möglichkeit, uns mit Hilfe der altüberlieferten Traditionen wieder in unsere eigene Identität und somit in unsere Umwelt zu integrieren.

Die soziologische Strahlungsebene formt ihren Charakter nach der kosmischen und der natürlichen Strahlungsebene. Das *soziologische* Unbewußte ist der Bereich des Menschen, der mit ihr korrespondiert. In ihm entscheidet sich die soziologische Gesundheit des Menschen, die soziologische Integrität.

Die vierte und letzte Ebene ist die persönliche. Sie formt sich unter Mitwirkung der kosmischen, der natürlichen und der soziologischen zugrundeliegenden Wirklichkeit. Jeder Mensch hat eine ganz persönliche Ausstrahlung, ein ganz persönliches energetisches Grundmuster, das sich in seinen Organen, Gedanken und Gefühlen niederschlägt. Je nachdem, ob er mit diesem seine naturgegebenen persönlichen Bedürfnisse befriedigen kann, entscheidet sich seine Gesundheit im *persönlichen* Unbewußten.

Am Beispiel der Radiotechnik läßt sich diese komplexe Wechselwirkung von »Innen« und »Außen« veranschaulichen. Ein Radiosender sendet seine Informationen auf einer bestimmten Wellenlänge. Der Empfänger, das Radiogerät, muß genau auf diese Wellenlänge eingestellt sein, um die Informationen empfangen zu können. Ist dies nicht der Fall, kann die Information entweder nur sehr schlecht oder überhaupt nicht empfangen werden. Das Radiogerät ist aber nicht nur ein Empfänger. Seine Aufgabe besteht auch darin, die Informationen zu transformieren, also in einen Wellenlängenbereich umzuwandeln, der vom Gehirn empfangen und verstanden wird, und die transformierten Wellen durch den Lautsprecher auszusenden. Es ist ein Transformator, ein energetischer Übersetzer. Ähnlich verhält es sich mit den Seins- bzw. Bewußtseinsebenen. Die Umwelt ist der Sender, der eine bestimmte Information übermittelt, so zum Beispiel die natürliche Umwelt, die den fünf Milliarden Jahre umfassenden Erfahrungsschatz ausstrahlt. Das *natürliche* Unbewußte ist in diesem Fall der Empfänger bzw. Transformator der natürlichen Wellenlängen. Seine Aufgabe ist es, die natürliche Information der Umwelt zu empfangen, in eine verständliche Sprache zu übersetzen und der übergeordneten Zentrale zu übersenden. In dieser übergeordneten Zentrale laufen die transformierten Informationen aus der Umwelt, aus allen vier Ebenen zusammen und ergeben einen übergeordneten Mittelwert. In dem Maß, in dem die einzelnen Ebenen des Unbewußten nicht mehr exakt auf die Wellenlängen der Umwelt eingestellt sind, verliert ihre Information an Genauigkeit und Zuverlässigkeit. Um so größer werden die Abweichungen des inneren übergeordneten Mittelwertes vom äußeren – um so mehr geht die Gesundheit des Menschen verloren – und um so größer ist die Disharmonie seines energetischen Grundmusters, das er in die Welt ausstrahlt.

Gesundheit ist der Zustand der vollständigen Integration des Menschen, in seiner ganzen Tiefe, in die äußere Realität, ist innerer Einklang mit dem Strahlungsmuster der Umwelt auf kosmischer, natürlicher, soziologischer und persönlicher Ebene. Je weiter sich der Mensch von diesem Einklang (Popp nennt es Kohärenz) entfernt, um so näher steht er der Krankheit und dem Tod. Popp schreibt: »Ein neues Bewußtsein im Verständnis und in der Behandlung von Krankheiten bahnt sich an: die Kohärenzanalyse biologischer Systeme. Für die Therapie rückt die Kohärenzbehandlung damit in greifbare Nähe. Der Organismus müßte sich rhythmisch anstoßen lassen, so daß er in seine Eigenrhythmik zurückfindet.«[6] Dieses Zurückfinden in die natur- und gottgewollte Eigenrhythmik darf jedoch nicht nur von außen erfolgen. Es muß ebenfalls von innen kommen und ein eigendynamischer, selbständiger Prozeß sein. Nicht nur der Körper muß in dieses Kohärenzmuster gebracht werden. Auch die Gedanken und Gefühle müssen sich einpassen und ihren Teil zur Gesundheit beitragen. Darüber hinaus ist Heilung, wie wir gesehen haben, ein vielschichtiger Prozeß. Die Kohärenz muß in jeder Ebene selbständig Schritt für Schritt erarbeitet werden. Ein kurzes Anstoßen hilft da nicht weiter. Nur wenn der Prozeß selbständig vonstatten geht und der Mensch sich viel Zeit läßt, kann er sich über einen langen Zeitraum hinweg in die übergeordnete Harmonie integrieren und so zu seiner ursprünglichen, natürlichen Gesundheit zurückfinden. Ein wichtiges Hilfsmittel hierzu ist die Ernährung. »Man ist, was man ißt.«

Die ganzheitlichen Aspekte der Ernährung

Im *persönlichen* Unbewußten

Die Aufgabe der Ernährung im *persönlichen* Unbewußten ist die Aufrechterhaltung des Individuums. Hierbei gilt es zu beachten, daß nicht nur der Körper durch die Nahrung am Leben erhalten wird, sondern auch der Geist und die Seele und nicht zuletzt die aus dieser Dreieinheit resultierenden Handlungen. Die Nahrung ist eine der wichtigsten Grundlagen des Lebens. Wir nehmen sie in uns auf, verarbeiten sie und verwandeln sie in Gefühle, Gedanken, körperliche Befindlichkeiten und Handlungen. Wir transformieren die ihr innewohnende Energie in materielle und immaterielle menschliche Lebensäußerungen. Die Nahrung wird ein Teil unseres Selbst. In uns entfaltet sie ihr energetisches Potential, d.h. ihr energetisches Muster, und manipuliert unser Handeln, Denken und Fühlen, ebenso wie unsere momentane Verfassung die Wirkung der Nahrungsmittel beeinflußt.

Der Mensch und seine Nahrungsmittel sind wie der Acker und das Samenkorn. Solange das Saatgut von mangelhafter Qualität ist, wird auch die Ernte mangelhaft ausfallen, ohne daß die Fruchtbarkeit des Bodens dies verhindern könnte. Ebenso kann auch das beste Saatgut auf einem unfruchtbaren Boden keine gute Ernte erbringen. Nur wenn beide, Acker und Saatgut, Mensch und Nahrungsmittel in Ordnung sind, kann eine gute Ernte und eine optimale Gesundheit erzielt werden. Gesunde Ernährung wird nicht allein durch die Nahrungsmittel definiert, aus denen sie sich zusammensetzt, sondern auch durch den Menschen, der sie aufnimmt. Erst durch dessen Einstellung und dessen Art und Weise, die Nahrung aufzunehmen und zu verwerten, wird die Ernährung zu einer gesunden Ernährung, so daß eine Ernährungslehre neben den Nahrungsmitteln auch die Menschen und deren Einstellung berücksichtigen muß.

Unsere Nahrung setzt sich auf der materiellen Ebene aus Proteinen, Kohlenhydraten, Fetten, Vitaminen, Ballaststoffen, Wasser, Spurenelementen und Mineralstoffen zusammen. Das Verhältnis dieser Nährstoffe entscheidet im *persönlichen* Unbewußten darüber, ob die Nahrung gesund ist oder nicht. Da es kein Nahrungsmittel gibt, das diese Stoffe im optimalen Verhältnis enthält, muß sich unsere Nahrung aus verschiedenen Lebensmitteln zusammensetzen. Eine abwechslungsreiche Mischkost ist eine notwendige Voraussetzung einer gesunden Ernährung. Die Nahrung, die wir aufnehmen, sollte sich nahtlos in den Organismus einfügen und das optimale Verhältnis der chemischen Bausteine herbeiführen.

Der Körper setzt sich aus sehr vielen Körperzellen zusammen, in welchen eine unüberschaubare Vielzahl von chemischen Prozessen abläuft. Jede Lebensäußerung verbraucht Energie, und um diese bereitzustellen, muß der Körper die Energieträger, Kohlenhydrate und Fette, verbrennen. Hierfür benötigt er Proteine, Mineralstoffe, Vitamine und Wasser. In jeder der einhunderttausend Milliarden Zellen läuft dieser Energiegewinnungsprozeß ab, weshalb in jeder dieser Zellen ohne Unterbrechung Nährstoffe verbraucht werden. Ständig werden den Zellen neue Nährstoffe zugeführt, und ständig werden die Abfallprodukte in die Blutbahn abgegeben. Darüber hinaus sterben in jeder Sekunde zehn Millionen Zellen ab, die sofort ersetzt werden müssen, um den Organismus aufrechtzuerhalten. Die chemische Fabrik »Mensch« ist mit keiner Fabrik auf Erden und mit keinem noch so großen Computer vergleichbar. Die Informationsflut, die in ihr übertragen wird, übersteigt jegliches menschliche Fassungsvermögen. Aber dennoch wacht über dieses scheinbare Chaos eine Zentrale, der es immer wieder gelingt festzustellen, welche Stoffe dem Menschen fehlen und welche noch ausreichend vorhanden sind – und diese Daten zeigen sich im Wachbewußtsein als Gelüste auf Obst, Gemüse, Brot oder Fleisch. Indem wir diese Nahrungsmittel zu uns nehmen, erfüllen wir die momentanen Bedürfnisse der in uns wirkenden Natur und führen das optimale Verhältnis der Bausteine wieder herbei.

Der Körper ist wie ein Schloß, in das nur ein einziger Schlüssel paßt, allerdings ein zeitlich variables Schloß. Der Schlüssel ist der Nährstoff, den der Mensch im Moment benötigt. Wird dieser zugeführt, kann er sich in die Ordnung einfügen und die optimale Verteilung, d.h. die optimale Harmonie gestalten. Auch hierbei ist die Integration bzw. die Integrationsfähigkeit der ausschlaggebende Faktor zur Beurteilung eines Nahrungsmittels. Es ist Unsinn zu behaupten, ein Apfel sei gesund. Ein Apfel ist nur dann gesund, wenn er Bestandteile enthält, die der Mensch im Moment benötigt, und erst dann vollendet sich die Gesundheit, wenn diese Bestandteile in den Menschen eingebaut werden und sich dort entfalten.

Wer aber kann erkennen, welche Nährstoffe wir im Moment benötigen? Wer sagt uns, welche Nahrungsmittel im Moment gesund für uns sind und welche nicht? Die Schulmedizin und mit ihr die Ernährungswissenschaften sehen ihre Aufgabe und ihre Rechtfertigung ausschließlich in der Objektivität. Dank dieser Vorgabe wurden, was den objektiven Rahmen der Ernährung betrifft, wichtige Erkenntnisse gewonnen, die viel zu einer gesunden Ernährung beitragen, so zum Beispiel über die Bedeutung der Vitamine und Mineralstoffe. Die Subjektivität jedoch – die Ergänzung der Objektivität zur Ganzheit – wurde bisher übergangen. Kein Arzt der Welt kann uns sagen, welche Nährstoffe wir im Moment benötigen, um zu unserer chemisch-energetischen Ganzheit zu gelangen. Keine noch so genaue Apparatur wird uns dabei behilflich sein. Selbständigkeit ist auf dem Weg zur Gesundheit unentbehrlich. Selbständig müssen wir erkennen, wann wir welche Stoffe benötigen – und hierfür stehen uns Körper, Geist und Seele, körperliches Empfinden, gesunder Menschenverstand und Intuition zur Verfügung. Auf sie sollten wir uns verlassen. Auf ihnen sollten wir unsere Gesundheit aufbauen – auf uns selbst – und nicht auf Diätplänen, die alle Menschen mit einem einzigen Maß messen, ohne Rücksicht auf deren Situation, auf deren Vergangenheit und auf deren gegenwärtiges Handeln, Denken und Fühlen zu nehmen. Nur der Mut zur Selbständigkeit ist der Mut zur Gesundheit.

Die Merkmale der Gesundheit sind Selbständigkeit und Harmonie. Selbständigkeit bedeutet, sich auf sich selbst, auf die innere Stimme zu verlassen und nach dieser die Nahrung auszuwählen. Kein Computer auf dieser Erde kann die benötigten Stoffe so genau erfassen wie die in uns wirkende Natur, die über Jahrmillionen hinweg ein Kontrollsystem von unübertrefflicher Exaktheit geschaffen hat. Körper, Geist und Seele sind die funktionellen Träger dieses Systems. Nur wenn sie in Harmonie und zu gleichen Teilen an der Auswahl der Nahrung beteiligt sind, kann das Kontrollsystem optimal funktionieren und selbständig die Gesundheit, d.h. die chemisch-energetische Ganzheit, wieder herbeiführen.

Nachdem die Nahrungsmittel ausgewählt sind, kommt es zur Nahrungsaufnahme. Dabei kann man zwei Stadien unterscheiden – ein äußeres und ein inneres. Die äußere Nahrungsaufnahme vollzieht sich im Wachbewußtsein und kann demnach als bewußte Nahrungsaufnahme bezeichnet werden. Wir nehmen die Nahrung in den Mund, kauen sie und schlucken sie schließlich hinunter. Im Magen beginnt dann die innere, unbewußte Nahrungsaufnahme. Die Nahrung wird mit Magensaft versetzt, dem Dünndarm zugeführt, in ihre Bestandteile zerlegt und über die Darmwand in die Blutbahn aufgenommen. Mit dem Blut gelangen die Nährstoffe zu den einzelnen Zellen, wo sie verwertet und in einen anderen energetischen Zustand transformiert werden.

Die chemisch-energetische Ganzheit des Menschen kann nur dann wiedererlangt werden, wenn die Nährstoffe, nachdem sie als die fehlenden erkannt wurden, auch wirklich bis zu den Körperzellen gelangen und dort auch tatsächlich verarbeitet werden. Die beste Nahrung ist wertlos, wenn sie nicht resorbiert und verwertet wird. Wir selbst beeinflussen zu einem beachtlichen Teil die Qualität der Nahrungsmittel. Eine gesunde Ernährung bedingt eine gute Nährstoffverwertung. Je effizienter die Nahrungsaufnahme ist, desto gesünder ist die Ernährung.

Wie aber kann man die Resorption der Nährstoffe im Darm und in den Körperzellen beeinflussen und verbessern? Die Antwort hierauf liefern wieder einmal die archaischen Weisheitslehren: »Wie oben, so unten – Wie außen, so innen«. Das Wachbewußtsein und das Unterbewußtsein bzw. das Unbewußte sind zwei Seiten der Ganzheit. Beide sind sie Ausdruck der zugrundeliegenden Einheit, und beide repräsentieren sie dieselben Zustände. Die bewußte Nahrungsaufnahme korrespondiert mit der unbewußten, und je nachdem, welchen Grad an Effizienz sie erreicht hat, ist auch die unbewußte Nahrungsaufnahme mehr oder weniger effektiv. Indem wir die bewußte Nahrungsaufnahme optimieren, verbessern wir die unbewußte und erhöhen dadurch den gesundheitlichen Wert der Nahrungsmittel.

Der erste Schritt der bewußten Nahrungsaufnahme ist die Zuwendung zu den Nahrungsmitteln. Wir sollten beim Essen keine Zeitung lesen, keine Telefonate führen und auch nicht fernsehen. Wir sollten uns der Nahrung, die wir verinnerlichen wollen, zuwenden und uns mit Körper, Geist und Seele auf sie konzentrieren. Indem wir uns den Nahrungsmitteln annähern, lösen wir die ersten Vorstufen der Verdauung aus. Der ganze Organismus wird auf die Nahrungsaufnahme eingestellt, was sich unter anderem dadurch zeigt, daß uns das Wasser im Mund zusammenläuft. Der Speichel, der dabei produziert wird, feuchtet die Nahrung an und macht sie gangbar. Er ist der Auslöser des Geschmackssinnes. Er hat eine antibakterielle Wirkung, und er enthält das Verdauungsenzym Ptyalin, das bereits im Mund die Kohlenhydratverdauung einleitet. Die Annäherung an die Nahrungsmittel und die damit verbundene Vorbereitung des Verdauungssystems ist der erste Schritt der Verdauung und als solcher der grundlegendste. Auf ihm bauen alle weiteren Verdauungsvorgänge auf, und so wie die Verdauung beginnt, wird sie auch enden.

Auf der energetischen Ebene ist die körperlich-geistig-seelische Konzentration auf die Nahrungsmittel eine Annäherung an deren energetische Grundmuster. Popp schreibt: »Meditation kann als eine Art Kohärenztherapie im langwelligen Bereich unseres Photonenfeldes aufgefaßt werden. Nachweislich erhöht sie die Kohärenz unserer Gehirnwellen …«[7] Die Konzentration ist eine Vorstufe der Meditation, die den Menschen ebenfalls in Einklang mit dem Objekt der Konzentration bringt. Jedes Nahrungsmittel strahlt in einem bestimmten energetischen Grundmuster und bedingt für die optimale Aufschlüsselung in seine Bestandteile ganz spezielle, chemisch-physikalische Vorgänge, also ein ganz spezielles energetisches Muster. Durch die Konzentration bringen wir das Verdauungssystem in Harmonie mit den Nahrungsmitteln, so daß diese nach dem »Schlüssel-Schloß-Prinzip« optimal verwertet werden können.

Der Mensch ist der Empfänger der energetischen Strahlen. Um die Energie und die verschlüsselten Informationen optimal auswerten zu können, muß er auf die Wellenlänge eingestellt werden, auf welcher die Nahrung sendet, und das geschieht durch die Konzentration auf die Nahrungsmittel. Die Harmonie ist auch hier der Schlüssel zur Gesundheit.

Der zweite Schritt der gesunden Nahrungsaufnahme ist das »Sich-Öffnen«. Nur wenn wir uns öffnen, können wir die Nahrung aufnehmen. Der Reihe nach müssen wir Mund, Magen, Darmwand und Poren der Zellmembranen öffnen und die Nährstoffe resorbieren. Auch an diesem Vorgang des »Sich-Öffnens« sind sowohl der Körper als auch der Geist und die Seele beteiligt. Es gibt körperliche, geistige und seelische Richtlinien, welchen die Nahrungsmittel entsprechen müssen, um in vollem Umfang verwertet zu werden. Jeder Körper hat seine speziellen Vorlieben und Abneigungen. Was dem einen sein Leibgericht, ist dem anderen wegen einer Magenverstimmung unbekömmlich.

Die emotionalen Richtlinien ergeben sich oftmals aus der persönlichen Vergangenheit. Wer in seiner Kindheit regelmäßig dazu gezwungen wurde, Spinat zu essen, weil Spinat doch so gesund ist, wird immer dann, wenn er mit Spinat konfrontiert wird, das damalige Gefühl der Ohnmacht und des Ekels in sich aufsteigen fühlen und liebend gern auf die Gemüsebeilage verzichten.

Die geistigen Richtlinien ergeben sich aus der individuellen Gedankenwelt heraus. Der Vegetarismus ist in vielen Fällen ein Beispiel hierfür. Wer seinen Magen nicht zum Friedhof für tote Tiere machen möchte, der ißt kein Fleisch.

Neben den subjektiven Richtlinien gibt es auch objektive, die von den Ernährungswissenschaften und der Schulmedizin entdeckt und formuliert wurden, wie zum Beispiel die Forderung nach einer ballaststoffreichen Kost mit viel frischem Gemüse, Obst und Salat.

Sowohl die subjektiven als auch die objektiven Richtlinien beeinflussen die Öffnungsbereitschaft den Nahrungsmitteln gegenüber. Je weniger Kompromisse wir eingehen müssen, desto freudiger nehmen wir die Nahrung in uns auf, und desto effizienter ist die Nährstoffverwertung.

> Wem das Essen soll gedeihn,
> der muß guter Dinge sein.
>
> *Deutsches Sprichwort*

Wer guter Dinge ist und die Nahrung nach Herzenslust genießen kann, dem wird es nicht schwerfallen, den dritten Schritt der bewußten Nahrungsaufnahme gesundheitsdienlich auszuführen – das Kauen. Die Nahrung muß in ihre kleinsten Bestandteile aufgelöst werden, damit wir sie resorbieren und in unsere eigene Substanz einbauen können. Nur in dieser Form ist sie uns von Nutzen. Größere Bestandteile werden postwendend dem Enddarm zugeführt und ausgeschieden. Der erste Schritt der Zerkleinerung ist das Kauen. Auch hier gilt wieder: Wie die Zerkleinerung anfängt, so wird sie auch enden. Ein »Lebens-mittel« kann nur dann seine »Lebens-kräfte« entfalten, wenn es von Beginn an gut gekaut und eingespeichelt wird. Zuwendung und Konzentration sind auch bei diesem Vorgang wieder von zentraler Bedeutung. »Feste Nahrung sollten wir trinken und flüssige Nahrung sollten wir kauen wie feste.« Die Belohnung hierfür ist der Geschmack, der den Nahrungsmitteln innewohnt und der das Essen erst so richtig zum Genuß werden läßt. Das Kauen ist erst dann vollendet, wenn der ganze Geschmack aus der Nahrung herausgeholt ist und sie nach nichts mehr schmeckt. Dies ist das Zeichen, daß die bewußte Nahrungsaufnahme abgeschlossen ist und die Nahrung heruntergeschluckt und der unbewußten Nahrungsaufnahme übergeben werden kann.

Nach solch einer Einstimmung ist das Verdauungssystem bestens auf die Nahrung vorbereitet. Falls keine organischen Defekte vorliegen, kann jetzt die optimale Verwertung der Nährstoffe ihren Lauf nehmen.

Im *persönlichen* Unbewußten ist die Ernährung durch folgende Punkte charakterisiert. Nur wenn die Ernährung einen gesundheitsdienlichen Charakter hat, kann man von einer gesunden Ernährung sprechen.

- Auswahl der Nahrungsmittel
  körperlich, geistig und seelisch
- Hinwendung zur Nahrung
  körperlich, geistig und seelisch
- Sich-Öffnen der Nahrung
  körperlich, geistig und seelisch
- Zerkleinern der Nahrung
  körperlich, geistig und seelisch.

Und heute?

Heute erleben und praktizieren wir genau das Gegenteil von dem, was oben als gesundheitsdienlich erkannt wurde. Der einzige Punkt, den wir noch einigermaßen beherzigen, ist die Auswahl der Nahrungsmittel. Für den Rest haben wir keine Zeit mehr. Das Schlagwort, das unsere Zeit erobert hat, heißt »Fast Food«. Je schneller die Nahrung zubereitet und gegessen ist, desto besser. Sich der Nahrung zuwenden, sich ihr gar noch öffnen und sie ausgiebig mit den Zähnen zerkleinern ist für die Mehrheit der Menschen von heute schon lange kein Thema mehr. Die Zeit wird immer schneller. Der Mensch muß sich immer mehr zerstreuen, um den sich kaleidoskopartig auffächernden Verpflichtungen nachzukommen. Die Konzentrationsfähigkeit der Menschen geht verloren, die Fähigkeit zu Kohärenz und Harmonie und damit auch die Fähigkeit zur Gesundheit.

Im *soziologischen* Unbewußten

Die Aufgabe der Ernährung ist im *persönlichen* Unbewußten das Heranführen des Individuums an seine persönliche chemisch-energetische Ganzheit. Dementsprechend dient ein Lebensmittel nur dann der Gesundheit, wenn es chemisch-energetische Bestandteile enthält, die dem Individuum momentan fehlen und die es seiner Ganzheit näher bringen können. Parallel hierzu verläuft die Aufgabe der Ernährung im *soziologischen* Unbewußten. Ein Mensch ist nur dann gesund, wenn er in seine Familie, seine Gemeinde und sein Volk integriert ist und eine Aufgabe für die jeweilige Gemeinschaft übernehmen und erfüllen kann. Dementsprechend ist die Ernährung nur dann gesundheitsdienlich, wenn sie den Menschen mit der jeweiligen Gemeinschaft verbindet, ihn in diese Gemeinschaft integriert und somit seiner soziologischen Ganzheit näher bringt. Die Keimzelle der sozialen Wirklichkeit ist die Familie. In ihr knüpfen wir im Normalfall die ersten Beziehungen zu anderen Menschen, und in ihr sammeln wir die ersten sozialen Erfahrungen. Je nachdem, wie diese ersten, grundlegenden Eindrücke im *soziologischen* Unbewußten sind, wird sich später die soziale Wirklichkeit des Menschen gestalten.

In früheren Zeiten war die Frau Hausfrau. Ihre Aufgaben beschränkten sich größtenteils auf den häuslichen Bereich. Ein wichtiger Teil ihrer häuslichen Pflichten war das Kochen. Der Mann arbeitete auf dem Feld, in der Werkstatt, im Garten oder im Stall, die Kinder spielten im Hof, und die Frau bereitete die Nahrung zu. Der Geruch, der sich beim Kochen langsam entwickelte, stieg den immer hungriger werdenden Familienmitgliedern in die Nase und regte deren Fantasie und deren Gelüste an. Auch wenn jeder mit seiner eigenen Tätigkeit beschäftigt war und für die anderen keinen Sinn übrig hatte, gab es doch ein verbindendes Glied dieser häuslichen Gemeinschaft – das Essen, auf das sich jeder freute.

Wenn das Essen fertig war, wurde zu Tisch gerufen. Die Kinder ließen ihre Spielsachen fallen und der Vater den Hammer. Jeder löste sich aus seiner persönlichen Beschäftigung, um sich mit den anderen am Eßtisch zu treffen. Man wusch sich die Hände, setzte sich nieder, sprach ein Gebet als Dank für die empfangene Mahlzeit und begann zu essen. Eine gesunde Familie, also eine Familie, in der Harmonie herrschte und in der jeder einzelne fähig war, sich in diese Harmonie zu integrieren, nutzte die Mahlzeit auch zum sozialen Austausch. Man blieb nach dem Essen sitzen, erzählte sich die Neuigkeiten des Tages oder besprach gemeinsame Unternehmungen in naher und ferner Zukunft. Der Eßtisch war ein Treffpunkt der ganzen Familie und für den Aufbau des familiär-soziologischen Netzes unentbehrlich.

Neben dem Essen sind auch die Nahrung an sich und ihre Zubereitung für die familiäre Spezifität bedeutsam. Eine alte Volksweisheit sagt: »Man ist, was man ißt.« Jede Familie hat ihre eigene Atmosphäre und ihre eigenen gourmetischen Präferenzen, und jede Hausfrau hat ihre ganz spezielle Art zu kochen. Keine Familie ist wie die andere, ebenso wie keine Familie ißt wie die andere. In jeder Familie herrscht ein ganz spezielles energetisches Grundmuster, und dieses drückt sich in der Auswahl, in der Zubereitung und im Verzehr der Nahrungsmittel aus. Indem sich die Familienmitglieder gemeinsam zu Tisch begeben und die gleiche Nahrung essen, übernehmen sie das gleiche energetische Grundmuster und legen damit einen wichtigen

Grundstein für die Harmoniefähigkeit der Familie und somit für die soziologische Gesundheitsfähigkeit der einzelnen Mitglieder.

Ein weiterer Punkt, der die soziologische Bedeutung des Essens dokumentiert, ist die Bewirtschaftung von Freunden. Wenn man sich nach langer Zeit wieder sieht oder wenn ein Fest gefeiert wird, bei dem viele Menschen zusammentreffen, ist das kulinarische Mahl ein Ritual, das auf keinen Fall fehlen darf. Durch das Essen kommen sich die Gäste näher. Mit seiner Hilfe bauen sie ein Fundament, auf welchem sie das Fest und ihr Miteinander gestalten. Sowohl außen als auch innen dient die Tafel mit dem angerichteten Buffet als Basis für ein gelungenes Zusammensein.

Nachdem die soziologische Grundlage gelegt und das Essen verzehrt ist, werden die Gläser gehoben. Man trinkt sich zu, ersinnt Trinksprüche, die die Kontaktaufnahme erleichtern, fängt an zu lachen und sich zu freuen und rückt immer näher zusammen, so dicht, bis man sich umarmt und Brüderschaft trinkt. Bis dorthin jedoch ist es ein weiter Weg, auf dem etliche Gläser gehoben werden müssen. Wer zuvor nichts gegessen hat und meint, er könne auch mit leerem Magen so weit kommen, der sieht sich getäuscht. Ein leerer Magen trinkt nicht gern. Ein leerer Magen ist keine gute Grundlage für die Annäherung an die Mitmenschen und für das Erlangen der soziologischen Harmonie.

Die nächsten Stufen der sozialen Leiter sind die Landsmannschaft und das Volk. Jedes Volk und jede einzelne Gruppierung innerhalb eines Volkes hat ihre eigenen Spezialitäten. Allein in Deutschland unterscheiden sich die Küchen so stark voneinander, daß man oftmals keinen gemeinsamen Nenner zu finden glaubt. In Bayern, Thüringen, Rheinland-Pfalz, Hessen, Schleswig-Holstein, Berlin und vielen anderen Regionen haben sich über Jahrhunderte hinweg kulinarische Traditionen entwickelt, die in direktem Zusammenhang mit der Mentalität zu sehen sind. Das Wesen der Menschen übertrug sich auf ihre Küche, und umgekehrt prägte der Charakter der Küche das Wesen der Menschen. »Man ist, was man ißt.« Zwischen beiden bestand eine direkte Wechselbeziehung, und über einen langen Zeitraum glichen sich der Mensch und seine Nahrung aneinander an, bis sie schließlich eine Einheit bildeten und die optimale Kohärenz erreicht war. Im Zustand dieser Kohärenz war das Verdauungssystem optimal auf die Nahrung eingestellt, so daß die nahezu vollständige Verwertung der Nährstoffe problemlos funktionierte. Der Sender und der Empfänger lagen auf derselben Wellenlänge, und die Information konnte reibungslos transformiert werden.

Das Essen verbindet nicht nur die Familie, sondern auch Volksgruppen und ganze Völker. Indem der Mensch die kulinarische Tradition einer soziologischen Einheit übernimmt, nähert er sich dieser an und integriert sich in sie. Hierbei wirken sich ebenso wie bei der Integration in die Familie sowohl das energetische Grundmuster der Nahrung als auch die Verhaltensmaßnahmen der Nahrungszubereitung auf das Wesen des Menschen aus – insofern, als sie es näher an den Charakter des jeweiligen Volkes heranführen. Ein Bekenntnis zu einer kulinarischen Tradition ist ein Bekenntnis zu einer ethnischen Gruppe, das Bekenntnis zu einer bestimmten Kultur und somit ein Schritt auf dem Weg der Integration in die soziologische Ganzheit.

Ein wichtiger Punkt ist die Tatsache, daß sich die verschiedenen Küchen über Jahrhunderte hinweg entwickelt haben. Die Ganzheit der soziologischen Dimension erstreckt sich nicht nur auf die Gegenwart, sondern ebenso auf die Zukunft und die Vergangenheit. In einer kulinarischen Tradition treffen sich die Erfahrungen vieler Generationen. Mit ihrer Hilfe haben wir die Möglichkeit, das Wesen der Alten am Kochherd wieder aufleben zu lassen. Unsere Wurzeln liegen nicht nur in der Familie, in der wir aufgewachsen sind. Sie reichen zurück bis in die graue Vorzeit, bis hin zu den Germanen, den Galliern und den Kelten. Sie sind unsere Väter und Mütter, und in ihnen liegt das Geheimnis unserer Identität verborgen – der Schlüssel zu unserer soziologischen Ganzheit.

Aber nicht nur die materiellen Aspekte der Nahrungsmittel sind von Bedeutung. In vielen Fällen haben sich unsere Vorfahren eingehend mit ihren Nahrungsmitteln befaßt und deren seelisch-geistige Bedeutung erforscht. Sie standen näher am Ursprung des Lebens, und sie waren feinfühliger als wir heutzutage, so daß sie auf Zusammenhänge stießen, die uns heute trotz moderner Technik verborgen bleiben. Nahrungsmittel dienen nicht nur dem Körper. Sie sind nicht nur Fett, Eiweiß und Zucker. Auch Geist und Seele profitieren von ihnen. Sie haben eine Bedeutung, einen Sinn, und diesen können wir erkennen, wenn wir die Weisheit unserer Ahnen durch die traditionelle Küche wieder aufleben lassen.

Im *soziologischen* Unbewußten wird die gesunde Ernährung durch den Grad der soziologischen Integrität bestimmt. Je tiefer die Nahrung in das soziologische Gefüge integriert ist, in welchem sie aufgenommen wird, desto stärker ist ihre integrative Wirkung im *soziologischen* Unbewußten. Gesundheit bedeutet Integriertsein. Sowohl körperlich als auch geistig und seelisch sollte uns die Nahrung in unsere soziologische Realität integrieren.

Und heute?

Heute erleben und praktizieren wir genau das Gegenteil von dem, was oben als gesundheitsdienlich erkannt wurde. Die Keimzelle der soziologischen Wirklichkeit, die Familie, verliert immer mehr an Bedeutung. Das gemeinsame Mahl gehört der Vergangenheit an, ebenso die typischen Hausgerichte, die in den Händen der Köchin bzw. des Kochs ihr eigenes, unverwechselbares Aroma entfalteten. Fertiggerichte und Schnellgerichte in wohlgenormter Euroqualität stehen auf der Speisekarte – eingehüllt in Plastik und Blech.

Wie die Familie leidet auch die kulinarische Tradition. Wir sind nicht mehr bereit, uns nur mit heimischen Spezialitäten zufriedenzugeben. Wir wollen die Welt erobern und am liebsten jeden Tag einen neuen Kontinent entdecken. Türkischer Drehspieß, griechischer Bauernsalat mit Schafskäse, italienische Spaghetti Bolognese, Peking-Ente, Chateaubriand à la Marseille, israelische Falaffel, skandinavischer Lachs, spanische Paella, südamerikanische Tortillas, Bœuf Stroganoff, Kaiserschmarrn und Chili con carne mit argentinischem Rindfleisch verdrängen die heimischen Spezialitäten immer mehr. Nicht nur die Familie löst sich auf, sondern unsere gesamte soziologische Identität, unsere Verbundenheit mit der Tradition und mit unseren nächsten Mitmenschen. Wir sind keine Landsmannschaft mehr und auch kein Volk. Wir haben keine gemeinsame Grundlage, die uns verbindet, kein Ordnungssystem, in welches wir die fremden Kulturen mit ihren exotischen Reizen einordnen und verstehen können. Wir sind geteilt und zerstreut. Vereinsamt inmitten der Masse. Entwurzelt der heimischen Erde.

Im *natürlichen* Unbewußten

Im *natürlichen* Unbewußten ist die Aufgabe der Ernährung die Integration des Menschen in die ihn umgebende Natur. Jede Landschaft hat ihr eigenes Klima, ihre eigene Luft, ihren eigenen Boden, ihre eigenen erdmagnetischen Konstellationen und ihre eigene Atmosphäre – ihr eigenes energetisches Grundmuster, das sie von jeder anderen Region dieser Erde unterscheidet.

Das energetische Grundmuster der Natur ist die Grundlage für die Gestaltung der Lebewesen. Es ist der Maßstab, an dem sich die Tiere, Pflanzen und Menschen orientieren müssen, um zu überleben. Es ist der gemeinsame Nenner der belebten Natur, der gemeinsame Charakter, der die Vielzahl der Lebewesen zu einem ökologischen Organismus verbindet.

Im Lauf der Evolution brachte die Natur eine Vielzahl von Lebewesen hervor, die um die ökologischen Nischen konkurrierten. Diejenigen, die sich besser an die natürlichen Gegebenheiten anpassen konnten, überlebten – ihre Kontrahenten starben aus. Der Maßstab für die Beurteilung der Anpassung war das energetische Grundmuster. Je genauer die Lebewesen nach dem »Schlüssel-Schloß-Prinzip« in das gegebene Grundmuster hineinpaßten, um so besser sie sich also in die Natur integrierten, desto größer waren ihre Überlebenschancen – desto größer war die Gesundheitsfähigkeit der Individuen.

Über Jahrtausende hinweg führte die Natur ihre Experimente mit den Arten durch. Der Grad an Kohärenz wurde dabei immer höher, und die Perfektion der Integration wurde immer ausgeprägter, so daß das Erscheinungsbild der Kreaturen – ihr Verhalten, ihre Anatomie und ihre Physiologie, ja ihr ganzes Wesen – vollständig in den ökologischen Gesamtorganismus integriert wurden und keine Störfelder mehr vorhanden waren.

Die Nahrung, welche die Lebewesen innerhalb dieser ökologischen Nische aufnahmen, hatte immer einen integrativen Charakter. Ganz gleich, ob es Sonnenstrahlen waren oder Wasser, Blätter oder Wurzeln, Beeren oder Blüten, Insekten oder Vögel, Fische oder Antilopen – sie alle hatten denselben energetischen Charakter. Indem die Tiere die Nahrung aufnahmen, integrierten sie sich in ihre Umwelt, und indem sie selbst als Nahrung dienten, unterstützten sie die Integration des Lebewesens, in welches sie integriert wurden.

Auch der Mensch war über weite Strecken seiner Entwicklungsgeschichte in die Natur integriert. Zu Beginn war er Jäger und Sammler. Später wurde er ansässig und betrieb Ackerbau und Viehzucht. Wie die Tiere und Pflanzen war auch er Träger des natürlichen energetischen Grundmusters, das sich in seiner äußeren Erscheinung, in seinem Charakter, in seinen Organen, in seinem Denken, in seinen Sitten und Bräuchen und in seinen Gefühlen niederschlug. Nicht zuletzt durch die Nahrung wurde diese Eigenart ausgeprägt und den natürlichen Gegebenheiten entsprechend verstärkt.

Ebenso wie im *soziologischen* Unbewußten, wo die Nahrungszubereitung im Vordergrund steht, bilden auch im *natürlichen* Unbewußten der Mensch und seine Nahrung eine Einheit. Das Verdauungssystem ist, von seinem energetischen Charakter her gesehen, auf ein Nahrungsmittel eingestellt, das in seiner Umgebung wächst und demnach denselben Charakter aufweist wie es selbst. Je näher die dargebotene Nahrung der eigenen Wellenlänge ist, desto einfacher kann sie entschlüsselt und desto effizienter kann sie verwertet werden. Sender und Empfänger müssen auch auf der natürlichen Ebene Gemeinsamkeiten aufweisen, um miteinander zu harmonieren.

Ein wichtiger Punkt ist auch im *natürlichen* Unbewußten die Zeit. Im Lauf eines Jahres wandelt sich das energetische Grundmuster in den gemäßigten Breiten dramatisch. Wir kennen vier Jahreszeiten, die sich auf zwölf Monate verteilen. Jeder einzelne dieser Monate hat seinen eigenen Charakter und demnach auch ein ganz spezifisches energetisches Grundmuster. Während die Wintermonate durch niedrige Temperaturen und Schneefall charakterisiert sind, zeichnen sich die Sommermonate durch brennende Hitze und andauernde Trockenheit aus. Frühling und Herbst dagegen sind geprägt von hohen Niederschlägen, starken Winden und gemäßigten Temperaturen.

Die Tiere und Pflanzen sind nahtlos in den Jahreslauf der Natur eingepaßt. Der Frühling ist die Zeit des Erwachens und des »Sich-Öffnens«. Die Bäume öffnen ihre Poren und lassen ihre Lebenssäfte nach oben steigen, die Winterschläfer erwachen und kommen aus ihren Höhlen, die Zugvögel kehren aus ihren Winterrevieren zurück, und die Tiere, die sich hinter einem dikken Fell vor der Kälte verborgen haben, kommen ebenfalls aus ihrem Schutz hervor, um erneut ins Leben zu treten. Die Natur erwacht und mit ihr alle Tiere und Pflanzen.

Der Winter dagegen ist die Zeit des Rückzugs, die Zeit, in der sich die Lebewesen vor der einbrechenden Kälte zu schützen suchen. Die Bäume schließen ihre Poren, die Zugvögel ziehen gen Süden, die Winterschläfer suchen ihre Höhlen auf, und die anderen lassen sich wieder ein dichtes Fell wachsen. Jedes Lebewesen setzt das zugrundeliegende energetische Muster in seiner artspezifischen Weise um. Die Natur läßt hierbei große Freiräume. Das einzige, was sie als Tribut für das Überleben verlangt, ist die Integration. Das Grundmuster muß gewahrt bleiben, die Ordnung und die Harmonie, ohne die Leben nicht möglich ist, und jeder muß seinen Beitrag leisten, sie aufrechtzuerhalten.

Für die gesunde Ernährung ergeben sich im *natürlichen* Unbewußten folgende Forderungen:

- Die Nahrung, sowohl die pflanzliche als auch die tierische, soll einen natürlichen Charakter haben, der uns Menschen wieder in die Natur integriert. Die beste Nahrung ist diejenige von wildlebenden Tieren und Pflanzen. Da es in unserer Zeit nicht mehr möglich ist, alle Menschen mit solch einer Nahrung zu versorgen, muß die landwirtschaftliche Produktion soweit wie möglich dem natürlichen Grundmuster Rechenschaft tragen.
- Tiere müssen ein artgerechtes Leben führen dürfen, in relativer Freiheit und ohne chemische Manipulationen. Sie brauchen Auslauf, frische Luft, frisches Wasser und die Möglichkeit, innerhalb eines Gruppenverbandes ihr natürliches Verhalten aufrechtzuerhalten. Je gesünder und natürlicher ihr Leben ist, desto gesundheitsdienlicher sind ihre Produkte.
- Pflanzen sollten ebenfalls in ihrem althergebrachten sozialen Umfeld aufwachsen, um ihr natürliches Muster zu entfalten. Auch Pflanzen haben ihre Freunde, mit welchen sie gerne gemeinsam aufwachsen, und ihre Feinde, die sie nicht ausstehen können und in deren Gegenwart sie verkrüppeln. Sie bevorzugen bestimmte Bodenverhältnisse und bestimmte klimatische Bedingungen. Ihr natürlicher Lebensraum ist die freie Natur, in welcher sie mit Wind und Wetter, Sonne, Mond und Sternen in Verbindung stehen.
- Künstliche Düngemittel, Pestizide und Fungizide wirken sich bei allen Pflanzen schädlich aus. Wenngleich sie die Erträge zu Beginn steigern, so verändern sie doch deren natürliches

Muster und somit deren Integrationsfähigkeit, was sich mit der Zeit dahingehend auswirkt, daß diese Pflanzen ihre Selbständigkeit verlieren, ihre natürliche Widerstandskraft, und anschließend nur noch mit chemischer Unterstützung existieren können. Pflanzen, die ihre Integrität und ihre Selbständigkeit eingebüßt haben, sind kranke Pflanzen, und als solche können sie im Menschen keine Gesundheit hervorrufen. Vom Speiseplan sollten sie deshalb gestrichen werden.

- Pflanzen und Tiere werden gezüchtet. Die Grundlagen einer gesunden Zucht sollten der Natur abgeschaut und keinesfalls verändert werden. Die Natur züchtet größtenteils innerhalb einer geographischen Einheit. Tiere, die zur Zucht verwendet werden, haben dasselbe, zumindest ein ähnliches energetisches Grundmuster. Das Ziel der Zucht ist für die Natur die gesteigerte Integrität, die Erhöhung der Widerstandskraft und die Optimierung der Gesundheitsfähigkeit. Die von Menschenhand inszenierte Befruchtung einer deutschen Kuh mit dem Sperma eines amerikanischen Bullen hingegen verstößt gegen jede natürliche Vernunft und gegen jede natürliche Zielsetzung. Einziges Ziel ist die Ertragssteigerung. Die Frage nach der Qualität der Endprodukte oder der Lebensqualität der Tiere tritt in den Hintergrund. Der Gesundheit der Menschen und der Gesundheit des ökologischen Organismus »Natur« sind solche Praktiken abträglich und darum aufs schärfste zu verurteilen.

- Wie die Tiere und die Pflanzen muß sich auch der Mensch in den Jahreslauf integrieren, um seine Gesundheit zu erhalten. Jeder Verstoß gegen das energetische Muster der Jahreszeiten ist ein Verstoß gegen die eigene Gesundheit und somit ein Verstoß gegen die Überlebensfähigkeit der Spezies Homo sapiens. Jeder Monat bringt seine eigenen Nahrungsmittel hervor, und nur diese haben den Charakter der Jahreszeit und die Fähigkeit, den Menschen in die ihn umgebende Natur zu integrieren. Die Nahrung, die im Frühling unsere Gesundheit stärkt, wirkt sich im Herbst oder im Winter krankheitsfördernd aus. Wir müssen lernen, die Natur und deren jahreszeitlichen Charakter zu respektieren. Wir selbst sind im Frühling ganz anders gelaunt als im Herbst, im Sommer ganz anders als im Winter. Der Sinn dieser unterschiedlichen Stimmungen wird im nachfolgenden Kalender erläutert. Der Mensch und die Natur bilden eine Einheit. Indem der Mensch die Jahreszeiten sowohl körperlich als auch geistig und seelisch reflektiert, integriert er sich in die Weisheit der Natur. Die jahreszeitlichen Nahrungsmittel sind ein wichtiger Bestandteil der Integration, eine weitere Stufe auf dem langen Weg zu einer gesunden Ernährung.

Und heute?

Heute erleben und praktizieren wir genau das Gegenteil von dem, was oben als gesundheitsdienlich erkannt wurde. Die Grundlage der naturintegrierten Lebensmittel, die heimische Landwirtschaft, verliert immer mehr an Bedeutung. Die Produkte, nach welchen wir uns sehnen, kommen aus dem Ausland und sind von einem total andersgearteten energetischen Grundmuster geprägt als wir selbst. Reis aus Asien, Soja aus Amerika, biologisch angebautes Gemüse aus Spanien und Früchte aus der ganzen Welt bis hin nach Neuseeland und Südamerika. Eine Mahlzeit, die nur aus heimischen Produkten besteht, hat heutzutage Seltenheitswert.

Tiere und Pflanzen besitzen kaum noch natürlichen Charakter. Sie sind vollgestopft mit Chemikalien aller Art: mit Wachstumsbeschleunigern, Appetitanregern, Beruhigungsmitteln, Kraftfutterzusätzen, Medikamenten und dergleichen Giften mehr. Oftmals sehen sie in ihrem ganzen Leben kein einziges Mal die Sonne und vegetieren bei Kunstlicht und klimatisierter Luft in Großställen und Gewächshäusern vor sich hin – fern jeder natürlichen Realität. Sie sind isoliert und tragen das Mal einer künstlichen, leblosen und sterilen Umwelt – ein Mal, das sie auf uns Menschen übertragen und dessen Charakter wir unweigerlich im Lauf unseres Lebens selbst annehmen.

Die Verarbeitung und die Verpackung der landwirtschaftlichen Produkte tragen ebenfalls das Ihrige zur Naturentfremdung unserer Nahrungsmittel bei. In großen Fabrikanlagen werden die Lebensmittel mit Geschmacksverstärkern und Konservierungsstoffen, mit Farbstoffen und künstlichen Vitaminen versetzt. Naturbelassenheit ist eine Kategorie fünfter Ordnung. Je näher die Nahrungsmittel ihrem natürlichen Zustand sind, desto kürzer ist ihre Haltbarkeit und desto unpraktischer sind sie. Nach moderner Auffassung hat die Natur große Makel und bedarf vieler Ausbesserungen durch die menschliche Intelligenz. Die Krönung dieser pathologischen, arroganten Sichtweise ist die genmanipulierte Nahrungsflut, die uns in naher Zukunft überrollen wird. Die Tomaten sind dann monatelang haltbar und können von Menschenhand unter Zugabe von Chemikalien innerhalb weniger Tage aus ihrem unreifen Lagerungszustand in die Vollreife überführt werden – ohne jegliche Verwurzelung in der Natur. Welch trauriger Erfolg.

Die Zeit wird ebensowenig beachtet wie die Natürlichkeit. Das ganze Jahr hindurch ernähren wir uns mit den gleichen Nahrungsmitteln – einmal aus den nördlichen Breiten, einmal aus den südlichen und einmal aus dem Gefrierschrank. Die Jahreszeiten sind tabu für uns. Ihnen müssen wir uns nicht mehr unterstellen. Wir haben sie besiegt und uns zum Herrn der Natur aufgespielt. Wir selbst bestimmen, was auf den Tisch kommt. Wir haben die Macht und demnach, so glauben wir, das Recht, den Sommer auch im Winter ins Haus zu holen. Aber wie lange noch? Der Mensch kann nur dann überleben, wenn er die Weisheit seines eigenen landwirtschaftlichen Grund und Bodens wieder erkennt, sich unter Berücksichtigung des jahreszeitlichen Wandels in ihn reintegriert und die Gesetze der Jahreszeiten zu seinen eigenen macht.

Im *kosmischen* Unbewußten

Im *kosmischen* Unbewußten ist die Aufgabe der Ernährung die Integration des Menschen in den Kosmos, wobei sowohl die astrologische als auch die religiöse Dimension berücksichtigt werden müssen. Die Grundlage der kosmischen Integration mit Hilfe der Ernährung wird bereits im *natürlichen* Unbewußten gelegt. Tiere und Pflanzen, die unter freiem Himmel leben, sind stets in Kontakt mit Sonne, Mond und Sternen; zu jedem Zeitpunkt ihres Daseins sind sie Träger des kosmischen energetischen Grundmusters. Indem sie die Kräfte des Himmels in sich aufnehmen und in natürliche Prozeße transformieren, werden sie zum Abbild kosmischer Konstellationen und somit zum Meilenstein der energetischen Gleichschaltung des Menschen mit den kosmischen Energien.

Die Himmelskörper sind die Sender, und die Erde mit all ihren Tieren, Pflanzen und Menschen ist der Empfänger, der die zugrundeliegenden Informationen in natürliche Prozesse transformiert. Das Maß der Anpassung an das astrologische Grundmuster bestimmt über weite Strecken die Gesundheitsfähigkeit natürlicher Erscheinungen. Der Langheimer Abt Mauritius Knauer trug im 17. Jahrhundert das damalige, teils schriftlich fixierte, teils mündlich überlieferte Wissen zusammen und erstellte den »Immerwährenden Hauskalender«. »Als Kind seiner Zeit vertrat Knauer astrologische Vorstellungen und glaubte an das Regiment der sieben Planeten einschließlich Sonne und Mond über alle irdischen Dinge ...«[8] Von seinem »Immerwährenden Hauskalender« wurde der »Saat- und Pflanzkalender nach Mondstand und Sternzeichen« abgeleitet, der noch heute in der traditionsbewußten Landwirtschaft Beachtung findet. Je nachdem, ob der Mond auf- oder absteigt (nicht zu- bzw. abnimmt), übt er einen entsprechenden Einfluß auf das Pflanzenwachstum aus. In der Zeit, in welcher er durch die Sternzeichen Steinbock, Wassermann, Fische, Widder, Stier und Zwillinge wandert, ist er aufsteigend, während er durch die anderen wandert, ist er absteigend.

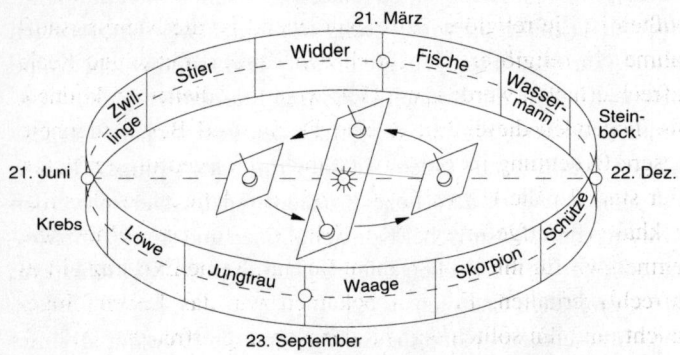

Die Einteilung des Jahres: Im inneren Kreis ist die Äquatorebene der Erde hervorgehoben, die Polachse weist stets in dieselbe Richtung, grob ausgedrückt zum Polarstern im Kleinen Wagen.[9]

»Beeinflußt werden diese Mondphasen durch die Tierkreis- oder Sternzeichen. Die zwölf Zeichen werden vier Gruppen zugeordnet. Stier, Jungfrau und Steinbock als erdverbundene Kräfte fördern das Wachstum in der Erde, also vor allem die Wurzelbildung. Fische, Krebse und Skorpion beeinflussen die Blattbildung, also das äußere Wachstum. Die Zwillinge, Waage und Wassermann sind günstig für die Blütenbildung, und die ›warmen‹ Zeichen Widder, Löwe und Schütze fördern die Fruchtbildung.«[10]

Maria Thun, die seit über vierzig Jahren in der Konstellations-
forschung tätig ist, kam im Rahmen ihrer Forschungen zu dem
Ergebnis, daß die astrologische Konstellation den Ernteertrag zu
einem nicht unwesentlichen Teil beeinflußt. In Anlehnung an
diese Erkenntnis darf wohl behauptet werden, daß auch die Qualität des Erntegutes in direktem Zusammenhang mit der astrologischen Integrität zu sehen ist.

Die zweite Dimension des Kosmos bzw. des *kosmischen* Unbewußten ist die religiöse. Ihr entsprechend ist die Nahrungsaufnahme ein religiöser Akt, durch den Körper, Geist und Seele
aufrechterhalten werden, um Gott weiterhin dienen zu können.
Die Tugenden dieser Ebene sind Demut und Bescheidenheit.
Unsere Bedeutung im Kosmos ist mehr untergeordneter Natur.
Hier sind wir die Diener Gottes und als solche zu größter Zu-
rückhaltung aufgefordert. Die Nahrung, die wir aufnehmen,
nehmen wir für ihn auf und nicht für uns. Seine Existenz gilt es
aufrechtzuerhalten. Für ihn bekamen wir das Leben einge-
haucht, und ihn sollten wir mit der Nahrung erfreuen.

In vielen Religionen, aber auch im deutschen Volksglauben ist
das Speiseopfer ein überlieferter Brauch, der vor allem in Klöstern gepflegt wird. Dabei wird die Nahrung vor dem Verzehr
Gott geopfert. Dadurch, daß Gott die Speisen genießt, geht die
göttliche Kraft in diese über, und erst dann, wenn Gott die Nahrung angenommen und geweiht hat, gilt sie als reine Nahrung,
die der Seele auf ihrem Weg zu Gott – zur Harmonie – nichts
anhaben kann. Nicht dargebrachte Nahrung dagegen gilt als un-
rein und ist der spirituellen Entwicklung abträglich.

Im Christentum ist an die Stelle des Speiseopfers das Gebet
getreten. Man begibt sich zu Tisch, schließt die Augen, kommt
zur Ruhe und bedankt sich für die von Gott empfangenen Ga-
ben.

Die Wirkung dieser Praktiken ist leicht nachzuvollziehen. Gott ist die Grundlage aller kosmischen Erscheinungen. Er ist die Urenergie, die allen Dingen innewohnt. Er ist an jeder Stelle des Universums gegenwärtig und verbindet das All zu einer Einheit. Indem sich der Mensch auf Gott konzentriert, integriert er sich in die Harmonie des energetischen Grundmusters der kosmischen Dimension. In der dabei entstehenden Kohärenz wird es ihm möglich, die subtilsten Informationen der Nahrungsmittel, die ihnen innewohnende Urenergie, aufzunehmen und zu transformieren. Indem er die Informationen der Urenergie in die Welt der Menschen transformiert, schafft der Mensch die Grundlage für Gottes Plan und Wille, für die göttliche Harmonie mit allem Seienden auf Erden. Ein wichtiges Hilfsmittel sind dabei die Mythen und Legenden, die sich um die Nahrungsmittel ranken. Ein Mythos ist mehr als nur Dichtung, mehr als nur ein Hirngespinst, das die Phantasie unserer Vorfahren widerspiegelt und seinen Ursprung in triebhaften Wünschen und Ängsten hat. »Mythos im engeren Sinne meint vielmehr eine Erzählung, welche die tief geheimnisvolle Lebensbeziehung zwischen den Menschen und dem Göttlichen und zwischen menschlicher und göttlicher Weltsphäre zum Ausdruck bringt.«[11] Ein Mythos ist der Versuch, die Wahrheit der äußeren Welt mit inneren Größen der Phantasie wiederzugeben. Er entstammt dem Bemühen, das energetische Grundmuster der äußeren Realität in seelisch-geistige Einheiten zu transformieren und dort auf einer anderen Ebene wieder entstehen zu lassen. Ein Mythos versucht nicht nur, die Welt zu erklären, wie dies die modernen Wissenschaften tun, sondern er gibt uns die Möglichkeit, die tieferen Wahrheiten der äußeren Welt auf der seelisch-geistigen Ebene mitzuerleben und nachzuvollziehen, und damit die Chance, uns dem wahren Kern der Dinge anzunähern.

Die Mythen und Legenden, die sich um Nahrungsmittel ranken und die uns aus längst vergangenen Zeiten überliefert sind, erzählen von der geheimnisvollen Beziehung zwischen den Nahrungsmitteln und den tieferen Schichten unseres Bewußtseins. Sie harmonisieren den Geist und die Seele mit dem energetischen Grundmuster der Nahrung und stimmen so den Organismus auf deren Verzehr ein. Dadurch, daß sie die Kohärenz und die damit einhergehende Effektivität der Verdauung steigern, erhöhen sie den gesundheitlichen Wert der Nahrung.

Gesundheit bedeutet Integriertsein. Demnach ist eine Ernährung nur dann eine gesunde Ernährung, wenn sie uns Menschen mit ihrem energetischen Grundmuster dem Urgrund des Seins näherbringt, uns mit Gott und den Göttern verbindet und unser persönliches Bewußtsein in das göttliche Bewußtsein integriert, damit es sich als Teil desselben begreift.

Im *kosmischen* Unbewußten muß die Ernährung, um wirklich gesundheitsdienlich zu sein, folgenden Kriterien entsprechen:

- Die Nahrung sollte nach astrologischen Gesichtspunkten angebaut sein.
- Die Nahrungsmittel sollten das astrologische Grundmuster der Region aufweisen, in welcher sie verzehrt werden.
- Die Lebensmittel sollten einen mythologischen Hintergrund haben, der uns mit der Weisheit unserer Vorfahren, mit Gott und den Göttern verbindet.
- Vor dem Verzehr der Nahrungsmittel sollte man sich auf deren kosmische Urenergie einstimmen – durch Beten oder Darbringen der Nahrung.

Und heute?

Heute erleben und praktizieren wir genau das Gegenteil von dem, was oben als gesundheitsdienlich erkannt wurde. Viele Tiere und Pflanzen wachsen in Großställen und Gewächshäusern auf ohne jeglichen Kontakt zu den Himmelskörpern. Darüber hinaus werden sie mit chemischen Keulen bis zur astrologischen Unkenntlichkeit verstümmelt und so jeder kosmischen Realität beraubt.

Jeder Ort auf der Erde steht in einem anderen Winkel zu den kosmischen Konstellationen, was dazu führt, daß sich die astrologischen Kräfte des Universums an jedem Ort unterschiedlich niederschlagen. Die Pflanzen und Tiere, natürlich auch die Menschen, sind Träger eines regionalen astrologischen Informationsmusters, das nur in der jeweiligen Region die kosmische Integration bewirken kann und demnach nur in dieser einen Region gesundheitsdienlich ist. Ebenso sind die Mythen, die sich um die Nahrungsmittel gebildet haben, nur von regionaler Bedeutung. Sie sind Bestandteil des Volkscharakters, und nur in diesem haben sie die Kraft, den Menschen in den Kosmos oder gar in Gott zu integrieren. Für uns im Westen gibt es keine mythologische integrative Bedeutung von Ananas, Avocados und Bananen. Für unser Seelenheil sind die Exoten belanglos und leer.

Aber dennoch – unser Speisezettel ist gefüllt mit tropischen Früchten und Gemüsen, neben welchen nur selten einmal eine heimische Delikatesse zu finden ist. Wir sind entwurzelt, enthoben unserem eigenen Boden und ohne jede astrologische, mythologische Orientierung. Wen kann es da noch wundern, daß wir unter diesen Voraussetzungen den Bezug zu Gott verloren haben und im isolierten Egoismus, im exotischen Rausch der

Sinnenlust Zufriedenheit, ja sogar Gesundheit suchen? Wenn die Verbindung zu den Sternen verlorengeht, stirbt Gott in unseren Herzen und mit ihm die Freundschaft und die Liebe unter den Menschen.

Die Ausgewogenheit der Nahrung

Unsere Nahrung setzt sich aus Kohlenhydraten, Fetten, Proteinen, Ballaststoffen, Vitaminen, Wasser, Mineralstoffen und Spurenelementen zusammen. Eine gesunde Ernährung ist dadurch charakterisiert, daß sie diese essentiellen Bestandteile in einem ausgewogenen, gesundheitsdienlichen Verhältnis aufweist und dadurch den Menschen seiner inneren Ausgeglichenheit, seiner chemisch-energetischen Ganzheit näherbringt. Wie alles in der Natur ist auch die Ausgewogenheit der Nahrung kein monokausales Phänomen, das sich auf einer einzigen Ebene beschreiben läßt. Sie ist das Resultat verschiedener Faktoren und kann nur dann in ihrer ganzen Bedeutung erkannt und formuliert werden, wenn all die Erscheinungsformen, die ihr zugrunde liegen, berücksichtigt werden und in das Gesamtkonzept mit einfließen.

Bedarf und Zufuhr

Auf der ersten Ebene entscheidet sich die Ausgewogenheit der Nahrung durch die Menge der zugeführten Stoffe. Der Wert, an welchem die Zufuhr gemessen wird, ist der Bedarf. Je mehr die Zufuhr mit dem tatsächlichen Bedarf übereinstimmt, desto ausgewogener und desto gesundheitsdienlicher ist die Ernährung.

Für einen gesunden Erwachsenen gelten für die tägliche Zufuhr folgende Richtwerte:		
Wasser: 2,5l	Vitamin A: 0,8–1,2g	Eisen: 12–18mg
Fette: 0,9g/kg	Vitamin B_1: 1,4–1,8mg	Fluor: 1mg
Proteine: 0,9g/kg	Vitamin B_2: 1,8–2,5mg	Jod: 0,18mg
Kohlenhydrate: 5g/kg	Vitamin B_6: 1,6–3,6mg	Kalium: 3–4g
Ballaststoffe: 50g[12]	Vitamin B_{12}: 0,005–0,0075mg	Kalzium 0,8g
	Vitamin C: 75–110mg	Kupfer: 2–4mg
	Vitamin D: 0,0025–0,01mg[13]	Magnesium: 300–350mg
	Vitamin E: 12–20mg	Mangan: 2–5mg
	Vitamin H: 0,1–0,2mg	Natrium: 2mg
	Vitamin K: ?	Phosphor: 0,8g
	Folsäure: 0,4–1,0mg	Zink: 15mg[14]
	Niacin: 9–16mg	
	Pantothensäure: 8–10mg	

Der Bedarf an Nährstoffen ist von Mensch zu Mensch verschieden. Er richtet sich nach der subjektiven Situation: nach Alter, Geschlecht, körperlich-geistig-seelischer Beanspruchung und momentanem Wohlbefinden. Die Werte, die hier aufgeführt sind, sind Richtwerte, die nur annähernd den tatsächlichen Bedarf an Nährstoffen wiedergeben.

Die Gefahren, die sich auf dieser Ebene für die Gesundheit ergeben, sind die Über- und die Unterversorgung. Gesundheit kann nur dann erlangt werden, wenn die Nährstoffe in gesundheitsdienlichen Mengen zugeführt werden. Ein »Zuviel« ist ebenso schädlich wie ein »Zuwenig«.

Säuren und Basen

Die zweite Ebene, von der aus die Ausgewogenheit der Ernährung beurteilt werden kann, ist die chemische. Die Grundlage für die Bemessung bildet der pH-Wert, der die Wasserstoffionenkonzentration einer wäßrigen Lösung benennt. Ein pH-Wert, der höher als 7,0 ist, bezeichnet eine Base, während ein pH-Wert, der niedriger als 7,0 ist, eine Säure charakterisiert. Die Endpunkte der pH-Skala sind »0« und »14« – Werte für eine extrem starke Säure bzw. Lauge. Die Salzsäure des Magensaftes hat einen pH-Wert von 0,8. Der Verdauungssaft der Bauchspeicheldrüse, der den Magensaft im Zwölffingerdarm neutralisiert, hat einen pH-Wert von 8,0.

Trinkwasser hat einen pH-Wert von etwa 7,0 und ist neutral. In einem Liter Trinkwasser sind bei 22 Grad C 10^{-7} mol Wasser in Wasserstoffionen (H^+) und Hydroxidionen (OH^-) dissoziiert. (Ein Mol ist die Stoffmenge, die $6,023 \times 10^{23}$ elementare Teilchen enthält. Ein Mol Wasser besitzt die Masse von ungefähr 18 g.) Das Verhältnis von Wasserstoffionen und Hydroxidionen ist in Trinkwasser ausgewogen – $10^7 : 10^7$ – demnach ist Trinkwasser neutral. Wasserstoff- und Hydroxidionen sind Antagonisten. Je mehr die Konzentration der einen steigt, desto niedriger wird die Konzentration der anderen. Entscheidet sich das Verhältnis zugunsten der Wasserstoffionen, so daß die Relation zum Beispiel $10^{-5} : 10^{-9}$ beträgt, liegt eine Säure mit einem pH-Wert von 5 vor. Im umgekehrten Fall, wo sich das Verhältnis der Wasserstoffionen zu den Hydroxidionen bei $10^{-11} : 10^{-3}$ einstellt, liegt eine Base mit einem pH-Wert von 11 zugrunde. In der wissenschaftlichen Sprache heißt dies: »Der pH-Wert ist der negative dekadische Logarithmus des Zahlenwerts der Wasserstoffionenkonzentration.«[15]

Für die Ernährung ist der pH-Wert des Blutes ausschlaggebend. Bei einem gesunden Menschen liegt dieser bei 7,4. Eine gesunde Ernährung sollte ein Säuren-Basen-Gleichgewicht – mit leichtem Basenüberschuß – aufweisen und sich nahtlos in die Ausgewogenheit des inneren Milieus integrieren. Mit ihrer Hilfe sollte der Mensch die Möglichkeit erhalten, die Harmonie zwischen Säuren und Basen, zwischen Wasserstoff- und Hydroxidionen aufrechtzuerhalten. Harmonie und Selbständigkeit sind auch hier von zentraler Bedeutung und für den Prozeß der Gesundheitsbildung unerläßlich.

Die Nahrungsmittel können nach ihrer den pH-Wert betreffenden Wirkung in drei Kategorien eingeteilt werden:

- Säurespender und Säurebildner (s)
- Basenspender (b)
- Nahrungsmittel im Säuren-Basen-Gleichgewicht.

Säurespender sind Nahrungsmittel, die dem Körper Aminosäuren, anorganische Säuren wie Salzsäure, Schwefelsäure und Salpetersäure zuführen. Das Stoffwechselendprodukt der anorganischen Säuren ist Harnsäure. Damit diese über die Nieren ausgeschieden werden kann, muß sie an basische Elemente gebunden und neutralisiert werden. Sind zu wenig basische Elemente vorhanden, tragen sie zur Versäuerung des Körpers bei. Säurespender sind zum Beispiel Fleisch- und Wurstwaren, alle Sorten von Käse und Hülsenfrüchte.

Säurebildner hingegen sind Nahrungsmittel, die selbst keine anorganischen Säuren enthalten, aber dennoch versäuernd auf den Organismus wirken. Zu ihnen rechnet man unter anderem Weißmehlprodukte und weißen Zucker, die bei ihrer Herstellung (Raffination) die Basenelemente verloren haben und im Körper dazu neigen, sich die verlorengegangenen Basenelemente wieder einzuverleiben. Säurebildner werden auch als Basenräuber bezeichnet. Da sie dem Körper seine Basenelemente rauben, wirken sie versäuernd.

Basenspender sind Nahrungsmittel, die Mineralbasen wie Aluminiumoxid, Eisenoxid, Kaliumoxid und Kalziumoxid (Kalk) oder aber basenbildende Mineralstoffe wie Natrium, Kalium, Kalzium, Magnesium und Eisen enthalten. Zu ihnen rechnet man alle Früchte und die meisten Gemüse. Im Gegensatz zu den Säurespendern enthalten die Basenspender keine anorganischen, sondern organische Säuren wie zum Beispiel Milchsäure und Fruchtsäure. Organische Säuren werden im Körper zu Kohlendioxid und Wasser oxidiert, wobei das Kohlendioxid ausgeatmet werden kann. Die mit den organischen Säuren verbundenen Basenelemente werden durch den Stoffwechselvorgang frei und stehen dem Körper als solche zur Verfügung. Äpfel sind demnach, weil sie relativ viel Fruchtsäure enthalten, äußerst wertvolle Basenbildner bzw. Basenspender.

Die Gefahr, die von dieser Ebene für die Gesundheit ausgeht, ist die Übersäuerung des Organismus – eine Überalkalisierung durch die Nahrung ist nicht zu befürchten. Viele Nahrungsmittel, die uns heute im »hochentwickelten« Westen zur Verfügung stehen, sind Säurespender oder Säurebildner: Weißmehlprodukte, weißer Zucker, Weizengrieß, Fleisch- und Wurstwaren, Schwarztee, Bohnenkaffee, Schokolade und Alkohol. Die Säuren, die durch den übermäßigen Verzehr dieser Produkte in den Körper gelangen, können zuerst noch mit dem Puffersystem des Blutes, mit Hämoglobin, Protein und Bikarbonat neutralisiert werden. Für die weiterhin zugeführten Säuren entfällt die Neutralisationsfähigkeit des Körpers, weil dieser dann im wahrsten Sinne des Wortes ausgelaugt ist. Sie werden nicht mehr an basisch wirkende Elemente gebunden und über die Nieren ausgeschieden. Sie bleiben zurück und lagern sich als Stoffwechselschlacken, sozusagen als Stoffwechselmüll, im Körper ab. Bevorzugte Mülldepots sind Gelenke, Muskeln und Sehnenansatzstellen. Die Folgen sind dramatisch und für den Betreffenden äußerst schmerzhaft: Blasen-, Nieren-, Gallensteine, Rheuma und Gicht, um nur die bekanntesten zu nennen.

Das Ziel einer gesunden Ernährung ist die Aufrechterhaltung des natürlichen »Säuren-Basen-Gleichgewichts«.

Yin und Yang

Die dritte Ebene, von der aus die Ausgewogenheit der Ernährung beurteilt werden kann, ist die energetische. Die Grundlage für die Bewertung liefert die chinesische Philosophie: das Prinzip von Yin und Yang.

Die Welt mit all ihren Erscheinungen ist eine Manifestation der kosmischen Urenergie: $E=mc^2$. In der chinesischen Philosophie wird diese Urenergie »Tao« genannt. Von ihr leitet sich der Taoismus ab, der auf den chinesischen Philosophen Lao-tse zurückgeht. Die Bibel der Taoisten ist das »Tao-te-king«, das vermutlich im 6. Jahrhundert vor Christus von Lao-tse verfaßt wurde. In ihm heißt es:

> Das Tao, über das ausgesagt werden kann,
> Ist nicht das absolute Tao.
> Die Namen, die gegeben werden können,
> Sind keine absoluten Namen.
>
> Das Namenlose ist der Ursprung des Himmels
>   und der Erde,
> Das Benannte ist die Mutter aller Dinge.[16]

Das Tao ist die Vereinigung aller Gegensätze. Es kann mit Worten nicht beschrieben werden, da die Worte nur das Relative, nicht aber das Absolute erfassen können. Es ist eins mit sich, ohne ein Zweites, ohne Gegensatz und ohne Bezugspunkt. Damit das Tao sich manifestieren kann, muß es sich polarisieren und seine allumfassende Einheit auflösen. Die beiden ersten

Fragmente des Tao, die bei dieser Auflösung der Einheit entstehen, sind Yin und Yang. Sie repräsentieren die beiden ersten polaren Manifestationen des Tao, die durch ihr Wechselspiel und durch ihre Verwandlungen das ganze Universum entstehen lassen. Yin und Yang sind Gegensätze, die sich gegenseitig bedingen. Gemeinsam erschaffen sie das Leben, und nur gemeinsam können sie es aufrechterhalten. Die Spannung, die zwischen ihnen besteht, erzeugt Energie – Lebensenergie – und nur mit dieser können wir unser Leben und unsere Gesundheit erhalten. Im »Tao-te-king« heißt es:

Sein und Nichtsein hängen im Werden voneinander ab.
Schwierig und Leicht hängen in der Durchführung
     voneinander ab.
Lang und Kurz hängen im Gegensatz voneinander ab.
Hoch und Niedrig hängen in der Lage voneinander ab.
Töne und Stimmen hängen im Zusammenhang
     voneinander ab.
Vorne und Hinten hängen im Zusammensein
     voneinander ab.[17]

Yin und Yang bilden das erste Gegensatzpaar im Universum. Aus ihnen entstehen sämtliche Gegensätze, so daß jedes Gegensatzpaar auf Yin und Yang zurückgeführt werden kann. Im Lauf der Jahrtausende, seit diese Philosophie besteht, ist man auf folgende Entsprechungen gestoßen:

Yin	Yang
Frau	Mann
Nacht	Tag
Mond	Sonne
Winter	Sommer
Kälte	Wärme
Passivität	Aktivität
Introversion	Extroversion
Intuition	Logisches Denken
Weisheit	Wissen
Himmel	Erde

Der Körper wird von Energie durchströmt. Damit es zu keinem energetischen Chaos kommt, fließt die Energie in speziellen Kanälen, den sogenannten Meridianen. Man unterscheidet zwölf Meridiane, die sich jeweils auf der rechten und auf der linken Körperseite befinden. Die Meridiane, in welchen die Energie von den Händen zum Kopf oder vom Kopf zu den Füßen fließt, sind Yang-Meridiane, während diejenigen, in welchen die Energie in die entgegengesetzte Richtung fließt, Yin-Meridiane sind. Die Energie in den Yang-Meridianen ist Yang-Energie und diejenige in den Yin-Meridianen ist Yin-Energie.

Yin-Meridiane	Yang-Meridiane
Herzmeridian	Magenmeridian
Kreislauf-Sexus-Meridian	Dickdarmmeridian
Lungenmeridian	Blasenmeridian
Milz-Pankreas-Meridian	Dünndarmmeridian
Nierenmeridian	Gallenblasenmeridian
Lebermeridian	Drei-Erwärmer-Meridian

Die Nahrungsmittel können auch auf der energetischen Ebene in drei Kategorien eingeteilt werden:

- yangisierende Nahrung (a, aa, aaa)
- yinisierende Nahrung (i, ii, iii)
- Nahrung im Yin-Yang-Gleichgewicht.

Die Bestimmung der Nahrungsmittel nach Yin und Yang erfolgt nach folgenden Gesichtspunkten:

- *Kalium-Natrium-Verhältnis*
  Kalium ist ein Yin-Element, während Natrium ein Yang-Element ist. Beim gesunden Menschen ist das Mengenverhältnis zwischen Kalium (intrazellulär, d.h. in den Körperzellen) und Natrium (extrazellulär, d.h. in der Körperflüssigkeit zwischen den Zellen) gleich 5:1. Nahrungsmittel, in welchen die Verteilung zugunsten von Kalium ausfällt, sind yin – die anderen sind yang. Ohsawa benutzt zusätzlich noch die Kalium-Natrium-Differenz. Je höher diese ist, desto mehr ist das Nahrungsmittel yin.

- *Wassergehalt*
  Wasser ist yin. Der menschliche Körper enthält 65–80 Prozent Wasser. Lebensmittel, die einen höheren Wassergehalt aufweisen, sind demnach in bezug zum Menschen yin – die anderen yang.

- *Farbe*
  Von Orangerot zu Violett quer durch das ganze Farbenspektrum geht der Weg von Yang zu Yin. Eine Mohrrübe ist also mehr Yang-betont als eine Kohlrübe; Radieschen, Rettich,

Weißkohl und Rote Rüben sind stark yin. Aprikosen sind mehr yang als frische Pflaumen. Die Tomate ist trotz ihrer gelbroten Farbe eine Ausnahme: sie ist stark yin.

- *Wachstumsform*
  Yang-Pflanzen haben tiefe Wurzeln und niedrige Blattsysteme. Yin-Pflanzen erkennt man am flachen Wurzelsystem und hochaufschießenden grünen Teilen. Die Jahresknospen bis zu 8 cm Länge sind noch yang, wie die bis zu 8 cm über dem Boden wachsenden Kräuter. Die Yang-Früchte sind trockene, verhältnismäßig dünnschalige Samen. Yin-Früchte haben saftiges Fruchtfleisch.

- *Wachstumszeit*
  Pflanzen der Yang-Gruppe sammeln während des Winterhalbjahres Kraft, um zeitig im Frühjahr zu blühen. Manche sind wintergrün, winterhart und blühen erst im zweiten Jahr oder noch später. Yin-Pflanzen entwickeln sich in der Sommersonne, welken jedoch im Herbst teilweise bis vollständig.

- *Wachstumsgeschwindigkeit*
  Langsames Wachstum kennzeichnet die Yang-Pflanzen. Yin-Pflanzen schießen schnell auf, haben mehr explosive Kraft und keinen so sparsamen Wasser- und Energiehaushalt. Ihre Transpiration ist wesentlich höher als die der Yang-Pflanzen.

- *Standort*
  Ein kalter und/oder trockener Platz gibt mehr Yang-betonte Pflanzen als ein warmer und/oder feuchter.[18]

Für die Einordnung tierischer Produkte gelten folgende Gesichtspunkte:

- Fleisch von warmblütigen Tieren ist mehr yang als dasjenige von wechselwarmen.
- Für die Nordhalbkugel gilt, daß Tiere, die im Süden (warmes Klima) besser gedeihen, yin sind und diejenigen, die im Norden (kaltes Klima) besser wachsen, yang sind.
- Tiere, die Winterschlaf halten, sind yin, solche, die das nicht tun, sind yang.
- Tiere, die sich langsam bewegen, sind yin, diejenigen, die schnell und aktiv sind, sind yang.
- Salzwasserfische sind mehr yang als Süßwasserfische.[19]

Auch auf der energetischen Ebene bestimmt das Maß an Harmonie und Ausgewogenheit die Gesundheit. Im Gegensatz zum Säuren-Basen-Haushalt, bei dem der gesundheitsdienliche Richtwert pH 7,4 das ganze Jahr hindurch konstant ist, unterliegt die energetische Orientierungsgröße erheblichen Schwankungen. Im Sommer herrscht in der Natur ein deutlicher Yang-Überschuß, während im Winter ganz klar das Yin dominiert. Auf dem Weg von den sommerlichen Höhen des Yang hinab in die winterlichen Tiefen des Yin – und wieder zurück – kommt es zu einem steten Wechsel des energetischen Grundmusters. Da die Gesundheit mit dem Maß an Integrität einhergeht, ist es unsere Aufgabe, uns in das energetische Grundmuster der einzelnen Monate zu integrieren und die Mahlzeiten mit einem entsprechenden energetischen Charakter zuzubereiten. Im Frühling sollten wir hauptsächlich yangisierende Nahrungsmittel zu uns nehmen und im Herbst vorwiegend yinisierende.
Wie die Säuren und die Basen sind auch die energetischen Grö-

ßen Yin und Yang zu gleichen Teilen an der Gestaltung der menschlichen Gesundheit beteiligt. Auch wenn es in der Natur nur selten zu einem Yin-Yang-Gleichgewicht kommt, so ergibt sich doch am Jahresende eine ausgewogene Yin-Yang-Bilanz, und diese sollten wir im Rahmen einer gesunden Lebensweise immer im Auge behalten. Jede Abweichung davon führt im Lauf der Jahre zu Yin- bzw. Yang-Überschuß-Erkrankungen.

Der Jahreslauf: Das irdische Abbild der kosmischen Rhythmen und Gesetze

Der Jahreslauf ist für die menschliche Gesundheit von zentraler Bedeutung. Er ist das irdische Abbild kosmischer Rhythmen und Gesetze und als solches eine direkte Botschaft aus den Tiefen des Universums. Durch ihn erhalten wir die Möglichkeit, mit dem Kosmos Kontakt aufzunehmen und uns in die tieferen Schichten unseres *kosmischen* Unbewußten zu integrieren.

Unsere Vorfahren waren sich der kosmischen und der seelischen Bedeutung des Jahreslaufs noch bewußt. Ebenso wie die Sterne und die Planeten identifizierten sie die Jahreshälften und die Monate mit Göttern oder gottähnlichen Wesen. Sie glaubten, daß verschiedene Götter – die sogenannten Monatsgötter – abwechselnd die Erde heimsuchten und für jeweils einen Monat über die irdische Natur und die menschlichen Geschicke regierten. Um diese Götter gnädig zu stimmen, brachten sie zu ihrer Begrüßung am Monatsanfang ein großes Opfer dar.

Jeder Monat hat sein eigenes energetisches Grundmuster, mit welchem er auf die Erde einwirkt. Indem unsere Vorfahren die Monate begrüßten, integrierten sie sich in die jeweilige energetische Situation. Sie reflektierten diese in entsprechenden körperlichen, geistigen und seelischen Zuständen und erzeugten dadurch die für das gesunde Überleben notwendige Kohärenz.

Wir, die wir leider die Gabe der Ehrfurcht verloren haben, sollten uns ein Beispiel an unseren Vorfahren nehmen. Auch wenn es uns unmöglich ist, die Monate als göttliche Wesen anzuerkennen, sie zu verehren und ihnen Opfer darzubringen, sollten wir doch nach Mitteln und Wegen suchen, den verborgenen Sinn dieser Praktiken zu realisieren und uns ebenfalls in die kosmischen Rhythmen integrieren.

Der erste und gleichzeitig letzte Monat des Jahres ist der März.
Er ist das Bindeglied zwischen dem alten und dem neuen Jahr.
Seinen Namen hat er von dem römischen Kriegsgott Mars, der
mit dem griechischen Ares und dem germanischen Thor identi-
fiziert werden kann. Seine Charakteristika sind der kriegerische
Kampf, der Tod und die Wiedergeburt. Der Wochentag, der dem
Mars geweiht ist, ist der Dienstag, der im Islam als der »Tag des
Blutes« gilt, weil Kain seinen Bruder Abel an einem Dienstag
erschlagen hat.

Die Gegner, die sich im März gegenüberstehen, sind das Licht
und die Finsternis, der Tag und die Nacht.

Je länger der März dauert, desto länger werden die Tage und
desto kürzer die Nächte. Die Mächte des Lichtes gewinnen
immer mehr Kraft. An der Frühlings-Tagundnachtgleiche am
21. März sind sie den finsteren Mächten des Winters ebenbürtig und tragen den Sieg davon. An diesem Tag stirbt das alte
Jahr, und das neue wird geboren. Tod und Wiedergeburt vereinen sich, um den Kreislauf des Lebens zu vollenden.

Der Winter war die Zeit der Verinnerlichung, die Zeit des Rück-
zugs aus dem oberflächlichen Leben hinab in die Tiefen des
Unbewußten, in das Reich der Götter und Dämonen – in das
Innere der Erde.

Die Laubbäume werfen ihre Blätter ab, schließen ihre Poren und
ziehen sich in ihre Wurzeln zurück. Die Winterschläfer legen
sich zur Ruhe, wie die Samenkörner der Pflanzen, die den Winter im Schutz der Erde verbringen. Der Winter war die Zeit des
Schlafens, die Zeit der Regeneration. Auch die Natur erholte

sich von den Strapazen des alten Jahres und sammelte Kräfte für das neue.

Der 21. März ist der Zeitpunkt, an welchem der Tag und die Nacht, das Licht und die Finsternis, das Bewußte und das Unbewußte gleich stark sind. Von nun an kehrt das Leben zurück. Der Monatsname »April« geht auf das lateinische »aperire« zurück, was »öffnen« bedeutet. Der April ist der Monat, in dem sich die nördliche Erdhalbkugel erneut dem Leben öffnet. Die Zugvögel kehren aus ihren Winterquartieren zurück, die Bäume öffnen ihre Poren und lassen ihre Lebenssäfte wieder nach oben steigen, wo sie ausschlagen und Blätter bilden, die Winterschläfer kommen aus ihren Höhlen, und die Samenkörner der Pflanzen dringen durch die Erdoberfläche an das Licht des Lebens. Es herrscht Aufbruchsstimmung. Die geballte Kraft, die sich über den Winter gesammelt hat, entlädt sich – explosionsartig und verschwenderisch.

Unseren Vorfahren war der 21. März ein Tag der Freude. Die heidnischen Germanen feierten zu dieser Zeit das Osterfest, an welchem das erste Thing des Jahres stattfand. Das Osterfeuer wurde entzündet, das Symbol für die zurückgekehrte Sonne und die wiedererwachte Natur. Während es brannte, führte man den Schwerttanz auf, durch welchen die jungen Männer in die Gemeinschaft der Krieger aufgenommen wurden.

»Ist endlich das Feuer heruntergebrannt, ziehen die Festteilnehmer mit einer Fackel vom Osterfeuer auf ihre Felder und gehen dreimal um ihr Land, legen an den Ecken Opfergaben für die Wachstumskräfte nieder, um so dem Land Fruchtbarkeit zu erwirken. Hier findet dann die Ackerkrönung statt, und es wird der altüberlieferte Ostarasegen gesprochen:

Ostara, Ostara, Erdenmutter.
Gönne diesem Acker
zu wachsen und werden,
blühen, Frucht bringen. Friede ihm!
Daß die Erde gefriedet sei
wie die heiligen (Götter!)
die im Himmel sind.[20]

Ostara ist die Göttin des strahlenden Morgens, des aufsteigenden Lichtes und des wiederkehrenden Frühlings. Ihre heiligen Tiere sind der Hase und das Osterkälbchen, ihre Lieblingsopfer sind Eier und Osterbrote, und ihr heiliger Baum ist die Birke, die als Baum des Frühlings die »Lebensrute« liefert. Auf Ostara geht der deutsche Name »Ostermonat« zurück. Sie ist die germanische Göttin des Aprils, die Fruchtbarkeitsgöttin der wiedererwachenden Natur.

In Anlehnung an die heidnische Tradition feiern die Christen ihre Feste. Der Sonntag Lätare, der vierte Sonntag in der Fastenzeit, wird als »Mitfasten« begangen. Er gilt den europäischen Christen als Frühlingsbeginn. An ihm findet das Todaustragen statt, bei dem eine Strohpuppe, die Tod und Winter symbolisiert, durchs Dorf getragen und anschließend verbrannt wird. In manchen Orten tritt an die Stelle der Strohpuppe ein Schneemann. Immer wieder wird an diesem Tag folgender Vers gesungen:

Ri Ra Ro,
de Summer, der is do!
De Summer un de Winter,
des sin Geschwisterkinder.
Ri Ra Ro,
de Summer, der is do!

Und dazwischen immer wieder auch:

Stabaus! Stabaus!
Dem Winter falle die Aage aus![21]

Während des Umzugs spielt die Musik, daß es durch das ganze
Dorf schallt. Die Menschen singen, tanzen und lachen und machen soviel Lärm wie nur möglich, um die Stille des Winters zu
vertreiben. Am Sommertagsstecken der Kinder thront die Bre-
zel, die die Sonne symbolisiert und dem Winter den Garaus
machen soll. An Ostern schließlich, dem Hauptfest der Christenheit, das am ersten Sonntag nach dem ersten Frühlingsvollmond
gefeiert wird und deshalb niemals auf den 21. März fallen kann,
kommt es auch im christlichen Bewußtsein zur Vereinigung von
Tod und Wiedergeburt. Jesus wurde am Karfreitag gekreuzigt
und in einer Höhle beerdigt. Am Ostersonntag stand er von den
Toten auf und erwachte zu neuem Leben. Wichtig ist hier die
Tatsache, daß Christus im Frühjahr nicht geboren, sondern wiedergeboren wurde, ebenso wie die Natur in dieser Zeit nicht
geboren, sondern wiedergeboren wird. Jesus symbolisiert die
Sonne, die den Sieg über den Winter und den Tod errungen hat,
das Leben, das immer ins Dasein erwacht, die Hoffnung auf ein
Leben nach dem Tod – Jesus symbolisiert die Wiedergeburt.
Nicht nur Jesus wird in dieser Zeit wiedergeboren. Als Teil der
Natur erfährt in diesen Tagen jeder Mensch das Mysterium der
Wiedergeburt. Der Krieg, den die Natur kämpft, ist der Krieg,
den auch die Menschen in dieser Zeit kämpfen. Im Winter ist
das Bewußtsein nach innen, auf die Wurzeln gerichtet und an
seinem Tiefpunkt angelangt. Die vorherrschenden Stimmungen
sind Melancholie, Trauer und Depression. Es beschäftigt sich
mit dem Tod und mit den Seelen längst verstorbener Ahnen, mit

Spiritualität und Mystik, Religion und Philosophie. Aus diesem Tief muß es einen Weg ans Licht finden, an die Oberfläche des Seins, einen Weg zu Heiterkeit und Frohsinn, Lebendigkeit und Optimismus – einen Weg zu den lebensbejahenden Kräften des Frühlings. Alles, was der Mensch in dieser Zeit unternimmt, sollte dieses Aufwärtsstreben unterstützen und dem Menschen einen Teil seiner explosiven Lebenskraft erringen und ihn stärken für seinen Kampf gegen die lebensverneinenden Kräfte des Winters.

Die Nahrung

Auf dem Speiseplan kommt es nach dem natürlichen Osterfest, am Ende der reinigenden Fastenkur, zu einem dramatischen Umschwung. Die eingelagerte Winterkost wird ersetzt durch frisch geerntete Frühlingspflanzen und Früchte, die den inneren Frühjahrsputz weiterhin unterstützen und die Schlackenstoffe aus den Geweben spülen. Bis auf den Spinat haben alle Nahrungsmittel einen yangisierenden Charakter. In diesen Tagen ist es ganz im Sinn der Natur und demnach auch im Sinn der Gesundheit, wenn wir fast ausschließlich yangisierende Nahrungsmittel zu uns nehmen. Sie geben uns die Kraft, die winterlichen Dämonen, die Depression und die Melancholie zu besiegen und die irdische Lebenslust zu erringen.

Die Nahrungsmittel des Monats und ihre energetische Wirkung			
Sie sollten in den Hintergrund treten		**Sie kommen hinzu**	
Birne	iii	Brennessel	a
Brokkoli	i	Eier	aaa
Chicorée	a	Gänseblümchen	?
Chinakohl	i	Huflattich	aa
Feldsalat	a	Keimlinge	aaa
Fenchel	i	Kopfsalat	a
Fisch		Kresse	a
Grünkohl	i	Löwenzahn	a
Haselnuß	iii	Radieschen	a
Honig	ii	Rettich	a
Karotte	aa	Rhabarber	?
Kartoffel	iiii	Spitzwegerich	?
Kohlrabi	i		
Lauch	a		
Rosenkohl	i		
Rote Bete	i		
Rotkohl	ii		
Schwarzwurzel	aa		
Sellerie	i		
Walnuß	ii		
Weißkohl	ii		
Wirsing	i		
Melasse	iii		

a:	yangisierend	i:	yinisierend
aa:	stark yangisierend	ii:	stark yinisierend
aaa:	sehr stark yangisierend	iii:	sehr stark yinisierend

Die Nahrungsmittel des Monats		
	energetische Wirkung	chemische Wirkung
Keimlinge		
Bockshornklee	aaa	b
Buchweizen	aaa	b
Kresse	aaa	b
Leinsamen	aaa	b
Radieschen	aaa	b
Rettich	aaa	b
Weizen	aaa	b
Salat		
Brennessel	a	b
Gänseblümchen	?	b
Huflattich	aa	b
Kopfsalat	a	b
Kresse	a	b
Löwenzahn	a	b
Pflücksalat	a	b
Wegerich	?	b
Gemüse		
Brennessel	a	b
Huflattich	aa	b
Rhabarber	?	b
Wegerich	?	b
Wurzel- und Knollengemüse		
Radieschen	a	b
Rettich	a	b
Ei	aaa	s
Obst		
Apfel	aa	b
Wie das ganze Jahr		
Getreide		

Knoblauch	a	b
Meerrettich	a	b
Milch	i	b
Milchprodukte		
Spinat	i	b
Zwiebel	a	b

a:	yangisierend	Die Stärkegrade gelten nur
aa:	stark yangisierend	innerhalb der drei großen Gruppen
aaa:	sehr stark yangisierend	Gemüse, Früchte und tierische
i:	yinisierend	Produkte. Im allgemeinen
ii:	stark yinisierend	sind tierische Produkte mehr
iii:	sehr stark yinisierend	yang als pflanzliche und Früchte
s:	sauer	mehr yin als Gemüse.
b:	basisch	

Für die Frühjahrsreinigung können im März und im April folgende Kräuter gesammelt werden:

Birkenknospen	Schöllkraut
Birkenblätter	Schwertlilienwurzel
Benediktenwurzel	Spitzwegerich
Escheblätter	Tannenzapfen
Fenchel-Blattstiele	Tannennadeln
Hauhechelwurzel	Taubnesseln
Holunderblätter	Teufelsabbiß-Wurzeln
Quecke-Wurzeln	Wiesengeißbart
Schlehdornblätter	

Für die Reinigung der Atemwege können im März und im April folgende Kräuter gesammelt werden:

Aronstabwurzel	Schlüsselblume
Eibischwurzeln	Schwertlilienwurzeln

Huflattichblüten   Sternmiere
Kieferntriebe   Tannenzapfen
Lungenkrautblüten   Tannennadeln
Lungenkraut-Kraut   Thymian
Roßkastanienrinde

Der Mai
Wonnemonat, Solmonat, Sonnenmond

Der Wonnemonat Mai ist der Monat der Liebe und der Hoffnung. Bei den Griechen war er Aphrodite geweiht, bei den Römern Venus und bei den Germanen Freya. Die Aggressivität des Aufbegehrens, die im März und im April dominierte, weicht zurück, Wachstum und Entfaltung treten an ihre Stelle. Odin, der Schöpfergott des Lichtes und der Lebenskraft, der Gott des Himmels, vereinigt sich im Mai mit der Erdgöttin Frigg und befruchtet sie. Überall beginnt es zu grünen und zu wachsen, zu singen und zu summen. Das Leben erwacht endgültig aus dem Winterschlaf und repräsentiert sich in seiner saftigsten Fülle – in Zuversicht und Stärke.

Die letzten neun Nächte vor dem Mai sind die Walpurgisnächte. Die heilige Walburga jagt in dieser Zeit auf einem weißen Roß durch die Lüfte. Sie wird verfolgt von den letzten bösen Mächten des Winters, die noch einmal gegen das Licht ankämpfen:

> Die heilige Frau ist diese neun Nächte
> stets auf der Flucht vor dem Geistergeschlechte.
> Viel wilde Gespenster sind hinter ihr her,
> die drohn ihr Gewalt und schrecken sie sehr.
> Von Dorf zu Dorf muß die Ärmste laufen,
> hört immerzu etwas hinter sich schnaufen.
> Die Heilige ringt die schneeweißen Hände:
> Wenn ich doch ein offenes Fensterchen fände!
> Sie hat es erspäht hinter blühenden Hecken,
> sie atmet erlöst und darf sich verstecken.

Ein Kreuz ist am Fenster, und dieses muß siegen,
Walpurgis darf sich ans Fensterkreuz schmiegen.
Vorüber klirren die eisernen Reiter,
schon jagen die wilden Gespenster weiter.
Die Heilige spricht in die wachsende Stille:
Mein Herr und Heiland, es war dein Wille!
Behüte dies Haus für ewige Zeiten
vor Feuersnöten und Fährlichkeiten!
So spricht die heilige Frau ihren Segen.
Die Leut sollen am nächsten Morgen
wissen, wer sich im Haus verborgen,
und immer ein treues Gedenken bewahren
der heiligen Frau mit goldblonden Haaren.[22]

Am 1. Mai ist Walburga den bösen Mächten der Finsternis entronnen. In der neunten Walpurgisnacht versammeln sich die Hexen zum letztenmal auf dem Blocksberg, um sich danach in die Unterwelt zurückzuziehen. Das Licht hat gesiegt, und der Frühling kann nun mit all seiner Segensfülle ins Land einziehen. Am Vorabend des ersten Mai ziehen die jungen Frauen des Dorfes zu dem in der Nähe gelegenen »Blocksberg«, um das Maifeuer zu entzünden – das Symbol der Wärme, der Liebe und des Lebens –, mit dessen Hilfe die Hexen endgültig vertrieben werden sollen. Sie rufen die Liebesgöttin an, bringen ihr Opfer dar und beten für den Einzug des langersehnten Sommers. Kurz nach Mitternacht geht ein vom Dorf Auserwählter in den Wald, um den Maibaum zu schlagen, der noch vor Tagesanbruch auf dem Dorfplatz errichtet werden soll. »Die Absicht des Maibaums ist, Haus und Hof der Menschen und diese selbst durch die unmittelbare Berührung mit den Sprößlingen der neuerwachten Frühlingskraft ebenfalls mit neuer Lebensfülle und Stärke zu sättigen, dagegen alles Böse und Lebensfeindliche zu verscheuchen.«[23]

Nicht nur der Maibaum repräsentiert die neuerwachten Lebensgeister. Das ganze Dorf zieht am 1. Mai durch Feld und Flur, um Zweige, Büsche und kleine Bäumchen zu sammeln, die vor den Ställen und Häusern errichtet werden. Das Einholen dieser wiederbelebenden Maienkraft nennt man »den Mai suchen«. An diesem Tag ziehen die Menschen aus, den Mai heimzuholen – heim in ihr Dorf, in ihr Haus und letztendlich in ihr Bewußtsein, das noch immer vom Schatten der Frühjahrskämpfe gezeichnet ist.

In Rom wurden in der Zeit vom 28. April bis zum 3. Mai die Floralien gefeiert – ein erotisch-orgiastischer Fruchtbarkeitskult zu Ehren der Flora, der Göttin der Blüte. In diesem Fest identifizierte sich das menschliche Bewußtsein vollends mit der ausgelassenen, wollüstigen Fruchtbarkeitsstimmung der Natur. Ein Phallus wurde an diesem Tag geehrt und durch die ganze Stadt getragen – unter einem Baldachin, der von vier halbnackten Frauen gehalten wurde. Das Volk tanzte und trank, schrie und jubelte und ergab sich dem zügellosen Rausch der Sinnenlust. Es war das Fest der Flora, die auch die Hurengöttin genannt wurde.

Die Germanen begingen in dieser Zeit die Nerthus-Umfahrt zu Ehren der fruchtbringenden Göttin Nerthus. Ein Abbild dieser Göttin wurde auf einem Wagen über Land und Feld gezogen. Man glaubte, daß die Fruchtbarkeit der Nerthus in dem Götterbild wohne und sich von hier aus auf die Äcker übertrüge. Tacitus schreibt darüber in der »Germania«: »Es gibt auf einer Insel des Weltmeeres einen heiligen Hain, und dort steht ein geweihter Wagen, mit Tüchern bedeckt; einzig der Priester darf ihn berühren. Er bemerkt das Eintreffen der Göttin im Allerheiligsten; er geleitet sie in tiefer Ehrfurcht, wenn sie auf ihrem mit Kühen bespannten Wagen dahinfährt. Dann folgen frohe Tage; festlich geschmückt sind alle Orte, denen die Göttin die Huld ihrer Ankunft und Rast gewährt. Man zieht nicht in den Krieg, man greift nicht zu den Waffen; verschlossen ist alles Eisen. Dann kennt, dann liebt man nur Ruhe und Frieden, bis die Göttin, des Umgangs müde, vom gleichen Priester ihrem Heiligtum zurückgegeben wird.«[24]

Interessant ist, daß der 1. Mai der vierzigste Tag nach dem natürlichen Osterfest ist. Vierzig Tage nach Ostern ist Christi Himmelfahrt, der Tag, an dem Jesus zum Himmel auffährt und seine Auferstehung vollendet. So gesehen ist der 1. Mai der Termin, an dem sich die Hexen in die Unterwelt zurückziehen und Jesus in die Oberwelt kommt, die »Mittelwelt«, die Welt der Menschen, die Natur der Erde, in den Vordergrund des Bewußtseins wächst – die Fruchtbarkeit des Seins.

Zehn Tage nach Christi Himmelfahrt, also fünfzig Tage nach Ostern, ist Pfingsten. Vom natürlichen Osterfest aus gerechnet ist der fünfzigste Tag nach Ostern der 11. Mai, der erste Tag der »Drei Eisheiligen«. Das ist der Tag, an dem der Winter das allerletztemal ins Bewußtsein der Menschen drängt und gegen den Sommer aufbegehrt. Genau an diesem Tag ist das natürliche Pfingstfest, das Fest der Ausgießung des Heiligen Geistes über die zwölf Apostel und damit sinnbildlich über die ganze Menschheit und über die ganze Natur. An diesem Tag werden die finsteren Gesellen endgültig von der Erdoberfläche verbannt und in das Reich des Todes, in die tiefsten Winkel des Unbewußten zurückgedrängt. Die Fruchtbarkeit hat gesiegt – unaufhaltsam strebt sie ihrer orgiastischen Entfaltung entgegen.

Auch Pfingsten ist noch einmal ein Fest der Ausgelassenheit. Was die Kirche über den damit einhergehenden Volksbrauch dachte, können wir in einem an das Reichskammergericht gerichteten Brief aus dem Jahre 1592 nachlesen: »Das sich an dem heiligen pfingsttag alle weidbuben zusammen samblen, sich vor und under der predig anfenglich vol und toll trinken, sackpfeifen und andere spiel üben und in summa uff solchen tag ihnen ein solche licenz zugelassen werden, wie bei den heiden an den saturnalibus den leibeigenen gestattet wirdt, alles was sie gelustet onverhindert ihrer herren anzufangen und zu treiben, hernach nach der predig unter ihnen durch sonderlich dazu deputirte electores einen könig wählen, den zur schwem oder pferdsweiden führen, von dem gaul ins wasser hinabwerfen und taufen durch zween, welche sie paten des königs nennen, alles zu spott des heiligen sacraments der tauf ...«[25]

An den »Drei Eisheiligen«, dem natürlichen Pfingstfesttermin, werden die finsteren Mächte des Winters endgültig besiegt und in die Unterwelt zurückgedrängt. Der Sommer, die Zeit der Sonne und des Lichts, der Wärme und der Liebe, rückt in greifbare Nähe. Nichts kann sich mehr seinem Sieg entgegenstellen und die Natur gefährden. Aus dem Schattenreich des Bewußtseins sind wir emporgestiegen ans Licht des Lebens. Die Freude am Dasein, die Lust am Leben kann sich nun endgültig entfalten – ungezügelt und hemmungslos – und ihrem Höhepunkt entgegenstreben.

Das energetische Grundmuster dieses Monats ist hauptsächlich von Wachstum geprägt. Die Lebenskraft, die Fruchtbarkeit, die den im April durch die Erdoberfläche gestoßenen Keimlingen innewohnt, kann sich entfalten und gen Himmel wachsen – der Sonne entgegen. Der Stier, der in der Astrologie dem Mai zugeordnet ist, symbolisiert diese unzähmbare, wild sich ausbreitende Fruchtbarkeit, diesen unbändigen Drang nach Wachstum und Erfüllung. In der Nerthus-Umfahrt der Germanen war es eine Kuh, die den Wagen der Fruchtbarkeit durch das Land zog. Aus ihr wurde später der Pfingstochse der Christen, der mit reichen Bändern geschmückt durch das Dorf geführt und anschließend geschlachtet wurde. Er ist das Sinnbild dieses Monats – die fleischgewordene Maienkraft.

Die Nahrung

Die Nahrung ist in etwa dieselbe wie im April. Der maßgebliche Unterschied ist der, daß im April hauptsächlich die jungen Keimlinge, die eben erst durch die Erde gestoßen waren, verwendet wurden. Im Mai dagegen benötigen wir nicht mehr die Kraft des Durchstoßens. Jetzt sollten die Keimlinge älter sein und uns die Kraft der Entfaltung, die Kraft des aufwärtsstrebenden Wachstums übermitteln. Auch Gräser können zubereitet werden, die schon einige Wochen alt sind.

Das Sinnbild der Maienkraft ist der Stier. Wie kaum ein anderes Nahrungsmittel gibt er uns die Energien, die wir benötigen, um uns in das energetische Grundmuster dieser Tage zu integrieren. Aus diesem Grund sollte in den Maitagen Rindfleisch, besser noch Stierfleisch, des öfteren auf den Tisch kommen.

Nach wie vor weist die Nahrung einen starken Yang-Überschuß auf, der nur durch Spinat und den frisch hinzugekommenen Spargel gemildert wird.

Die Nahrungsmittel des Monats und ihre energetische Wirkung			
Sie sollten in den Hintergrund treten		**Sie kommen hinzu**	
Apfel	aa	Spargel	iii
		Rindfleisch	aa

a: yangisierend
aa: stark yangisierend
aaa: sehr stark yangisierend

i: yinisierend
ii: stark yinisierend
iii: sehr stark yinisierend

Die Nahrungsmittel des Monats		
	energetische Wirkung	**chemische Wirkung**
Keimlinge		
Bockshornklee	aa	b
Buchweizen	aa	b
Kresse	aa	b
Leinsamen	aa	b
Radieschen	aa	b
Rettich	aa	b
Weizen	aa	b
Salat		
Brennessel	a	b
Gänseblümchen	?	b
Huflattich	aa	b
Kopfsalat	a	b
Kresse	a	b
Löwenzahn	a	b
Pflücksalat	a	b
Wegerich	?	b
Gemüse		
Spargel	iii	b
Brennessel	a	b

Huflattich	aa	b
Wegerich	?	b
Rhabarber	?	b
Wurzel- und Knollengemüse		
Radieschen	a	b
Rettich	a	b
Fleisch		
Rindfleisch	aa	s
Ei	aaa	s
Wie das ganze Jahr		
Getreide		
Knoblauch	a	b
Meerrettich	a	b
Milch	i	b
Milchprodukte		
Spinat	i	b
Zwiebel	a	b

a:	yangisierend	Die Stärkegrade gelten nur
aa:	stark yangisierend	innerhalb der drei großen Gruppen
aaa:	sehr stark yangisierend	Gemüse, Früchte und tierische
i:	yinisierend	Produkte. Im allgemeinen
ii:	stark yinisierend	sind tierische Produkte mehr
iii:	sehr stark yinisierend	yang als pflanzliche und Früchte
s:	sauer	mehr yin als Gemüse.
b:	basisch	

Für die Frühjahrsreinigung können im Mai folgende Kräuter gesammelt werden:

Brunnenkresse	Schöllkraut
Ehrenpreis	Spitzwegerich
Eschenblätter	Tannenzapfen
Eschenrinde	Tannennadeln

Holunderblätter   Teufelsabbiß-Kraut
Labkraut   Wiesengeißbart
Pfefferminze   Wermut
Schafgarbe   Waldmeister
Schlehdornblätter

Für die Reinigung der Atemwege können im Mai folgende
Kräuter gesammelt werden:

Kamille   Roßkastanienblüten
Kieferntriebe   Schlüsselblume
Kreuzblume   Schwertlilienblüte
Lungenkraut-Blüte   Seifenkrautwurzel
Lungenkraut-Kraut   Sternmiere
Ochsenzunge   Tannennadeln
Pfefferminze   Thymian

Juni
Brachmonat, Sommermonat, Rosenmonat, Hungermuun

Der Juni ist der letzte der drei Frühlingsmonate. Er ist benannt nach Juno, der altitalischen Göttin, die mit Jupiter und Minerva die kapitolinische Trias bildet, die Dreiheit der bedeutendsten römischen Götter. Juno ist die Gemahlin des Jupiter. Sie ist die Göttin der Frauen und die Beschützerin der Ehe. Sie bringt Heil über das Zusammenwirken von Mann und Frau.

Der Juni ist dadurch gekennzeichnet, daß sich viele Pflanzen in ihrer Geschlechtlichkeit zeigen. Die Knospen platzen auf, und die Blüten treten hervor – die blühende Geschlechtlichkeit. Die Staub- und Fruchtblätter zeigen sich, die männlichen Pollenkörner und die weiblichen Samenanlagen. Die Natur teilt sich in zwei Gruppen, in zwei Gegensätze, die sich gegenseitig bedingen, in zwei Hälften, die nur gemeinsam die Ganzheit ergeben – in Mann und Frau, in Yin und Yang.

Auf der mythologischen Ebene spiegelt sich diese Erscheinung der Verbundenheit der Gegensätze oftmals im Bild der Zwillinge wider, die auch das Sternzeichen des Juni sind. Ein bekanntes Beispiel aus der griechischen Mythologie sind die Dioskuren Castor und Pollux. Pollux war göttlicher Herkunft und unsterblich. Er war willensstark und sensibel. Castor dagegen war irdischer Abstammung und sterblich. Über ihn sagt man, daß er heißblütig und temperamentvoll, aber auch ängstlich gewesen sei. Gemeinsam gingen sie auf Brautfang und raubten Hilaira und Phoibe, die Töchter des Leukippos. Ihre Verlobten Lynkeus und Idas, ebenfalls ein Zwillingspaar voller Gegensätze, bemerkten den Raub. Es kam zu einem Kampf, bei dem Castor getötet wurde. In tiefer Trauer um seinen Zwillingsbruder rief Pollux Zeus an, damit dieser auch ihm den Tod schicke, damit er die Qualen des Getrenntseins nicht durchleben müsse. Mit seinem Gegensatz starb für Pollux der Sinn des Lebens.

Zeus zeigte Verständnis. Er bot ihm an, entweder alleine bei ihm im Himmel oder aber gemeinsam mit Castor sechs Monate des Jahres unter der Erde und sechs Monate im Olymp zu leben. Pollux entschied sich für letzteres, und seither wohnen sie gemeinsam sechs Monate des Jahres im Olymp und sechs Monate in der Unterwelt, im Reich des Hades.

In der germanischen Mythologie heißen die beiden Zwillingsbrüder Balder und Hödur. Balder ist der beste unter den Göttern. Er ist der Urheber alles Schönen und Guten. Er selbst ist so anmutig und schön, daß ihn stets Licht umstrahlt. Er ist der Gott des Lichts und der Sonne. Hödur dagegen ist der Gott der Dunkelheit. Er selbst ist blind, so daß ihn stets die Nacht umhüllt.

Es trug sich zu, daß Balder von schweren Träumen heimgesucht wurde, die ihn um sein Leben fürchten ließen. Als er die Träume den anderen Göttern erzählte, waren diese sehr besorgt um ihn. Frigg, die Erdgöttin, machte sich auf, allen existierenden Wesen – dem Feuer und dem Wasser, den Steinen und dem Eisen, den Pflanzen und den Tieren, den Krankheiten und den Giften – einen Schwur abzuverlangen, ihrem geliebten Balder nicht zu schaden. Der ganzen Erde wurde dieser Eid abverlangt, mit Ausnahme eines kleinen Mistelzweiges am Eingang zu Walhalla, der noch zu jung war, einen Schwur abzulegen.

Die Götter atmeten auf. Sie feierten ein Fest, ein Thing, bei welchem sie sich aus Übermut um Balder scharten, mit Pfeilen auf ihn schossen und mit Schwertern auf ihn einschlugen. Nichts konnte ihrem Freund Balder einen Schaden zufügen oder ihn

gar töten. Ihre Freude stieg ins Unermeßliche, und die Träume
schienen sich nicht zu bewahrheiten.

Loki, der germanische Luzifer, der sich vor allem durch List und
Schlauheit, aber auch durch Schadenfreude und Boshaftigkeit
auszeichnet, konnte an diesem Treiben keine Freude finden. Er
ging vor das Tor, nahm den Mistelzweig und brachte ihn dem
blinden Hödur, der bislang noch nicht auf Balder geschossen
hatte. »Willst du nicht auch auf deinen Bruder schießen, um ihm
die Ehre zu erweisen?« Hödur nahm den dargereichten Mistelzweig und schoß ihn ab. Balder wurde vom Pfeil durchbohrt und
sank tot zur Erde.

Balders Leichenfeier

Bei Balders Wunderbarke,
Dem besten Schiff am Himmel,
Dem besten Schiff auf Erden,
Bestimmt zum Leichenfeuer,
Erschienen nun die Götter
In ihrer tiefsten Trauer.
Zur Hela war gegangen
Die gute Seele Balders;
Und Nanna, Balders Gattin,
War auch vor Schmerz verblichen,
Die schönen Formen wollte
Man nun den Flammen geben.
Schon lagen beider Hüllen
Im gluthenschwangern Schiffe
Auf hohem Scheiterhaufen.
Es trauerte der Himmel,
Es trauerte die Erde,

Es bebte bang der Abgrund.
Die Welten-Pfeiler wankten,
Die Wolken weinten traurig,
Zum Jammer-Schmerz der Asen.
Im stummen Trauerkreise
Hielt Heimdall still und trübe
Auf zügellosem Rosse,
Und Frei mit seinem Eber,
Die Muth und Kraft verloren.
Zu lenken säumte Freia
Den goldnen Götterwagen.
Die eisigen Rymthursen,
Die Jöten, Zwerg' und Trollen
Und Götter weinten schluchzend,
Es weinten die Walkyren
Wie Kinder um den Guten –
Es weinte Mutter Frigga.
Da trat der hohe Odin,
Die stumme Feier endend,
In thränenlosem Schmerze
An seines Sohnes Leiche.
Hin gab er seinen goldnen Ring,
Das wunderbare Kleinod.
»Von ihm entträufeln ewig
In jeder Nacht der neunten,
Acht gleich gewogne Ringe
Hinab in Helas Wohnung,
Hinab zum guten Balder
Als unsers Bundes Zeugen.
Dies werd' uns eine Sprache,
Dies sey das Zauberzeichen,

Dass Odin seines Sohnes
In Ewigkeit gedenkt.«
So wollt's der Himmels-König.
So knüpft er's in die Runen
und sprach's zu ew'ger Dauer.
Nun weiht' auch Thor, der Hohe,
Des Bruders Todtenfeier:
Er schwang den Donnerhammer
Und plötzlich flammte Ringborn
Das beste Schiff im Himmel,
Das beste Schiff auf Erden.
Noch saß das Zwerglein Litur
Leidlos am Leichenufer;
Den schleuderte im Zorne
Der starke Thor ins Feuer
Drum frißt, wie diesen Litur,
Noch jetzt, zu Balders Denkmal,
Das Feuer jede Farbe,
Die einen Brennstoff schmücket.
So war's von Thor beschlossen.
Aus dem betrübten Kreise
Kam noch gesenkten Hauptes
und Gram in Blick und Gange,
Das edle Roß von Balder
Und trat ans Flammenufer,
In höchster Wehmut sagend:
Was nützt mir mein Daseyn,
Nun Balder uns verlassen?
Ich sterb', um ihm zu folgen;
Dem Gott der Herzensgüte
Will ich auch todt noch dienen –

119

Mit kühnem Wundersprunge
Verschwand es in der Flamme
Und folgte seinem Balder.[26]

Balder, der Gott der Sonne, stirbt am 21. Juni. Ihm und der
Sonne zu Ehren wird das Mittsommerfest, die Sommersonnenwende gefeiert. Am Vorabend wird auf einem Berg das Sonnen-
wendfeuer entzündet – Balders Scheiterhaufen. Von hier aus
werden brennende Räder ins Tal hinabgerollt und glühende
Holzscheiben durch die Luft geschlagen – sie symbolisieren den
Niedergang der Sonne und die von nun an immer kürzer werdenden Tage. Obwohl dieses Fest einen traurigen Anlaß hat, war
es eines der größten und ausgelassensten Feste unserer Vorfahren. Die Christen brandmarkten die Sonnenverehrung als Göt-
zendienst und bestraften sie. Das Brauchtum jedoch, das sich
um sie gebildet hatte, das Entzünden des Feuers, das Scheiben-
schlagen, das Feuerrad und die Feuertänze, integrierten sie in
ihr Johannisfest, welches sie am 24. Juni feiern. Nun ist nicht
mehr die Sonne der Anlaß für die Festlichkeiten, sondern Johannes der Täufer, der angeblich genau sechs Monate nach Jesus
geboren wurde und diesem ein treuer Freund war.
Ein Brauch, der sehr wahrscheinlich erst im elften oder zwölften
Jahrhundert im Christentum Einzug hielt, der aber untrüglich
auf die germanische Frühzeit zurückgeht, ist das Minnetrinken.
Die Christen nennen es die Johannisminne, bei welcher sie dem
heiligen Johannes einen Gedenk- und Abschiedstrunk darbringen. Den Germanen war es der Trunk, mit welchem sie des
Höhepunktes der Sonne gedachten und Abschied von ihr nahmen.
Das energetische Grundmuster des Juni ist aber nicht hauptsächlich durch Abschied oder Trauer, Wehklagen oder Schwermut

gekennzeichnet. Die Sonne strebt im Juni ihrem nördlichsten Punkt entgegen. Die Tage werden immer länger, das Licht wird immer heller, und die Energie, die auf die Menschen, auf die Tiere und Pflanzen, auf die ganze nördliche Erdhalbkugel niedergeht, wird immer gewaltiger. Das energetische Grundmuster des Juni ist charakterisiert von der ansteigenden Ansammlung von Lebensenergie.

Die Grundlage einer jeden Energie ist Spannung. Die Spannung wiederum basiert auf der Polarität von Gegensätzen. So kann zum Beispiel nur dann Energie in Form von Strom entstehen, wenn es einen positiven und einen negativen Pol gibt, zwischen welchen eine Spannung herrscht. Wäre diese Spannung gleich null, könnte kein Strom fließen und somit keine Energie entstehen. In der chinesischen Philosophie nennt man diese beiden Pole »Yin« und »Yang«. Sämtliche Gegensatzpaare können diesem Prinzip zugeordnet werden. Die positive Ladung entspricht dem »Yang« und die negative dem »Yin«. Der Grundgedanke dieser Philosophie ist der, daß nur dort, wo Gegensätze bestehen, Energie und somit Leben entstehen kann. Wir benötigen Licht und Schatten, Tag und Nacht, Gut und Böse zum Leben ebenso wie die Luft zum Atmen. Diese Gegensätze sind Zwillingsbrüder – sie gehören zusammen wie Castor und Pollux. Wird einer von ihnen zerstört, verliert das Leben des anderen seinen Sinn, seinen innersten Antrieb.

In der Natur zeigt sich im Juni die geballte Lebensenergie in der Dualität der aufblühenden Geschlechtlichkeit. Männliches und Weibliches, Pollenkörner und Samenanlagen bilden sich aus, um gemeinsam die größtmögliche Spannung aufzubauen – die energetische Grundlage des zukünftigen Lebens.

Die Nahrung

Auf Sylt heißt der Juni auch »Hungermuun« – ein deutlicher Hinweis auf die Lebensmittelknappheit dieser Tage. Die Keimlinge und Gräser sind emporgewachsen. Sie stehen nicht mehr für die menschliche Ernährung zur Verfügung. Keimlinge, die in der letzten Maiwoche gesät wurden und die sich im Juni entfalten, können zwar nach wie vor gegessen werden, sollten jedoch in den Hintergrund treten, da sie ein anderes energetisches Grundmuster aufweisen als der Juni. Sie haben jetzt keinen integrativen Charakter mehr.

Erdbeeren und Süßkirschen können im Juni gepflückt werden. Um das Nahrungsmittelloch zu stopfen, sollten sie des öfteren bemüht werden. Eine Erdbeer- oder Süßkirschenkur über mehrere Tage hinweg wirkt wahre Wunder. Rind- bzw. Stierfleisch sollte nach wie vor aufgetischt werden. Der Stier ist das fleischgewordene Sinnbild der geballten Lebensenergie und der aufblühenden Geschlechtlichkeit – genau das Richtige bis zur Sommersonnenwende.

Der energetische Charakter der Natur ist auch weiterhin überwiegend Yang.

Die Nahrungsmittel des Monats und ihre energetische Wirkung			
Sie sollten in den Hintergrund treten		Sie kommen hinzu	
Keimlinge	aaa	Erdbeere	a
		Süßkirsche	aa

a: yangisierend   i: yinisierend
aa: stark yangisierend   ii: stark yinisierend
aaa: sehr stark yangisierend   iii: sehr stark yinisierend

Die Nahrungsmittel des Monats	energetische Wirkung	chemische Wirkung
Salat		
Brennessel	a	b
Gänseblümchen	?	b
Huflattich	aa	b
Kopfsalat	a	b
Kresse	a	b
Löwenzahn	a	b
Pflücksalat	a	b
Wegerich	?	b
Gemüse		
Spargel	iii	s
Brennessel	a	b
Huflattich	aa	b
Wegerich	?	b
Rhabarber	?	b
Wurzel- und Knollengemüse		
Radieschen	a	b
Rettich	a	b
Obst		
Erdbeere	a	b
Süßkirsche	aa	b
Fleisch		
Rindfleisch	aa	s
Ei	aaa	s
Wie das ganze Jahr		
Getreide		
Knoblauch	a	b
Meerrettich	a	b
Milch	i	b
Milchprodukte		

Spinat	i	b
Zwiebel	a	b

a:	yangisierend	Die Stärkegrade gelten nur
aa:	stark yangisierend	innerhalb der drei großen Gruppen
aaa:	sehr stark yangisierend	Gemüse, Früchte und tierische
i:	yinisierend	Produkte. Im allgemeinen
ii:	stark yinisierend	sind tierische Produkte mehr
iii:	sehr stark yinisierend	yang als pflanzliche und Früchte
s:	sauer	mehr yin als Gemüse.
b:	basisch	

Für die Frühjahrsreinigung können im Juni folgende Kräuter gesammelt werden:

Brunnenkresse	Schafgarbe
Ehrenpreis	Taubnesseln
Eschenrinde	Teufelsabbiß-Kraut
Holunderblätter	Wiesengeißbart
Labkraut	Wermut
Pfefferminze	Waldmeister

Für die Reinigung der Atemwege können im Juni folgende Kräuter gesammelt werden:

Eibischblüte	Schwertlilienblüten
Kamille	Seifenkrautwurzeln
Kreuzblume	Sternmiere
Lungenkraut-Kraut	Thymian
Ochsenzunge	

Juli
Heumonat, Wärmemonat

Der Juli, genauer gesagt die Sommersonnenwende, markiert eine entscheidende Wende im Jahreslauf. Die Wintermonate waren durch ihren Yin-Überschuß charakterisiert. Passivität, Zurückgezogenheit, Melancholie, Trauer, Kälte und Dunkelheit waren nur einige Merkmale, die auf den Yin-Charakter dieser Jahreszeit hinwiesen. Im Frühjahr dann strebten die Frühjahrsgeister von unten nach oben, von den Wurzeln zu den Ästen, aus dem Niedergedrücktsein in das Hochgefühl – von Yin nach Yang. Die Sonne wanderte wieder von unten nach oben, von Süden nach Norden und brachte vermehrt Lebensenergie mit sich. Die Pflanzen nahmen diese Lebensenergie in sich auf und verwandelten sie in irdisches Leben – in Wachstum und Farbenpracht. Immer noch war die nördliche Erdhalbkugel im Frühling vom Yin-Charakter geprägt. Immer noch nahm sie die kosmische Energie in sich auf – immer noch war sie passiv und empfangend.

Zur Sommersonnenwende schließlich schlägt die Passivität in Aktivität um – wird das Yin zu Yang. Die Energien, die sich den ganzen Frühling über in den Organismen angesammelt haben, platzen nun hervor. Obwohl die Sonne wieder nach Süden zieht und die Tage kürzer werden, steigt die Temperatur weiterhin an. Die Erde und die Meere geben ihre Sonnenenergie, die sie bis dato angesammelt haben, an ihre Umwelt ab und erwärmen sie. Es ist keine kosmische Strahlungswärme mehr, die der kalten Nacht weichen muß. Es ist irdische Wärme. Die Erde ist aufgeladen und voller Energie, und auch in den Nächten herrschen jetzt milde Temperaturen. Die nördliche Erdhalbkugel ist angefüllt mit Lebensenergie. Die Passivität ist hinweggespült. Aktivität und Tatendrang, Extraversion und Bewegung sind die bestimmenden Größen der nun anbrechenden Zeit.

Der Juli ist der Monat der Befruchtung. Die Dualität, die Geschlechtlichkeit, die sich im Juni entfaltet hat, strebt nun der Vereinigung entgegen. Es ist die Zeit der natürlichen Orgasmen, die Zeit des explosionsartigen Hervorbrechens der angesammelten Lebensenergien. Die männlichen Blüten suchen die weiblichen, um den Akt der Fortpflanzung zu vollziehen. Sie senden ihre Pollenkörner aus – millionenfach – in der Hoffnung, daß wenigstens ein geringer Bruchteil sein Ziel erreicht. Die weiblichen Blüten öffnen sich und strecken ihre Blütenblätter den männlichen Pollen entgegen. Sie sind weit und offen, bereit, ihre Samenanlagen der Befruchtung zu übergeben und das Mysterium der Fortpflanzung zu erfüllen. Im Gegensatz zum Mai, wo die Erde vom Himmel befruchtet wurde, ist es nun die Erde selbst, die sich befruchtet. In ihrer passiven Phase hat sie die Yang-Kräfte des Himmels so lange absorbiert und in irdische Größen transformiert, bis sie schließlich selbst den Yang-Charakter angenommen hat und sich die beiden Größen nun gleichwertig gegenüberstehen, um die Vereinigung, die Befruchtung und die Fortpflanzung gemeinsam zu erfüllen.

In der Astrologie legt man besonderen Wert auf die Yin-Aspekte dieser Zeit. Die Sonne hat ihren Höhepunkt erreicht und zieht sich von nun an wieder in die südlichen Gefilde zurück. Übertragen auf die Erde bedeutet dies, daß auch die Natur den Rückzug antritt und sich vermehrt auf die inneren Werte (auf die heranreifende Frucht?) konzentriert. Das Sternzeichen dieser Zeit ist der Krebs. Der Krebs ist ein Krustentier, das in einem schützenden Panzer wohnt und sich bei Gefahr in seine unterirdische Höhle zurückzieht. Der Regent dieses Sternzeichens ist der Mond, der das kosmische Sinnbild für Passivität und Empfängnis schlechthin ist. Er repräsentiert die Seelentiefe, die Welt der Vorstellung und des Traumes – den Rückzug aus der taggewordenen Wirklichkeit.

Den Yin-Aspekt dieser Tage gilt es sehr wohl zu berücksichtigen. Dennoch ist es nur ein relativer Rückzug ins Yin am Höhepunkt des Yang, der an dieser Stelle nicht überbewertet werden sollte. Das energetische Grundmuster des Juli steht unter dem Zeichen der Befruchtung – und Befruchtung ist der natürliche Ausdruck der Gleichwertigkeit von Mann und Frau, von Yin und Yang. Im Sinne der Natur sind beide Geschlechter ebenbürtig, und beide sind sie für das zukünftige Leben auf der Erde unerläßlich.

Die Nahrung

In den Nahrungsmitteln schlägt sich die Sommersonnenwende ebenso nieder wie in der restlichen Natur. Waren es bislang überwiegend Yang-Nahrungsmittel, die auf dem natürlichen Speiseplan standen, so herrscht im Juli ein ausgewogenes Speisenangebot vor. Der Mensch ist in diesen Tagen wie die Natur an seinem Yang-Maximum angelangt. Würde er weiterhin nur Yang-Nahrungsmittel zu sich nehmen und sich immer weiter yangisieren, käme dies einer Überversorgung mit Energie gleich. Seine Sicherungen würden durchbrennen, und sein energetischer Fluß würde stagnieren. Eine Krankheit wäre unausweichlich die Folge.

Im Volksglauben nennt man die Zeit, die mit dem Frühaufgang des Hundssterns beginnt und mit dem Frühaufgang des Arcturus endet, die Hundstage. Gewöhnlich dauern sie vom 23. Juli bis zum 23. August. Schon bei den Griechen und Römern galten diese Tage als sehr gefährlich für die Gesundheit. Um den Risiken der Hundstage nicht zu erliegen, empfiehlt der Volksmund unter anderem, daß man sich vor hitziger Speise und hitzigem Trank in acht nehmen sollte. Übertragen auf die Prinzipien von Yin und Yang bedeutet dies, daß man einen Yang-Überschuß in der Nahrung vermeiden und den Ausgleich beider Größen anstreben soll.

Die Keimlinge, die bei der Frühjahrskur so wertvoll waren, sollten in der nun folgenden Zeit auf ein Minimum reduziert oder besser noch ganz vom Speiseplan gestrichen werden. Ihre aufwärtsstrebende, sehr stark yangisierende Kraft gilt es jetzt mit Vorsicht zu genießen. Es kann sehr leicht geschehen, daß ein Mensch mit ihrer Hilfe über das Ziel hinausschießt und einen pathologischen Yang-Überschuß erzeugt.

Ein Hilfsmittel, das die Natur nach der Sommersonnenwende gegen den Yang-Überschuß für uns bereit hält, ist das Johanniskraut. Als Johannes der Täufer am 24. Juni auf Befehl des Königs Herodes enthauptet wurde, heißt es, wuchs an der Stelle, an welcher das Blut auf die Erde floß, das Johanniskraut. Noch heute wird es in manchen Gegenden am Johannistag in der Kirche geweiht und anschließend in der Wohnung aufgehängt. Der Tee, der aus dem Johanniskraut zubereitet wird, hat eine beruhigende Wirkung. Er wird von alters her bei Hysterie, Nervosität und innerer Unruhe, also bei Yang-Überschuß, empfohlen. Es ist anzunehmen, daß auch das in der Wohnung aufgehängte Kraut eine ähnliche Wirkung auf die Wohnraumatmosphäre hat. Die Gefahr, die im Juli für die Gesundheit besteht, ist die übermäßige Ansammlung von Energie – die Überyangisierung. Aus diesem Grund sollte man darauf achten, daß sich die Nahrung im Yin-Yang-Gleichgewicht befindet, um so den Yang-Höhepunkt zu stabilisieren. Der Yin-Charakter der im Juli neu hinzukommenden Lebensmittel ist nicht zu übersehen. Er sollte sich auch in unseren Mahlzeiten niederschlagen.

Die Nahrungsmittel des Monats und ihre energetische Wirkung			
Sie sollten in den Hintergrund treten		**Sie kommen hinzu**	
Brennessel	a	Aprikose	aa
Ei	aaa	Bohne	i
Gänseblümchen	?	Brombeere	a
Huflattich	aa	Einlegegurken	iii
Kresse	a	Erbse	i
Löwenzahn	a	Himbeere	a
Rhabarber	?	Johannisbeere	a
Rindfleisch	aa	Karotte	aa
Spargel	iii	Kartoffel	iiii
Wegerich	?	Mangold	i
		Paprika	iiiii
		Pfirsich	ii
		Salatgurke	iii
		Sauerkirsche	aa
		Stachelbeere	a
		Tomate	iii
a: yangisierend		i: yinisierend	
aa: stark yangisierend		ii: stark yinisierend	
aaa: sehr stark yangisierend		iii: sehr stark yinisierend	

Die Nahrungsmittel des Monats	energetische Wirkung	chemische Wirkung
Salat		
Kopfsalat	a	b
Pflücksalat	a	b
Hülsenfrüchte		
Bohne	i	s
Erbse	i	s
Gemüse		
Einlegegurken	iii	b
Mangold	i	b
Salatgurke	iii	b
Paprika	iiiii	b
Tomate	iii	b
Wurzel- und Knollengemüse		
Radieschen	a	b
Rettich	a	b
Karotte	aa	b
Kartoffel	iiii	bb
Beeren		
Brombeere	a	b
Erdbeere	a	b
Himbeere	a	b
Johannisbeere	a	b
Stachelbeere	a	b
Obst		
Aprikose	aa	b
Sauerkirsche	aa	b
Süßkirsche	aa	b
Pfirsich	ii	b
Wie das ganze Jahr		
Getreide		

Knoblauch	a	b
Meerrettich	a	b
Milch	i	b
Milchprodukte		
Spinat	i	b
Zwiebel	a	b

a:	yangisierend	Die Stärkegrade gelten nur
aa:	stark yangisierend	innerhalb der drei großen Gruppen
aaa:	sehr stark yangisierend	Gemüse, Früchte und tierische
i:	yinisierend	Produkte. Im allgemeinen
ii:	stark yinisierend	sind tierische Produkte mehr
iii:	sehr stark yinisierend	yang als pflanzliche und Früchte
s:	sauer	mehr yin als Gemüse.
b:	basisch	

August
Erntemonat, Schnittmonat, Kochmonat, Hitzmonat

Die Römer nannten den August lange Zeit »Sextilis« – den sechsten Monat. Im Jahre 7 v. Chr. erhielt er von Kaiser Augustus seinen heutigen Namen »August«. Der Grund, warum ausgerechnet der sechste Monat seinen Namen erhielt, war die Tatsache, daß Augustus in diesem Monat viele Schlachten siegreich beendet hatte. Der August ist der Monat des Sieges, der Monat der Macht. Er ist der Königsmonat. Bei den Griechen war er Zeus geweiht, dem Götterkönig, dessen Name »djeus« das Himmelslicht bedeutet. Der Vater des Zeus war Kronos, der mit seiner Gemahlin sechs Kinder zeugte – Hestia, Demeter, Hera, Hades, Poseidon und Zeus. Um die Herrschaft über die Götter nicht teilen zu müssen, verschlang Kronos seine Kinder, kurz nachdem sie ihm geboren waren. Nur Zeus konnte seiner Herrschsucht entgehen, weil Rhea ihrem Gatten an seiner Stelle einen in Windeln eingewickelten Stein zum Verspeisen gab. Später lehnte sich Zeus gegen Kronos und dessen Geschwister, die Titanen, auf und besiegte sie. Er befreite seine Brüder aus dem Leib seines Vaters und wurde der Herrscher des Olymp, der höchste Gott des griechischen Pantheons und Vater der Götter und der Menschen. Als mächtigster Gott war er der Gott des Donners und des Blitzes und der Gott des Regens. Einige seiner Beinamen sind »der Dunkelwolkige«, »der Blitzliebende«, »der Wolkenballer« und »der Hochdonnernde«. Sein Tier war der Adler – der König der Vögel –, und sein Baum war der König der Bäume – die Eiche.
Bei den Römern war der August Jupiter geweiht, dem obersten

Gott des römischen Pantheons, der ursprünglich ebenfalls der Herr des Himmels und des Lichtes war. Wie Zeus war auch er der Herr über Regen, Donner und Blitz. Als »Jupiter Optimus Maximus« wurde er als der Beste und Größte gefeiert. Er galt als Wahrzeichen der römischen Macht. Sein Tempel stand auf dem Kapitol. Der Triumphzug eines römischen Feldherrn endete am Tempel des Jupiter. Dort legte der Sieger in der Tracht des Jupiter den Siegeslorbeer nieder – das Dankeszeichen für den Gott des Sieges, für den König der Könige.

Der Sieg, der in der Natur im August errungen wird, ist der Sieg des Yang über das Yin. Die Organismen sind voller Lebensenergie. Sie können keine weiteren Energien in sich einlassen und dadurch dem Yang entgegenwirken – das Feuer der Sonne würde sie verbrennen. Selbst die weiblichen Pflanzen, die noch im Juli die männlichen Pollen aufnahmen, sind jetzt verschlossen. Die Befruchtung ist beendet, und die Kraft der Hingabe und des Empfangens ist erloschen. Nichts mehr auf der nördlichen Erdhalbkugel kann dem Feuer der Sonnenkraft entgegenwirken und ihm Einhalt gebieten. Auch das Wasser, das wichtigste Yin-Element der Erde, muß weichen. Was zurückbleibt, ist Trockenheit und Hitze, geballte Energie und flimmernde Luft – eine gereizte, angespannte, lebensfeindliche Atmosphäre, die den Groll des Himmels, Donner und Blitz, geradezu heraufbeschwört.

Die Germanen feierten am zweiten Vollmond nach der Sommersonnenwende das Leinerntefest, das dem Thor und seiner Gemahlin geweiht war. Sif war die Schutzgöttin des reifenden Getreides. Sie wurde auch »Frau Gode« oder »die Kornmutter« genannt. Einer ihrer Beinamen war »die Schöngelockte«, da sie schönes, langes, goldenes Haar hatte. Sif wurde mit der Erde identifiziert und ihr Haar mit den goldenen Halmen und Ähren des Korns. Loki, der listige Schelm des germanischen Pantheons, spielte Sif einen Streich und schnitt ihr die Haare ab. Als Thor ihn mit seinem Hammer erschlagen wollte, versprach er, für den Schaden aufzukommen und bei den Zwergen neues goldenes Haar anfertigen zu lassen.

In der Zeit nach dem Leinerntefest machten die Menschen dasselbe wie Loki – sie ernteten das Getreide und schnitten die goldenen Haare der Sif. Damit Thor nicht zürnte und mit einem heftigen Gewitter oder einem gewaltigen Regen die Ernte vernichtete, brachten sie ihm Opfer dar. Sie baten ihn, die bösen Geister der Luft zu bekämpfen und die Ernte zu schützen.

> Lieber Donner, wir opfern Dir
> einen Ochsen, der zwei Hörner
> und vier Klauen hat,
> und wollen Dich bitten
> um unser Pflügen und Säen,
> daß unser Stroh kupferroth,
> unser Getraide goldgelb werde.
> Stoß anderswohin alle
> schwarzen, dicken Wolken
> über große Sümpfe,
> hohe Wälder und breite Wüsten.
> Uns Pflügern und Säern gib aber
> fruchtbare Zeiten und süßen Regen.
> Heiliger Donner,
> bewahre unsern Acker,
> daß er trage
> gut Stroh unterwärts,
> gute Ähren überwärts
> und gut Korn innenwärts.[27]

Die Christen übernahmen das energetische Grundmuster der

heidnischen Bräuche, belegten sie aber mit anderen Symbolen. Der 5. August ist der Tag des heiligen Oswald. Er ist der Patron der Schnitter, der das Unglück beim Heimbringen der Ernte abwehrt. Ihm zu Ehren werden einige Halme auf dem Feld stehen gelassen.

Der heilige Donat ist ein mächtiger Streiter im Kampf gegen Feuer und Gewitter. Sein Tag ist der 7. August. Ihm zu Ehren werden die Donatgebete gesprochen.

Am 15. August schließlich ist Mariä Himmelfahrt. Maria ist die Mutter Gottes. Sie ist im christlichen Glauben das Symbol für die Empfängnis schlechthin. Wie kein zweites Wesen repräsentiert sie den weiblichen, empfangenden, gebärenden Aspekt des Lebens. Auf der energetischen Ebene ist sie dem Yin-Prinzip gleichzusetzen. Im August siegt das Yang über das Yin. Die aufbegehrenden, expansiven Energien breiten sich aus und drängen das Yin zurück. Als Sinnbild des Yin-Prinzips muß auch Maria weichen und sich zurückziehen – sie fährt in den Himmel.

Das energetische Grundmuster des August ist charakterisiert durch die übermäßig starke, bisweilen sogar gefährliche Ansammlung von Lebensenergie. Viele Symbole, die einen Bezug zu Macht und Herrschaft haben, sind mit dem August assoziiert. Was die Religion betrifft, so wurde ihm die »crème de la crème« zugeordnet – Zeus bei den Griechen, Jupiter bei den Römern und Thor bei den Germanen. Aus der Tierwelt ist ihm der Adler verbunden und aus der Pflanzenwelt die Eiche. Die Astrologie fügte zu dieser hohen Gesellschaft noch den Löwen, den König der Tiere, und dessen Regenten, die Sonne, hinzu. Zu guter Letzt ist auch noch das Gold, das kostbarste und edelste unter den Metallen, mit dem August assoziiert. Es spiegelt sich im Thron der Götter wider, in der Krone des Königs, im Fell des mächtigen Löwen, im gleißenden Licht der Sonne und in der Natur in den reifenden Getreidefeldern. Der August ist die naturgewordene Erfüllung des Traumes von Macht und Gold – mit all seinen Gefahren. Er ist das irdische Ebenbild des Lebensfeuers, das mit seiner unbändigen Kraft das Leben zu vernichten droht.

Die Nahrung

Die Natur ist über das Yin-Yang-Gleichgewicht hinausgeschossen. Sie befindet sich im Yang-Überschuß, in den Hundstagen, deren Gefahren bereits im Juli angedeutet wurden. Der Sinn dieses übermäßigen Yangisierens der Natur liegt in den Fruchtknoten der weiblichen Blüten verborgen. Die befruchteten Samenanlagen, besser gesagt das zukünftige Leben, muß gedeihen. Es muß aus der Welt der Möglichkeiten in die Welt der Gegebenheiten wachsen und hierbei die Grenze zwischen Sein und Nichtsein durchstoßen – ähnlich den Keimlingen, die im März durch die Erdoberfläche aus der Welt der Dunkelheit in die Welt des Lichtes hervorbrechen. Dieser Durchbruch durch die Grenzen ist ein aktiver Prozeß. Er kann nur gelingen, wenn genügend Energie, genügend Aggressivität und Durchsetzungsvermögen vorhanden ist und die weiblichen, passiven, sanften und mitleidenden Elemente auf ein Minimum reduziert sind.
Der Yang-Überschuß steht einzig und allein im Dienst des neuerwachten zukünftigen Lebens. Alle anderen Organismen müssen sich davor schützen. Das Leben ist eine Form der Energie, und Energie kann nur da angetroffen werden, wo zwei entgegengesetzte Pole eine Polarität, eine Lebensspannung bilden. Yin und Yang, Negativ und Positiv, sind für das Leben unerläßlich und stets im Organismus vorhanden. Die einzigen Ausnahmen sind die Geburt und der Tod. Während des Keimens, bis

hin zur Geburt, weist das Leben fast ausschließlich den Yang-Charakter auf – Kampf, Aufbegehren, Aggressivität und Durchsetzungsvermögen sind die Hauptmerkmale dieser Zeit. Beim Sterben dagegen kehrt Passivität und Ruhe ein. Das Bewußtsein trägt nichts mehr nach außen. Es läßt die Höhepunkte seines irdischen Lebens noch einmal Revue passieren und absorbiert jegliche Restenergie aus Körper, Geist und Seele. Das Yin gewinnt die Oberhand und saugt das ganze Yang in sich ein. Die Polarität wird aufgehoben, das Leben stirbt, und die Seele kehrt zurück – dahin, wo sie hergekommen ist.

Damit die Polarität sich nicht vorzeitig auflöst, müssen wir uns im August vor dem lebensfeindlichen Yang-Überschuß schützen und uns so weit wie möglich yinisieren. Wir sollten viel Wasser trinken und schattige, dunkle Plätze aufsuchen. Wir sollten, wie in südlichen Ländern üblich, in der Mittagshitze eine Siesta halten und unsere Aktivitäten auf ein Minimum reduzieren. Und schließlich sollten wir darauf achten, daß unsere Nahrung keinen Yang-Überschuß aufweist. Sie sollte uns yinisieren, zumindest aber im Yin-Yang-Gleichgewicht sein.

Daß diese Anforderungen im Sinne der Natur sind, sieht man am natürlichen Speiseplan, der nun eindeutig von yinisierenden Energien beherrscht wird. Gegenüber dem Juli fallen fünf Yang-Nahrungsmittel weg, wohingegen fünf der sieben neu hinzukommenden Nahrungsmittel yin sind.

Die Gefahren der Hundstage sollten nicht unterschätzt werden. Nicht zuletzt mit Hilfe unserer Ernährung sollten wir ihnen begegnen.

Die Nahrungsmittel des Monats und ihre energetische Wirkung			
Sie sollten in den Hintergrund treten		**Sie kommen hinzu**	
Erdbeere	a	Apfel	aa
Himbeere	a	Birne	iii
Radieschen	a	Blumenkohl	i
Rettich	a	Brokkoli	i
Stachelbeere	a	Kohlrabi	i
		Kürbis	?
		Pflaume	i

a: yangisierend
aa: stark yangisierend
aaa: sehr stark yangisierend

i: yinisierend
ii: stark yinisierend
iii: sehr stark yinisierend

Die Nahrungsmittel des Monats		
	energetische Wirkung	**chemische Wirkung**
Salat		
Kopfsalat	a	b
Pflücksalat	a	b
Hülsenfrüchte		
Bohne	i	s
Erbse	i	s
Gemüse		
Einlegegurken	iii	b
Kürbis	?	b
Mangold	i	b
Salatgurke	iii	b
Paprika	iiiii	b
Tomate	iii	b
Wurzel- und Knollengemüse		
Karotte	aa	b

Kartoffel	iiii	bb
Kohlgemüse		
Blumenkohl	i	b
Brokkoli	i	b
Kohlrabi	i	b
Beeren		
Brombeere	a	b
Johannisbeere	a	b
Obst		
Apfel	aa	b
Aprikose	aa	b
Birne	iii	b
Pfirsich	ii	b
Pflaume	i	b
Sauerkirsche	aa	b
Süßkirsche	aa	b
Wie das ganze Jahr		
Getreide		
Knoblauch	a	b
Meerrettich	a	b
Milch	i	b
Milchprodukte		
Spinat	i	b
Zwiebel	a	b

a:	yangisierend	Die Stärkegrade gelten nur
aa:	stark yangisierend	innerhalb der drei großen Gruppen
aaa:	sehr stark yangisierend	Gemüse, Früchte und tierische
i:	yinisierend	Produkte. Im allgemeinen
ii:	stark yinisierend	sind tierische Produkte mehr
iii:	sehr stark yinisierend	yang als pflanzliche und Früchte
s:	sauer	mehr yin als Gemüse.
b:	basisch	

September
Füllemonat, Vollmonat, Scheiding

Die Hundstage sind vorüber und die große Hitze ist überstanden. Die Sonne hat sich in den Süden zurückgezogen. Ihre feurige Energie, die noch im August alles niederbrannte, läßt merklich nach. Die Tage werden kürzer, und die Nächte werden länger. Noch in diesem Monat werden sie wieder ihren Gleichstand erreichen.

Am 8. September begeht die Christenheit den Feiertag »Mariä Geburt«. Maria, die christliche Personifikation der Empfängnis, die auf der energetischen Ebene mit dem Yin-Prinzip identifiziert werden kann, zog sich am 15. August unter der Übermacht der Sonne zurück. Der Festtag, der damit einherging, war »Mariä Himmelfahrt«. Am 8. September hat die Sonne ihre lebensfeindliche Übermacht verloren, und das Yang-Prinzip hat seine Dominanz eingebüßt. Vierundzwanzig Tage nachdem Maria die Erde verlassen hat, wird sie wiedergeboren und mit ihr die jungfräuliche Kraft des Empfangens und des »In-sich-Aufnehmens«. Wie der Juni steht auch der September unter dem Zeichen der Gleichwertigkeit von Yang und Yin, Sonne und Mond, Tag und Nacht. Seit dem Frühling war die Arbeit auf den Feldern, vor allem auf den Getreidefeldern, ein aktiver, gebender Prozeß des Bauern. Viel Arbeit mußte er investieren, viel Aufmerksamkeit und viele Entbehrungen waren verlangt, ohne daß er bisher einen Nutzen davon hatte. Im September nun, teilweise auch schon im August, werden all die Energien, die in die Landwirtschaft flossen, belohnt. Die Anstrengungen tragen Früchte. Die Natur läßt den Menschen Gerechtigkeit widerfahren. Sie gibt ihnen das zurück, was sie in anderer Form von ihnen empfangen hat. Am Höhepunkt des Yang erwacht das Yin. Es ist der Beginn der Ernte, die Zeit des Empfangens.

Am 17. September ist der Lambertustag. Dieser Tag galt unseren Vorfahren als Schluß der Getreideernte. Er markierte das Ende des Wirtschaftsjahres. Die weltlichen, landwirtschaftlichen Besorgungen und Verpflichtungen waren an ihm größtenteils erfüllt. Die Speisekammern waren voll, und man war gerüstet für die kalte Winterzeit. Getrost konnte man sich zurücklehnen und der Dinge harren. Von nun an sprachen die Götter, und die Bauern, die bisher emsig ihre Arbeiten erledigten und der Natur ihren Tribut entrichteten, waren die Empfangenden – die Hörenden, die Sehenden, die Empfindenden und die Fühlenden. Der September und teilweise auch der Oktober sind die Monate der wohlverdienten Festlichkeiten. Die Germanen begingen am 23. September, an der Herbst-Tagundnachtgleiche das Herbstopferfest. Für sie war das gereifte Korn die Frucht der Vereinigung von Odin und Frigg, die im Mai stattfand. Aus diesem Grund standen diese beiden Götter im Mittelpunkt des Opferfestes. Mit dem letzten getrockneten Getreide, das man vom Feld holte, fertigte man einen Erntekranz und eine Strohpuppe, den sogenannten »Waud« (Wotan/Odin). Sowohl der Kranz als auch der »Waud« wurden am Erntebaum befestigt – ebenso ein glückbringendes Hufeisen als Symbol für das Pferd Odins. Der Erntebaum stand im Zentrum der kultischen Handlungen. Unter ihm brachte man die Opfer dar – Milch, Brot, Kornblumen und einen Hahn.

Das dunkle Erntebier, das vom Bauern gespendet wurde, nannte man »Wodelbier« (Wotansbier). Mit ihm übergoß man den »Waud«, wenn man Odin zutrank und seiner gedachte. Beim Umzug durchs Dorf sang man das Wotanslied:

Wold, Wold, Wold!
Himmelshüne weiß was geschieht
Vom Himmel Er hernieder sieht.
Volle Krüge und Garben hat er,
Auf dem Holze wächst mancherlei.
Er ist nicht geboren und wird nicht alt!
Wold, Wold, Wold!

Woold, Woold, Woold!
Häwenhüne weit, wat schüht
Jümm hei dal van Häwen süht
Vulle Kruken and Sangen hätt hei
Upen Holte wäst mannigerlei.
Hei is nig barn and wärt nig oold.
Woold, Woold, Woold![28]

Die Christen verlegten ihre Kirchweihfeste fast ausschließlich
in den September oder in den Oktober. Die Kirchenvertreter
legten sehr großen Wert darauf, daß dieser Tag ein Erinnerungs-
tag an die Einweihung des neu errichteten Gotteshauses sei. In
der Bevölkerung jedoch überwog der weltliche Anteil dieses
Festes.

Was hätten dann die Baure do,
wenn net die Kerwe wär?
E Lewe voller Schinnerei,
sunscht wär jo nix demehr.
Die Kerwe isch de Baureleit
d'schänscht Zeit im gonze Johr.
Uf Kerwe freet sich Alt und Jung.
Des isch mol sicher wohr.[29]

Das Haus wird zum Fest herausgeputzt, die Fassade frisch gestrichen, neue Kleider werden angeschafft, und dann wird gebacken! Da wird einmal im Jahr aus dem vollen geschöpft. Auf die Besucher, die von überall her kommen, warten Flamm-, Krätz-, Zimt-, Radaun-, Bund-, Kranz-, Apfel-, Zwetschgen- und Streuselkuchen. Ein Schwein, ein Kalb oder eine Ziege wird geschlachtet, denn auf der Kerwe soll es an nichts fehlen. Auch für Wein, Schnaps und Bier ist bestens gesorgt. Im Volksmund wurde die Kerwe, zur großen Enttäuschung der Kirche, zur »Freß-und-Sauf-Kerwe«.

Nicht nur die Menschen pflegen in diesen Tagen den übermäßigen Genuß von Nahrungsmitteln. Auch die Tiere sammeln mehr Früchte und Beeren, Wurzeln und Nüsse, als sie im Moment verwerten können. Der bevorstehende Winter ist karg und düster und aufs extremste lebensfeindlich. In ihm wird das Nahrungsmittelangebot auf ein Minimum reduziert. Damit die Tiere in dieser Zeit nicht Not leiden oder gar verhungern müssen, legen sie sich einen Vorrat an – entweder in Form einer unterirdischen Speisekammer oder aber als Speckschicht, die sowohl gegen Kälte als auch gegen Nahrungsmittelknappheit hilft. Aus diesem Grund stellt die Natur ihren Lebewesen im September und auch noch im Oktober ein Lebensmittelangebot zur Verfügung, dem wohl nur die wenigsten widerstehen können. Nicht zu Unrecht hieß der September früher »Füllemonat« oder »Vollmonat«. Er ist die Zeit des Schlemmens und Genießens, des Feierns und des Fröhlichseins. Die zweite Bezeichnung des Septembers, die ihn nicht minder treffend charakterisiert, ist Scheiding. Sie weist darauf hin, daß im September, am 23. Scheiding, die Herbst-Tagundnachtgleiche eintritt und danach die Nächte wieder länger sind als die Tage. Weil dies aber erst im Oktober voll zur Geltung kommt, wird es später zum Thema und an dieser Stelle als Einleitung für das dort vorherrschende energetische Grundmuster verstanden.

Die Nahrung

Es ist die Zeit des Schlemmens und Genießens. Im Gegensatz zu den bisherigen Sommermonaten, in welchen zur Mäßigung aufgerufen wurde, ist es nun an der Zeit, die winterlichen Energiereserven, den Winterspeck, anzuschaffen. Auch wir Menschen sollten im Winter einige Kilogramm mehr auf die Waage bringen als im Sommer, und hierfür schenken uns der September und der Oktober eine Vielfalt kulinarischer Köstlichkeiten. Auf der energetischen Ebene steht der September unter dem Zeichen der Ausgeglichenheit. Die Nahrung sollte einen deutlichen Yin-Überschuß aufweisen, mit dessen Unterstützung wir das Yang-Maximum des August kompensieren und das Yin-Yang-Gleichgewicht herstellen können.

Der Fleischgenuß, der im September und im Oktober empfohlen wird, ist ganz im Sinne der Natur. Die Getreideernten unserer Vorfahren, die noch ein landwirtschaftliches, naturverbundenes Leben führten, fielen meistens viel zu gering aus, als daß mit ihnen alle Menschen und Tiere den ganzen Winter über hätten ernährt werden können. Bevor die Tiere nach der Weidezeit wertvolle Wintervorräte fressen konnten, wurden sie geschlachtet und gegessen.

Die Nahrungsmittel des Monats und ihre energetische Wirkung			
Sie sollten in den Hintergrund treten		**Sie kommen hinzu**	
Aprikose	aa	Endivie	a
Brombeere	a	Fisch	
Erbse	i	Fleisch	
Johannisbeere	a	Weintrauben	iii
Paprika	iiiii		
Pfirsich	ii		
Süßkirsche	aa		

a:	yangisierend	i:	yinisierend
aa:	stark yangisierend	ii:	stark yinisierend
aaa:	sehr stark yangisierend	iii:	sehr stark yinisierend

Die Nahrungsmittel des Monats		
	energetische Wirkung	**chemische Wirkung**
Salat		
Endivie	a	b
Kopfsalat	a	b
Pflücksalat	a	b
Hülsenfrüchte		
Bohne	i	s
Gemüse		
Einlegegurken	iii	b
Kürbis	?	b
Mangold	i	b
Salatgurke	iii	b
Tomate	iii	b
Wurzel- und Knollengemüse		
Karotte	aa	b

Kartoffel	iiii	bb
Kohlgemüse		
Blumenkohl	i	b
Brokkoli	i	b
Kohlrabi	i	b
Obst		
Apfel	aa	b
Birne	iii	b
Pflaume	i	b
Sauerkirsche	aa	b
Weintraube	iii	b
Fleisch		
Geflügel	a	s
Hase	a	s
Kalb	a	s
Kaninchen	a	s
Rind	a	s
Schaf	a	s
Schwein	iiiii	s
Fisch		
Aal	iiii	s
Hecht	a	s
Hering	aaa	s
Karpfen	i	s
Makrele	aa	s
Sardine	aa	s
Wie das ganze Jahr		
Getreide		
Knoblauch	a	b
Meerrettich	a	b
Milch	i	b
Milchprodukte		

Spinat	i	b
Zwiebel	a	b

a:	yangisierend	Die Stärkegrade gelten nur
aa:	stark yangisierend	innerhalb der drei großen Gruppen
aaa:	sehr stark yangisierend	Gemüse, Früchte und tierische
i:	yinisierend	Produkte. Im allgemeinen
ii:	stark yinisierend	sind tierische Produkte mehr
iii:	sehr stark yinisierend	yang als pflanzliche und Früchte
s:	sauer	mehr yin als Gemüse.
b:	basisch	

Oktober
Herbstmonat, Sämonat, Weinmonat, Schlachtmonat

Persephone war die Tochter der Fruchtbarkeitsgöttin Demeter und des Zeus. Da sie außergewöhnlich schön war, wurde sie von ihrer Mutter auf ihrer Lieblingsinsel versteckt, wo sie mit den Meeresnymphen aufwuchs. Hades, der Herrscher der Unterwelt, wußte von Persephones Schönheit. Er ging zu ihrem Vater und hielt bei diesem um ihre Hand an. Da Zeus wußte, daß Demeter einer solchen Hochzeit niemals zustimmen würde, erlaubte er Hades, seine Tochter in die Unterwelt zu entführen. Als sich Persephone eines Tages von ihren Spielgefährtinnen entfernte, um eine blaue Narzisse zu pflücken, die Zeus dort erblühen ließ, kam Hades mit seinem von vier schwarzen Pferden gezogenen Wagen aus dem Inneren der Erde, ergriff sie und verschwand mit ihr in den Tiefen der Unterwelt.

Demeter war sehr unglücklich. Neun Tage und neun Nächte lang suchte sie ihre Tochter, ohne auch nur die geringste Spur von ihr zu finden. Wo Demeter auch suchte, sie fand ihre Tochter nicht, bis sie auf Helios, den Sonnengott traf, der ihr berichtete, daß Persephone von Hades entführt worden sei. Aber auch er konnte ihr nicht helfen und Persephone befreien. Niemand hatte Macht über die Unterwelt, und niemand konnte Hades zwingen, sein Opfer freizugeben. Demeter schickte Hermes, den Götterboten, in die Unterwelt, um mit Hades zu verhandeln. Schließlich einigte man sich darauf, daß Persephone sechs Monate des Jahres in der Unterwelt bei Hades leben mußte und die anderen sechs Monate über der Erde bei ihrer Mutter verbringen

148

durfte. So kam es, daß Persephone, die Göttin der Fruchtbarkeit, auch die Herrscherin der Unterwelt wurde.

In der germanischen Mythologie ist es der Sonnengott Balder, der in die Unterwelt eintritt. Zur Sommersonnenwende, am Höhepunkt seines Ansehens, wurde er hinterlistig von Loki ermordet. Nachdem die Totenfeiern beendet und sein Leichnam verbrannt war, zog er gemeinsam mit seiner Gemahlin in die Unterwelt ein. Die Götter konnten es immer noch nicht fassen, daß ihr geliebter Balder gestorben war. Wie von Sinnen schickten sie in ihrer Verzweiflung Hermode den Schnellen, Odins Sohn, um bei Hel, der Herrscherin der Unterwelt, die Freigabe Balders zu erwirken. Neun Tage und Nächte ritt dieser durch finstere Täler und Schluchten, bis er endlich am Höllenfluß Giall ankam. Er erzählte der Herrscherin, wie betrübt die Götter über den Verlust Balders seien, und bat sie, ihn doch wieder freizugeben. Hel zeigte sich gnädig. Sie versprach ihm, daß sie Balder freilassen werde, wenn alle lebendigen und leblosen Geschöpfe der Welt um ihn weinen und so um seine Rückkehr bitten würden. Wäre aber nur ein einziges Wesen dabei, das keine Träne um ihn weint, müsse er in der Unterwelt bleiben.

Als die Götter dieses Urteil vernahmen, schickten sie Boten in die ganze Welt, um die Nachricht zu verkünden. Alle waren bereit, um Balder zu trauern – Männer und Frauen, Pflanzen und Tiere, Steine und Metalle – sie alle weinten, um Balder aus der Unterwelt zu befreien. Nur Loki, der die Gestalt eines Jettenweibes namens Thock annahm, wollte sich nicht erbarmen:

Thock wird weinen,
bei trockenen Augen.
Hela behalte,
was sie bekommen.[30]

So kam es, daß Balder bis zur Götterdämmerung in Helas Reich bleiben muß. Der Tag, an dem Persephone und Balder in die Unterwelt eintreten, ist der 23. Scheiding, der Termin der Herbst-Tagundnachtgleiche. An diesem Tag wird das Jahr in Hälften geschieden. In der ersten Hälfte findet das Leben über der Erde statt. Die Lebensenergien streben nach oben, dem Himmel entgegen. Es ist warm und hell, die Atmosphäre ist fröhlich und unbeschwert, und die Lust am Leben, am Zwitschern und Singen, Toben und Lachen breitet sich aus. In der zweiten Hälfte dagegen konzentrieren sich die Lebensenergien auf ihre Wurzeln, auf die Quelle ihres Daseins. Die Oberfläche, die noch in der ersten Hälfte des Jahres erblühte und voller Leben war, wird einsam und leer und stirbt ab. Das Leben zieht sich zurück in das Reich der Unterwelt und läßt dieses in den Wurzeln der Pflanzen, in den Träumen der Winterschläfer und in den tieferen Schichten des tierischen und menschlichen Bewußtseins erwachen. Es ist die Zeit der Rückbesinnung, die natürliche Zeit der Religion, der Spiritualität und der Philosophie. Es ist die Zeit der Weisheit.

Odin, der höchste Gott des germanischen Pantheons, auch »Vater aller Götter« oder »Allvater« genannt, war lange Zeit gar nicht der Herrscher des Himmels. Erst als er sich in drei initiatorischen Prüfungen zum König der Weisheit und zum Meister der okkulten Künste entwickelte, war er den anderen überlegen und bereit, die Führung zu übernehmen. Lange Zeit zog er auf der Suche nach Weisheit durch die Welt. Jedes Wesen, das er sah, egal ob Dämon oder Riese, Elf oder Zwerg, fragte er nach der Weisheit und wo er sie finden könne, bis er schließlich mit Mimir, dem Weisesten unter den Weisen, zusammentraf. Dieser hütete die Quelle der Weisheit und des Verstandes, aus welcher er jeden Morgen einen Becher voll zu sich nahm. Um aus dieser

Quelle trinken zu dürfen, mußte Odin eines seiner Augen als Pfand hinterlegen, das Mimir in der Quelle versteckte. Odin tauschte das Licht der Welt gegen die Weisheit ein.

Die zweite Prüfung bestand darin, den »Met der Dichtkunst« dem Riesen Suttung zu entwenden. Im germanischen Pantheon stehen sich zwei Göttergeschlechter gegenüber – die Asen und die Vanen. Als diese beschlossen, ihre feindliche Gesinnung aufzugeben und Frieden zu schließen, besiegelten sie diesen Entschluß damit, daß sie alle in eine Schüssel spuckten. Da sie das Friedenszeichen nicht verkommen lassen wollten, formten sie aus dem gesammelten Speichel einen Menschen, den sie Kwasir nannten. Dieser war so gescheit, daß niemand ihm eine Frage stellen konnte, auf die er keine Antwort wußte. Kwasir zog durch die Welt, um den Menschen sein Wissen und seine Weisheit zu vermitteln. Dabei wurde er von zwei Zwergen getötet. Sein Blut wurde in einem Kessel und zwei Schüsseln aufgefangen und mit Honig vermengt. Aus diesem Gemisch entstand der Met der Dichter und Denker, den Odin dem Riesen Suttung entwenden mußte.

Die dritte Prüfung vollzog sich in den Ästen der Weltesche Yggdrasil. Odin, der bei seiner ersten Prüfung auf dem Weg zur Weisheit sein Augenlicht verlor, wurde auf der dritten Stufe der Initiation zum Asketen. Er hängte sich in den Baum, verwundete sich selbst mit dem Speer und versagte sich neun Tage und Nächte lang Nahrung und Wasser – er wartete in den Zweigen auf die Weisheit.

> Ich weiß, daß ich hing am windigen Baum
> Neun lange Nächte,
> Vom Speer verwundet, dem Odin geweiht,
> Mir selber ich selbst,

Am Ast des Baums, dem man nicht ansehn kann,
Aus welcher Wurzel er wächst.

Sie boten mir nicht Brot noch Horn;
Da neigt ich mich nieder,
Nahm die Runen auf, nahm sie schreiend auf,
Fiel nieder zur Erde.

Hauptsprüche neun lernt ich von dem weisen Sohn
Bölthorns, Bestlas Vater,
Und trank einen Trunk des teuren Mets,
Aus Odrörir geschöpft.

Zu gedeihen begann ich, und ich begann zu denken,
Wuchs und fühlte mich wohl.
Wort aus dem Wort verlieh mir das Wort,
Werk aus dem Werk verlieh mir das Werk.

Runen wirst du finden und ratbare Stäbe,
Sehr starke Stäbe,
Sehr mächtige Stäbe,
Die Fimbulthul färbte
Und die großen Götter schufen
Und der hehrste der Herrscher ritzte.
Odin den Asen, den Alfen Dain,
Dwalin den Zwergen,
Alswidr den Riesen, einige schnitt ich selbst.

Weißt du zu ritzen? weißt zu erraten?
Weißt du zu finden? weißt zu erforschen?
Weißt du zu bitten? weißt Opfer zu bieten?

Weißt du zu senden? weißt du zu schlachten?

So ritzt' es Odin im Anfang der Welt,
Dort stand er auf, als er zum andernmal kam.[31]

Odin bestand auch die dritte Prüfung. Trotz aller Entbehrungen
und Schmerzen fühlte er sich nach neun Tagen und Nächten
befreit und unbeschwert, jung und kraftvoll, wie neugeboren. Er
ist auferstanden und herangewachsen zum König der Götter,
zum Gott der Dichter und Denker, zum Herrscher über Zauberei
und Magie, Religion und Philosophie. Jetzt ist er der Weiseste
unter den Weisen. In den kommenden Monaten, in welchen die
dunklen Mächte die Oberhand gewinnen, ist er der Patron des
ihm anvertrauten Lebens. Er ist der Schutzherr aller Lebewesen
während ihrer Suche nach den eigenen Wurzeln, während ihrer
naturgewollten Suche nach dem Sinn des Lebens. Er ist das
Licht in der Dunkelheit, der Künder der Weisheit.
Manche Autoren erkennen im erhängten Odin den ans Kreuz
geschlagenen Jesus. Sie vermuten, daß die christliche Mythologie in die heidnische eingeflossen sei und diese verändert habe.
Jedoch erhängt sich Odin nicht, um die Sünden der Welt auf
sich zu nehmen und die Welt zu retten, sondern einzig und allein
der Weisheit wegen. Er will Wissen und Erkenntnis, magische
Zauberkräfte und okkulte Fähigkeiten. Er will den letzten Grund
des Seins erkennen und verstehen – und das ist etwas, was den
Vertretern der christlichen Kirche seit jeher ein Dorn im Auge
war, etwas, was sie schon immer bekämpften und bestraften.
In der Bibel wird die Weisheit als Baum der Erkenntnis von Gut
und Böse dargestellt. Die Früchte, die er trägt, die Früchte der
Weisheit, dürfen die Menschen nicht anrühren. Als Adam und
Eva sie dennoch kosten, erregen sie den Zorn Gottes:

Zur Frau sprach er:
Viel Mühsal bereite ich dir, so oft du schwanger wirst.
Unter Schmerzen gebierst du Kinder. Du hast Verlangen
nach deinem Mann; er aber wird über dich herrschen.
Zu Adam sprach er:
So ist verflucht der Ackerboden deinetwegen. Unter
Mühsal wirst du von ihm essen alle Tage deines Lebens.
Dornen und Disteln läßt er dir wachsen, und die Pflan-
zen des Feldes mußt du essen. Im Schweiße deines Ange-
sichts sollst du dein Brot essen, bis du zurückkehrst zum
Ackerboden; von ihm bist du ja genommen. Denn Staub
bist du, zum Staub mußt du zurück.[32]

Vor diesem Hintergrund sind die Gedenktage zu Beginn der
zweiten Jahreshälfte zu verstehen.
Am 21. September ist der Matthäustag. Matthäus war einer der
zwölf Apostel, der das Evangelium in Persien und Äthiopien
verkündete. Seine Attribute sind das Buch, die Hellebarde und
das Schwert, mit welchen er gegen das Heidentum, gegen die
Weisheit der Natur, missionierte.
Am 29. September findet das Michaelisfest statt. Michael ist
einer der Erzengel. Er ist der Anführer der himmlischen Heer-
scharen im Kampf gegen die Mächte der Finsternis. Er ist der
Beschützer der Kirche und der Sieger über den Satan. Sein Kult
hat den Wotanskult verdrängt und an die Stelle der natürlichen
Weisheit das heilige Buch gesetzt.
Am 2. Oktober schließlich, also neun Tage nach der Herbst-Ta-
gundnachtgleiche, findet das Schutzengelfest statt. Die Schutz-
engel werden angerufen, damit sie die Menschen in ihrem
Kampf gegen die finsteren Mächte beschützen und ihnen zur
Seite stehen.

Soweit zur christlichen Interpretation des natürlichen Geschehens. Kommen wir zurück zum energetischen Grundmuster der zweiten Jahreshälfte, die im Oktober ihren Anfang nimmt. Gemeinsam mit Castor und Pollux, Persephone und Balder zieht sich die Natur in die Unterwelt zurück. Bevor sie jedoch bei ihren Wurzeln ankommt und dort Einlaß findet, muß sie das Sternzeichen der Waage, die Zeit der großen Wägung durchlaufen.

Den Germanen, auch den Indern, Juden und Griechen, war die Herbst-Tagundnachtgleiche ein wichtiger Gerichtstermin. An diesem Tag wurde das große Thing einberufen, zu welchem sich alle freien und wehrfähigen Männer einfinden mußten. Neben den Herbstopferbräuchen und den allgemeinen Besprechungen wie bezüglich der Besitz- und Weiderechte, stand die Rechtsprechung bei dieser Versammlung im Vordergrund. Mehrere Tage lang wurden die Worte der Kläger und der Angeklagten auf der Waage der Gerechtigkeit gegeneinander aufgewogen und die Streitereien beseitigt. Die Schuld wurde bestraft und der Schaden beglichen. Sowohl die einzelnen Stammesmitglieder als auch die Gemeinschaft als Ganzes fanden durch die Gerichte zu Beginn der zweiten Jahreshälfte ihre rechtliche Ausgewogenheit, ihren inneren Frieden, mit dessen Hilfe sie sich ungehindert in das Reich der Stille, in das energetische Grundmuster der kommenden Monate, integrieren konnten.

Auch im landwirtschaftlichen Bereich schlug sich das Sternzeichen Waage als die Zeit der großen Wägung nieder. Die Bauern hatten ihre Ernte eingebracht und die Speisekammern gefüllt. Sie wogen das Getreide und die Kartoffeln, zählten die Äpfel und Birnen und überlegten, wieviele Tiere sie mit dem Futter über den Winter retten konnten und wieviele sie schlachten mußten.

Nachdem die Bauern die Bestandsaufnahme abgeschlossen hatten und zu dem Schluß gekommen waren, daß es ein gutes Jahr war, feierten sie am ersten Sonntag nach dem Michaelisfest das Erntedankfest, das in der Christenheit an die Stelle des heidnischen Herbstopferfestes trat.

> Ihr lieben Leute laßt euch sagen:
> Wir brachten heim den letzten Wagen,
> Wir brachten heim die letzten Garben;
> Nun soll im Lande niemand darben.
> O Erntezeit,
> O heilige Zeit,
> O Segen ohne Ende!
> So hebt in hoher Freudigkeit
> Zum Himmel eure Hände
> Und danket alle Gott.[33]

Dem Erntefest folgen auch heute noch zahlreiche Feste, deren Höhepunkt wohl das größte Weinfest – der Bad Dürkheimer Wurstmarkt – und das größte Bierfest – das Münchener Oktoberfest – bilden. Ähnlich wie der September ist auch der Oktober ein Monat der wohlverdienten Festlichkeiten. Auch er steht unter dem Zeichen der energetischen Ausgewogenheit. Je länger er jedoch andauert, desto stärker werden die Mächte der Unterwelt, die die Lebenskräfte an sich binden und so den irdischen Gefühlen der Gastfreundschaft und der Gemütlichkeit, der Freude und der Leichtigkeit den Nährboden entziehen. Das fröhliche Beisammensein, das letzte Aufbäumen der irdischen, nach außen gerichteten Energien, findet ein Ende. Die Anstrengungen sind entlohnt. Das Geben und Nehmen halten sich nun wieder die Waage. Im Zustand der inneren Ausgewogenheit findet die Natur am Ende des Oktobers Einlaß in das Reich der Stille.

Auf dieselbe Art und Weise wie die Menschen übersetzen auch die Pflanzen das energetische Grundmuster des Oktobers. Wenn die Lebenssäfte erdwärts fließen und sich aus den Blättern und Ästen zurückziehen, beginnt in der Natur die berauschendste Zeit des ganzen Jahres. Das Chlorophyll zersetzt sich, und das saftige Grün zerfällt in die schönsten Farben des gesamten Spektrums. Gelb und braun, rot und grün schillern die Blätter in allen Nuancen. Von Tag zu Tag ändern sie ihr Aussehen, um am Schluß, im letzten Aufbäumen, im Goldrausch der Vergänglichkeit ihr Ende zu finden. Dann werden auch sie von den Bäumen geweht und in das Reich der Erde heimgeholt.

Der Oktober ist ein Übergangsstadium. Er verbindet die oberflächliche Welt der unbeschwerten Lebensfreude mit der düsteren und kargen Welt der Philosophie. Er markiert die erste Stufe auf dem Weg zu Weisheit und Erkenntnis – die Stufe der Vergegenwärtigung der irdischen Situation. In dieser Zeit sollten wir mit uns selbst ins Gericht gehen und unser bisheriges Leben, zumindest aber das letzte halbe Jahr, vor unserem geistigen Auge Revue passieren lassen. Ebenso wie unsere Vorfahren sollten auch wir eine Bestandsaufnahme machen und unsere schlechten Taten mit unseren guten aufwiegen. Nur so können wir zur inneren Ruhe gelangen und Einlaß finden in das Reich der Stille, in das Schattenreich der Finsternis, in den tiefsten Grund des Seins, aus welchem heraus das Leben geboren wird.

Die Nahrung

Auf der energetischen Ebene wandelt sich am Tag der Herbst-Tagundnachtgleiche das Yang zum Yin. Wie schon im September ist auch im Oktober die pflanzliche Kost fast nur durch yinisierende Energien geprägt. Das einzige, was sich dem starken Yin entgegenstellen kann, sind die tierischen Produkte, die auf keiner Kirchweih und auf keinem Erntedankfest fehlen. Zumindest in den ersten Oktobertagen sollte man mit ihrer Hilfe energetisch ausgewogene Mahlzeiten bereiten. Je länger jedoch der Oktober dauert und je stärker die Yin-Kräfte der Natur werden, desto weniger Fleisch und Wurst sollte man verzehren. Spätestens nach dem Oktoberfest sollte der Mensch wieder zum Vegetarier werden und sich überwiegend von pflanzlichen Yin-Produkten ernähren.

Wenn wir die Nahrungsmittel des Oktobers mit denjenigen des Sommers vergleichen, können wir feststellen, daß sich das natürliche Angebot sehr stark verändert hat. Im Sommer dominieren diejenigen Früchte und Gemüse, die relativ weit über der Erde wachsen – Erbsen, Bohnen, Paprika, Tomaten, Johannisbeeren, Stachelbeeren, Himbeeren und Brombeeren. Das Obst an den Bäumen reift gar so hoch über der Erde, daß wir es mit unseren Händen nicht erreichen können. In dieser Zeit will die Natur, daß wir nach oben schauen und uns dem Leben über der Erde zuwenden. Im Herbst dagegen und im Winter werden wir aufgefordert, unser Glück unter der Oberfläche zu suchen. Viele der typischen Nahrungsmittel dieser Zeit wachsen unter der Erde – Rote Bete, Sellerie, Schwarzwurzeln, Karotten, Fenchel und Kartoffeln. Auch die anderen Produkte, die meterhoch über der Erde wachsen – Haselnüsse und Walnüsse – regen uns dazu an, ins Innere vorzustoßen. Die Kohlarten schließlich, die in den Wintermonaten einen Hauptbestandteil der Nahrung bilden, haben Ähnlichkeit mit unserem Kopf, weshalb die einzelnen Exemplare als Kohlköpfe bezeichnet werden. Auch sie sind uns ein natürlicher Hinweis auf das energetische Grundmuster dieser Zeit. Waren es im Sommer die Gliedmaßen, die sich auf dem

Feld betätigten und sich nach den Früchten in den hohen Bäumen streckten, ist es jetzt der Kopf, der in den Mittelpunkt des Geschehens rückt. Es gilt, die Nuß zu knacken – die Frage nach dem Sinn des Lebens. Um sie zu ergründen, müssen wir in die Tiefen des Bewußtseins dringen, in das Reich der geheimnisumwobenen Dunkelheit.

Die Nahrungsmittel des Monats und ihre energetische Wirkung			
Sie sollten in den Hintergrund treten		**Sie kommen hinzu**	
Einlegegurken	iii	Chicorée	a
Mangold	i	Chinakohl	i
Salatgurke	iii	Feldsalat	a
Sauerkirsche	aa	Fenchel	i
Pflaume	i	Grünkohl	i
		Haselnuß	iii
		Lauch	a
		Marone	aaa
		Rosenkohl	i
		Rote Bete	i
		Schwarzwurzel	aa
		Sellerie	i
		Topinambur	i
		Walnuß	iii

a: yangisierend   i: yinisierend
aa: stark yangisierend   ii: stark yinisierend
aaa: sehr stark yangisierend   iii: sehr stark yinisierend

Die Nahrungsmittel des Monats	energetische Wirkung	chemische Wirkung
Salat		
Chicorée	a	b
Endivie	a	b
Feldsalat	a	b
Kopfsalat	a	b
Pflücksalat	a	b
Hülsenfrüchte		
Bohne	i	s
Gemüse		
Fenchel	i	b
Lauch	a	b
Tomate	iii	b
Wurzel- und Knollengemüse		
Karotte	aa	b
Kartoffel	iiii	bb
Rote Bete	i	b
Sellerie	i	b
Topinambur	i	b
Schwarzwurzel	aa	b
Marone	aaa	bb
Kohlgemüse		
Blumenkohl	i	b
Brokkoli	i	b
Chinakohl	i	b
Grünkohl	i	b
Kohlrabi	i	b
Rosenkohl	i	s
Obst		
Apfel	aa	b
Birne	iii	b
Weintraube	ii	b

	energetische Wirkung	chemische Wirkung
Nüsse		
Haselnuß	iii	s (wenig)
Walnuß	ii	s (wenig)
Fleisch		
Geflügel	a	s
Hase	a	s
Kalb	a	s
Kaninchen	a	s
Rind	a	s
Schaf	a	s
Schwein	iiiii	s
Fisch		
Aal	iiii	s
Hecht	a	s
Hering	aaa	s
Karpfen	i	s
Makrele	aa	s
Sardine	aa	s
Wie das ganze Jahr		
Getreide		
Knoblauch	a	b
Meerrettich	a	b
Milch	i	b
Milchprodukte		
Spinat	i	b
Zwiebel	a	b

a: yangisierend	Die Stärkegrade gelten nur
aa: stark yangisierend	innerhalb der drei großen Gruppen
aaa: sehr stark yangisierend	Gemüse, Früchte und tierische
i: yinisierend	Produkte. Im allgemeinen
ii: stark yinisierend	sind tierische Produkte mehr
iii: sehr stark yinisierend	yang als pflanzliche und Früchte
s: sauer	mehr yin als Gemüse.
b: basisch	

November
Nebelmonat, Windmonat, Trauermonat, Allerheiligenmonat

Es war einmal eine Witwe, die hatte zwei Töchter. Eine der beiden war schön und fleißig, die andere häßlich und faul. Da aber die häßliche die richtige Tochter war, wurde sie von der Mutter viel mehr geliebt als die andere, und wenn es eine Arbeit zu verrichten gab, so mußte stets die schöne und fleißige sie erledigen.

Es trug sich zu, daß die fleißige Tochter vom vielen Spinnen blutige Finger bekam. Als sie sich das Blut in einem nahegelegenen Brunnen abwaschen wollte, fiel ihr die Spule ins Wasser und verschwand in der Tiefe. In ihrer Angst vor der Mutter sprang sie in den Brunnen, um die Spule zurückzuholen. Sie verlor das Bewußtsein, und als sie wieder zu sich kam, war sie auf einer schönen Wiese, wo die Sonne schien und viele Blumen blühten.

Nachdem sie einige Meter gelaufen war, kam sie zu einem Backofen, der voller Brote war. »Nimm uns heraus, nimm uns heraus«, riefen die Brote, »sonst verbrennen wir!« Sie überlegte nicht lange, griff nach dem Brotschieber und holte die gebackenen Brote aus dem Ofen.

Sie ging weiter und kam an einen Apfelbaum, der voller Äpfel hing und ihr zurief: »Ach schüttel mich, ach schüttel mich, sonst brechen meine Äste!« Fleißig, wie sie war, schüttelte sie den Baum, bis kein einziger Apfel mehr oben war, und sortierte die Früchte fein säuberlich neben dem Stamm.

Nachdem sie wieder eine kurze Zeit gelaufen war, kam sie zu

einem Haus, aus dem eine alte Frau mit großen Zähnen heraus-
schaute. Das Mädchen bekam es mit der Angst zu tun und wollte
davonlaufen, blieb aber dennoch stehen, als ihm die Frau zurief:
»Fürchte dich nicht. Du brauchst keine Angst vor mir zu haben.
Ich bin die Frau Holle. Wenn du mir im Haushalt behilflich bist
und deine Arbeiten redlich verrichtest, so soll es dir gutgehen
bei mir.« Das Mädchen faßte sich ein Herz und trat in den Dienst
der Frau Holle. Täglich schüttelte es das Bett der alten Dame,
so daß es gewaltig auf der Erde schneite.

Eine Zeitlang hatte das Mädchen bei Frau Holle gelebt und dort
eine zwar anstrengende, aber dennoch schöne Zeit verbracht.
Dann aber bekam sie Heimweh nach ihrer Schwester und ihrer
Mutter. Als Frau Holle dies hörte, war sie sehr erfreut, und da
ihr das Mädchen so treu gedient hatte, wollte sie es belohnen.
Sie nahm es bei der Hand und führte es zu einem großen Tor.
»Geh durch dieses Tor«, sprach sie zu ihm, »dann bist du wieder
zu Hause bei deiner Mutter!« Das Tor öffnete sich, und als es
hindurchschritt, ging ein gewaltiger Goldregen auf es nieder.

Nachdem die Schwester diese Geschichte gehört hatte, wollte
sie auch zu Frau Holle gehen und sich viel Gold verdienen. Da
sie aber faul war, weder das Brot aus dem Backofen nahm noch
die Äpfel vom Baum rüttelte und auch das Bett der Frau Holle
nicht richtig schüttelte, wurde sie anstelle des Goldes mit Pech
überschüttet, das sich ihr ganzes Leben lang nicht mehr abwaschen ließ.

Frau Holle ist die germanische Hel, die Herrscherin der Unterwelt. Im November tritt die nördliche Erdhalbkugel in ihren
Bereich ein, in das Reich der Toten. Die Lebenssäfte haben sich
endgültig aus den Zweigen zurückgezogen, und sämtliche Blätter sind nun von den Bäumen geweht. Die Pflanzen sind fest
verschlossen und ohne jeglichen Bezug zur Außenwelt – ohne

Atmung und ohne Photosynthese. Ihre Kräfte haben sie zusammengeballt und auf ihre Wurzeln konzentriert. Nach außen hin sind sie tot. Sie gleichen einem Skelett ohne Fleisch und Blut, und der Wald, den sie bilden, erscheint wie ein riesiger, fast grenzenloser Friedhof. Der November ist die Zeit des Todes. Während die irdische Welt in einen langen Dornröschenschlaf verfällt, erwacht das unterirdische Erdreich zu neuem Leben. Frau Holle erhebt sich aus ihrem Bett, in dem sie sich die letzten Monate erholt hat, und macht sich an die Arbeit. Sie schüttelt die Federn, so daß es auf der Erde zu schneien beginnt. Die irdische Welt, die sich zur Ruhe niedergelegt hat, wird nun mit Schnee bedeckt und endgültig gegen jeden äußeren Einfluß abgeschirmt. Weiß ist die Farbe, die sich aus allen anderen Farben zusammensetzt. Sie reflektiert alles Licht, das auf sie fällt. Der Schnee, der die Erde bedeckt, hat dieselbe Wirkung. Er reflektiert jede kosmische Strahlung und trägt so dazu bei, daß sich die Erde voll und ganz auf ihr Inneres, auf ihre tiefergelegenen Wahrheiten konzentrieren kann.

Wie die Natur mit all ihren Tieren und Pflanzen zieht sich auch der naturintegrierte Mensch in seine eigenen Tiefen zurück. Auf der energetischen Ebene dominiert das Yin das Yang, und Yin bedeutet Rückzug, Introversion und Konzentration.

Die erste Stufe auf dem Weg zur Weisheit, die im Oktober bestiegen wurde, ist die Bestandsaufnahme der gegenwärtigen Situation. In der Oberflächlichkeit des Sommers wurden viele Probleme und Ängste bagatellisiert. Es war die Zeit des Lachens und des Fröhlichseins, der Heiterkeit und der Leichtfertigkeit. Für schwerwiegende Diskussionen und tiefschürfende Probleme war kein Platz. Sie konnten nicht ins Bewußtsein dringen und wurden in das Hinterstübchen verdrängt. Dann, im Oktober, wurden sie mit all den anderen Geschehnissen und Zuständen in die Waagschale geworfen, um ein realistisches Bild der gegenwärtigen Situation zu malen. Nun, im November, ist es an der Zeit, sich mit seinem inneren Ballast auseinanderzusetzen und ihn zu verarbeiten. Die Probleme – Minderwertigkeitsgefühle und Ängste, Schuldgefühle und Scham, Hochmut und Überheblichkeit, Lüge und Ungerechtigkeit – sie alle und noch viel mehr sollten erlebt und bearbeitet werden. Man sollte sich ihnen stellen und sich mit ihnen konfrontieren. Sein Herz und all seine Sinne sollte man öffnen, auch wenn es noch so schwer fällt, um die Bilder der inneren Mißstände, die man selbst verursacht hat, in sich aufzusaugen und aus der Welt zu schaffen. Im Vertrauen auf Gott sollten wir uns unserem Gewissen überlassen und dieses als Richter über alle unsere Ungerechtigkeiten akzeptieren, über alle unsere Missetaten, die wir uns im vergangenen Jahr zuschulden kommen ließen. Es ist die Zeit der Buße, die Zeit der inneren seelisch-geistigen Reinigung.

In der Edda wird über die Unterweltsgöttin folgendes berichtet: »Sie hat dort einen großen Palast, und ihre Zäune sind furchtbar hoch und die Gittertore groß. Eliudnir heißt ihr Saal, ›Hunger‹ ihre Schüssel, ›Abmagerung‹ ihr Messer, ›Gangschlapp‹ ihr Knecht, ›Gangschlampe‹ ihre Magd, ›Stolperstein‹ die Schwelle, die ins Haus führt, ›Krankenschragen‹ ihr Bett, ›Blinkendes Übel‹ ihr Bettvorhang. Halb ist sie schwarz, halb fleischfarben; daran erkennt man sie leicht, und ziemlich düster und grimmig schaut sie vor sich hin.«[34]

Die Flüsse, die den Hades, die griechische Unterwelt, durchziehen, tragen ähnliche Namen: »Acheron« (Fluß des Jammers), »Kokytos« (Fluß des Wehklagens), »Phlegethon« (Der wie Feuer Brennende) und »Lethe« (Fluß des Vergessens).

Die Zeit der Buße ist eine schwere Zeit. Die Qualen steigen aus den Tiefen des eigenen Bewußtseins empor. Wie der März steht auch der November unter der Regentschaft des Kriegsgottes Mars. Auch jetzt wird ein Krieg geführt – ein Krieg gegen die Schattenseiten der eigenen Seele. Es ist die schwerste Schlacht, die ein Mensch schlagen muß – die Schlacht gegen die eigene Überheblichkeit, gegen Egoismus und Ichsucht.

Es ist einer der heldenhaftesten Wege. Ein Weg voller Entbehrungen und Schmerzen, voller Herzenslast und Trauer. Aber auch hier zeigt sich die Natur wieder edelmütig und gerecht. Wie uns das eingangs erzählte Märchen zu berichten weiß, verläßt der Mensch irgendwann einmal wieder die Unterwelt. An diesem Tag, an der Frühlings-Tagundnachtgleiche, wird er dann für seine Arbeiten belohnt. Er muß nur seinen Mut zusammennehmen und durchhalten. Die Arbeit hat ein Ende, und dann darf er wieder an das Sonnenlicht, um erneut die Freuden des Lebens zu fühlen, die oberflächliche Leichtigkeit des Seins.

Bis dorthin ist es jedoch noch ein weiter Weg, und wer den Tag des Aufstiegs nicht als Tag der Enttäuschung erleben möchte, als Tag, an dem er mit Pech überschüttet wird, der sollte sich nun seinen natürlichen Pflichten zuwenden und dem energetischen Grundmuster dieser Tage Folge leisten.

Die heidnischen Germanen feierten am zweiten Vollmond nach der Herbst-Tagundnachtgleiche das Winteropferfest, an dem sie der Totengöttin Frigg (Holle/Hel) und dem Totengott Odin opferten. Es herrschte der Glaube, daß diese beiden Totengötter nun wieder mit ihrem Seelenheer als »Wilde Jagd« durch die Lüfte brausen und die Seelen an diesem Tag zu ihren Gräbern und zu ihren Verwandten zurückkehren. Man richtete die Grabstätten her, schmückte sie und brachte Nahrungsmittel auf ihnen dar – Getreide, Mehl, Butter, Eier und den Seelenzopf –, an welchen sich die verstorbenen Ahnen laben konnten.

Am Abend fand ein Umzug durchs Dorf statt, der die »Wilde

Jagd« darstellen sollte. Der Bursche, der an der Spitze auf einem Schimmel ritt, symbolisierte Odin auf seinem achtbeinigen Roß Sleipner. Ihm folgte die Seelenschar mit ausgehöhlten Rüben und Kürbissen, in welchen Kerzenlichter brannten.

An Brunnen, Höhlen und Seen, die schon seit je als Eingänge zur Unterwelt angesehen wurden, opferte man Frigg (Holle/Hel) Äpfel, Apfelkuchen und Honig. Odin bekam eine Gans und neuen Wein dargebracht.

Die Christen übernahmen auch in diesem Fall das Grundmuster der heidnischen Bräuche. Am 24. Oktober ist der Gedenktag des Erzengels Raphael, dessen Name aus dem Hebräischen übersetzt »Gott heilt« bedeutet. Er ist der Schutzheilige der Apotheker und Reisenden. An seinem Tag tritt die Natur in die Unterwelt und der Mensch in sein Unterbewußtsein ein, um neue Kräfte zu sammeln und alte Wunden auszuheilen. Sowohl Raphael als auch das energetische Grundmuster dieser Zeit stehen uns während unserer Mission in die Unterwelt treu zur Seite.

Am 1. November ist der Gedenktag »Allerheiligen«. An diesem Tag werden die Gräber gereinigt und die Totenlichter entzündet. Noch im Mittelalter wurden den Seelen Getreide, Brot, Bohnen und Wein auf das Grab gestellt.

Der Tag nach »Allerheiligen«, also der 2. November, ist der Gedenktag »Allerseelen«. Schon zu Mittag dieses Tages, so glauben die Christen, dürfen die armen Seelen das Fegefeuer verlassen und ihre alten Wohnungen und Gräber aufsuchen, in welchen sie bis zum nächsten Morgen verweilen dürfen. Sie kehren zurück ins Bewußtsein ihrer Nachkommen und werden dort mit Speise und Trank verwöhnt. Um ihre Leiden im Fegefeuer zu mildern, streut man Mehl ins Feuer – dies soll die Flammen kühlen.

Der Martinstag, der am 11. November begangen wird, ist der

direkte Nachfolger des germanischen Winteropferfestes. Sowohl der Umzug durch das Dorf als auch das Gänsebratenessen haben ihren Ursprung im Wotanskult. In der Rhön wird die Martinsgans noch heute »Hollegans« genannt. Der heilige Martin wurde von den Gläubigen im Kampf angerufen.

Am Mittwoch vor dem Totensonntag ist Buß- und Bettag, der von der katholischen Kirche heute nicht mehr begangen wird. Der Name dieses Gedenktages weist treffend wie kaum ein anderer auf das energetische Grundmuster der Jahreszeit. Wir sollen büßen und beten und unsere Schuld abtragen, um unsere innere Reinheit wiederzuerlangen.

Der Totensonntag ist der letzte Sonntag im christlichen Kirchenjahr. An diesem Tag sollten wir noch einmal der Toten gedenken und uns die Vergänglichkeit des irdischen Lebens vor Augen führen.

Am 25. November schließlich ist der Tag der heiligen Katharina. Sie ist die größte Heilige der vierzehn Nothelfer und die Patronin der philosophischen Wissenschaften – die Schutzherrin der Philosophen und Gelehrten. Es geht die Legende, daß sie bei einem Disput fünfzig heidnische Philosophen auf einmal widerlegt und zum Christentum bekehrt hat. Ihre Attribute sind das Rad, die Siegespalme und das Buch. Sie verkörpert den Sieg über die Unwissenheit und den bewußten Eintritt in das Rad des Lebens, in die Unendlichkeit von Werden und Vergehen.

Der Gedenktag der heiligen Katharina markiert das Ende der inneren Qualen. Die Nebel des Novembers lichten sich und die Luft wird klar. Egoismus und Ichsucht haben verloren. Das Bewußtsein ist harmonisiert, und die Wellen des Betrübtseins sind geglättet. Der Geist kann durch sie hindurchblicken und die tiefste Stufe der Weisheit erahnen – das Gold, das Frau Holle auf uns niederfallen läßt, die Sonne, die bald wieder zu uns zurückkehren wird, das Licht des Lebens, das die Christen Jesus nennen. Unsere Arbeit in den Tiefen der Finsternis, all die Qualen und die Trauer werden entlohnt. Im kommenden Monat dürfen wir den tiefsten Grund des Seins erblicken, die Wiege des Lebens.

Mit diesem Trost sollten wir uns zu Beginn des Novembers an die Arbeit machen und uns isoliert und abgeschieden unseren Verfehlungen stellen. Die Hexen und Dämonen, die Teufel und die Schreckensbilder, die uns dabei erscheinen, uns quälen und ängstigen, sind uns ein Zeichen der Reinigung, ein Hinweis darauf, daß unsere Bemühungen Früchte tragen und wir in das energetische Grundmuster dieser Tage integriert sind. Sie sind die Boten der Weisheit. Ihr Anführer ist Luzifer, dessen Name »Der Lichtträger« bedeutet. Sie leuchten uns den Weg durch die Finsternis, in immer tiefergelegene Bereiche unserer eigenen Seele, bis hin zum tiefsten Grund, an dem wir Gold und Reichtum, Weisheit und Erkenntnis finden. Die Novemberdepression ist ein natürlicher, heilsamer Vorgang. Sie zu bekämpfen, wie dies heutzutage mit allen nur denkbaren Mitteln versucht wird, ist ein Verstoß gegen die Weisheit der Natur und somit gegen die Gesundheitsfähigkeit des Menschen. Wir sollten uns bemühen, standhaft zu bleiben – dann erst werden wir Weisheit und Gesundheit erlangen.

> Gerettet ist das edle Glied
> Der Geisterwelt vom Bösen,
> Wer immer strebend sich bemüht,
> Den können wir erlösen.
> Und hat an ihm die Liebe gar
> Von oben teilgenommen,
> Begegnet ihm die selige Schar
> Mit herzlichem Willkommen![35]

Die Nahrung

Die Füllemonate sind vorüber, der Winterspeck ist angesetzt, und die Festlichkeiten gehören der Vergangenheit an. Die einzige Ausnahme, die noch einmal die Gastlichkeit und die Gaumenfreuden aus der Versenkung lockt, ist der Martinstag, an welchem wieder so richtig gezecht werden sollte – als Zwischenmahlzeit sozusagen auf dem langen Weg durch die quälende Novemberfinsternis. Ansonsten sieht es auf dem Eßtisch eher karg aus.

Auf der energetischen Ebene ist das Yin-Prinzip weiterhin auf dem Vormarsch. Der überwiegende Teil der Gemüse ist auch im November vom Yin-Charakter geprägt. Darüber hinaus kommt es in der kalten Jahreszeit zu einer natürlichen Yinisierung der im Freien aufbewahrten und jetzt noch im Garten wachsenden Nahrungsmittel. Sobald die ersten Nachtfröste einsetzen, steigert sich das Yin bei allen Produkten um ein bis zwei Stufen, also um ein bis zwei »i«. Die gesamte Natur befindet sich auf dem Rückzug, und dieses energetische Grundmuster schlägt sich in den Lebensmitteln ebenso nieder wie in den Menschen. Indem wir solche Nahrungsmittel zu uns nehmen, unterstützen wir unsere nach innen gerichteten introvertierenden Energien und damit die seelisch-geistige Reinigung, deren wir im Moment so dringend bedürfen.

Auch ein Nahrungsmittel, das unsere Seelenarbeit in den Wintermonaten positiv beeinflußt, ist die Zuckerrübe. Sie wird genau dann geerntet, wenn wir in das Reich der Unterwelt eintreten und mit den inneren Reinigungsarbeiten beginnen. Im Mittelpunkt dieser Anstrengungen steht, wie bereits erwähnt, der Kopf, genauer gesagt: das Gehirn, das nun Höchstleistungen vollbringt und alle eintreffenden seelisch-geistigen Informationen in sich aufnehmen und harmonisieren muß. Das Hauptnahrungsmittel des Gehirns ist der Zucker. Im November, wenn die Natur eine erhöhte geistige Aktivität von uns verlangt, stellt sie uns die Zuckerrübe zur Verfügung, aus welcher wir den überaus wertvollen Zuckerrübensirup, die Melasse, gewinnen können.

Ein weiteres Süßungsmittel, das in den letzten Jahren sehr viel Zuspruch erhielt, ist der Honig. In vielen Haushalten hat er den weißen Zucker aus gesundheitlichen Gründen total verdrängt. Bei ihm sollte man sich jedoch im klaren darüber sein, daß er ein tierisches Produkt ist, das die fleißigen Bienen als Winternahrung gesammelt haben. Der Imker entwendet ihn und ersetzt ihn durch Zuckerwasser, das bei den Bienen eine ähnliche pathologische Wirkung hat wie bei den Menschen. Im Rahmen einer natürlichen Bienenhaltung sollte man darauf achten, daß die Bienen mindestens die Hälfte ihrer Ausbeute als Wintervorrat behalten dürfen. Nicht zuletzt aus diesem Grund sollte Honig eine Rarität auf unserem Speiseplan sein und mit größtem Respekt und größter Freude verzehrt werden.

Die Nahrungsmittel des Monats und ihre energetische Wirkung			
Sie sollten in den Hintergrund treten		Sie kommen hinzu	
Bohne	i	Gans	a
Fisch		Honig	iii
Fleisch		Rotkohl	ii
Kopfsalat	a	Weißkohl	ii
Kürbis	?	Wirsing	i
Pflücksalat	a	Melasse	iii
Tomate	iii		

a:	yangisierend	i:	yinisierend
aa:	stark yangisierend	ii:	stark yinisierend
aaa:	sehr stark yangisierend	iii:	sehr stark yinisierend

Die Nahrungsmittel des Monats	energetische Wirkung	chemische Wirkung
Salat		
Chicorée	a	b
Endivie	a	b
Feldsalat	a	b
Gemüse		
Fenchel	i	b
Lauch	a	b
Wurzel- und Knollengemüse		
Karotte	aa	b
Kartoffel	iiii	bb
Rote Bete	i	b
Schwarzwurzel	aa	b
Sellerie	i	b
Topinambur	i	b
Marone	aaa	bb
Kohlgemüse		
Blumenkohl	i	b
Brokkoli	i	b
Chinakohl	i	b
Grünkohl	i	b
Kohlrabi	i	b
Rosenkohl	i	s
Rotkohl	ii	b
Weißkohl	ii	b
Wirsing	ii	b
Obst		
Apfel	aa	b
Birne	iii	b
Weintraube	iii	b

	energetische Wirkung	chemische Wirkung
Nüsse		
Haselnuß	iii	s (wenig)
Walnuß	ii	s (wenig)
Süßungsmittel		
Honig	iii	b
Melasse	iii	b
Fleisch		
Gans	a	s
Wie das ganze Jahr		
Getreide		
Knoblauch	a	b
Meerrettich	a	b
Milch	i	b
Milchprodukte		
Spinat	i	b
Zwiebel	a	b

a: yangisierend	Die Stärkegrade gelten nur
aa: stark yangisierend	innerhalb der drei großen Gruppen
aaa: sehr stark yangisierend	Gemüse, Früchte und tierische
i: yinisierend	Produkte. Im allgemeinen
ii: stark yinisierend	sind tierische Produkte mehr
iii: sehr stark yinisierend	yang als pflanzliche und Früchte
s: sauer	mehr yin als Gemüse.
b: basisch	

Dezember
Julmonat, Christmonat, Wolfsmonat, Schweinemonat

Der Dezember ist der Monat der Besinnung. Die innere Reinigung, die im November vollzogen wurde, ist beendet. Sowohl das *persönliche* und das *soziologische* als auch das *natürliche* Unbewußte sind geklärt und in die Harmonie des Seins integriert – sie sind befreit von allen Trübungen der Ichsucht. Der Mensch, der die Arbeit in der Unterwelt bei Frau Holle nicht gescheut hat, kann nun auf den Grund seines Daseins schauen und in der Klarheit seines Geistes, in der Reinheit seiner Seele, die Weisheit erblicken – den Sinn seines Lebens. Das Gold der Frau Holle wird ihm zuteil.

Der 25. November ist – wie bereits erwähnt – der Gedenktag der heiligen Katharina. Als Schutzherrin der Philosophen und Gelehrten markiert sie das Ende der seelisch-geistigen Qualen und den Beginn der inneren Reinheit und der Besinnlichkeit. Die Nebel, die noch im November das Antlitz der Erde verhüllten und die irdische Welt in eine kalte und nasse, ungemütliche und unbarmherzige Hölle verwandelten, treten zurück. Die Luft wird klar und trocken, und der Höllencharakter weicht dem unwiderstehlichen Flair eines Wintermärchens. Die Sterne funkeln am Himmel, der Mond leuchtet den Weg durch die heimeligen Wälder, und so weit das Auge reicht, lockt die Weisheit der schneebedeckten Natur. Immer noch ist die Sonne auf ihrem Weg in den Süden, und immer noch werden die Tage kürzer und die Nächte länger, aber die Schreckensmomente sind vorüber. Voller Hoffnung richtet die nördliche Erdhalbkugel ihre Sinne

nach vorn, auf den bedeutendsten aller Tage und die segens-
reichste aller Nächte, da das Licht des Lebens wieder erscheint
und die Herzen der irdischen Wesen mit Liebe und Zuversicht,
mit Mut und Kraft überschüttet, um in den tiefsten Tiefen der
Unterwelt, im dunkelsten Dunkel der Vergänglichkeit nicht zu
resignieren.

Am 8. Dezember feiert die Christenheit »Mariä Empfängnis«.
An diesem Tag kehrt das Licht der Welt in die Finsternis des
irdischen Leibes der heiligen Maria ein. Wie schon gesagt, kann
Maria auf der energetischen Ebene mit dem Yin-Prinzip identifiziert werden. In Anlehnung an die christliche Legende ist der
8. Dezember der Tag, an welchem das Yin das letzte Yang ein-
saugt und völlig von der Erdoberfläche verdrängt. Wie im August, in dem das Yang für wenige Tage die Polarität des Lebens
außer Kraft setzte und über das Yin regierte, ist es nun das Yin,
das sich über die Erde ausbreitet und dem Yang keine Chance
läßt. Die Natur ist ohne Lebenskraft, die sie nach außen proji-
zieren könnte, um die Welt zu verändern. Sie ist in diesen Tagen
einzig und allein durch ihre Hingebungsbereitschaft und jungfräuliche Empfängnisbereitschaft charakterisiert. Sie dürstet
nach den himmlischen Kräften, nach den Göttern des heidnischen Pantheons, nach dem kosmischen Licht des Lebens, nach
dem Goldrausch des unbeschwerten Daseins. Das Yang ist auf
seinem Nullpunkt angekommen, und das Leben ist ohne Aggression und Expansion, ohne Streitsucht und Machtbesessen-
heit. An ihre Stelle treten Hilfsbereitschaft und Nächstenliebe,
Brüderlichkeit und Barmherzigkeit. Das Yang ist gestorben, um
am 21. bzw. 24. Dezember wiedergeboren zu werden, und die
Christenheit feiert die Geburt ihres Gottessohnes. Im Zeichen
der Geburt, dieser Wiedergeburt der aufwärtsstrebenden Lebensenergien, steht der Dezember, in dem sich die Spiritualität

vollendet und sich die tiefste Integration des irdischen Lebens in die kosmische Harmonie erfüllt.

Bereits die heidnischen Germanen kannten die Adventszeit. »Advent« wird heute, im christlichen Europa, mit »Ankunft« übersetzt. Seine ursprüngliche Bedeutung jedoch, die noch bei den frühen Germanen Verwendung fand, erkennt man dann, wenn man hinter das »A« ein »n« setzt und den Namen als »An-d-vent« liest. »An-der-Wende« hieß die Zeit vor der Sonnenwende am 21. Dezember. In ihr gedachte man der wiederkehrenden Sonne, des himmlischen Lichts, ohne das kein irdisches Leben möglich ist.

Die heidnischen Germanen waren ein in die Natur integriertes Volk. Sie wußten noch, was es heißt, in der Wildnis einen Winter mit meterhohem Schnee zu erleben. Um nicht zu erfrieren, saßen sie lange Zeit mit ihrer Familie um das Feuer, und nur selten gingen sie hinaus, um eine Arbeit zu verrichten. In dieser kalten, finsteren Einöde war allein schon das Wissen um die Rückkehr der Sonne, auch wenn sie noch lange nicht spürbar war, wie eine Erlösung. Die Sonne war damals noch gleichbedeutend mit Leben. Mit ihr waren Liebe, Kraft und Zuversicht verbunden, die ein Mensch benötigte, um die eisige Dunkelheit zu überstehen. Die Bräuche, die sich in diesen Tagen gebildet haben, hängen sehr eng mit dem an der Wintersonnenwende wiedererwachenden Leben zusammen. Sie gründen in der Sehnsucht nach dem wiederkehrenden Licht, nach der wiederkehrenden Fruchtbarkeit.

Der Adventskranz symbolisiert die Lebenskraft, die stärker ist als jede Dunkelheit, stärker als jede Kälte und stärker als der Tod. Er ist aus Tannenzweigen geflochten, aus den Ästen eines immergrünen Baumes, der selbst in der weißen Wüste aus Schnee und Eis noch sein Lebensgrün erhält. Die Kerzen, die auf ihm entzündet werden, stellen das wiederkehrende Sonnenlicht dar. Erst eins, dann zwei, dann drei, dann vier, und dann, am Tag der Wintersonnenwende, wird der ganze Tannenbaum, der die Weltesche Yggdrasil und die nördliche Erdhalbkugel symbolisiert, mit dem Licht des Lebens erleuchtet.

Odin, der Gott der Weisheit, zog auf seinem Roß als »Hruodhperaht« (Ruprecht, der Ruhmumglänzte) durch das Land. Er verteilte Äpfel und Nüsse, die seit je als Sinnbilder der Fruchtbarkeit gelten. Darüber hinaus hatte er eine Rute, eine Lebensrute, mit welcher er die Lebensgeister in den Menschen und in der Natur erweckte. Das alte Jahr starb, und das neue wurde geboren, doch bevor es geboren wurde, so glaubte man, müsse es aus den Tiefen der Unendlichkeit gerufen und wachgerüttelt werden. Die Lebensrute war ein Symbol der Weisheit, ein Sinnbild des Wissens um die Wiedergeburt allen Lebens.

Die letzten drei Donnerstagnächte vor Weihnachten waren die Klopfnächte. Burschen und Mädchen vermummten sich und zogen lärmend von Haus zu Haus. Sie klopften an die Fensterläden und warfen Mais, Erbsen, Bohnen, Linsen und andere Fruchtbarkeitssymbole an die Fenster. Die Leute empfingen und bewirteten sie oder entlohnten sie mit Nahrungsmitteln aller Art. Zusätzliche Geschenke konnten sie erwarten, wenn sie über das Feld sprangen und auch dort ihren Fruchtbarkeitszauber vollführten – dann nämlich, glaubte der Bauer, würde die kommende Ernte ganz besonders gut ausfallen.

An diesem Brauch erkennt man die Ambivalenz der Weihnachtszeit. Der Donnerstag war dem Gott Donar (Thor) geweiht, dem Gott des Donners, der im Kampf gegen die bösen Geister angerufen wurde. Durch das Lärmen – Schreien und Klopfen – vertrieb man die bösen Mächte, die jetzt, da die Dunkelheit ihre größte Ausdehnung erreicht hatte, ganz besonders wild durch die Lüfte brausten. Gleichzeitig wurde die Fruchtbarkeit in die Häuser und auf die Felder getragen. Das Weihnachtsfest ist ein Totenfest und gleichzeitig ein Fruchtbarkeitsfest. In ihm treffen Tod und Geburt zusammen.

Die herumziehenden Burschen und Mädchen stellten die Geister und Hexen dar, die durch die Lüfte sausen. Sie repräsentierten die Mächte der Finsternis, vor welchen man sich zwar schützen muß, denen man aber trotzdem die Fruchtbarkeit zu verdanken hat – schließlich wurzeln die Pflanzen in der Unterwelt, und nur, wenn diese die Fruchtbarkeit zuläßt, kann die irdische Frucht gedeihen. Nicht umsonst war »Luzifer« in der Antike der Name des Morgensterns, der den Tag einleuchtet. So gefährlich diese Energien der Finsternis auch sind, so unerläßlich sind sie uns auf dem Weg zu unserer Ganzheit und somit auf dem Weg zu unserer Gesundheit.

Ähnlich wie die heidnischen Bräuche gestalten sich die christlichen Bräuche der Vorweihnachtszeit. Sowohl die Adventszeit, in welcher die Adventskränze geflochten und die Kerzenlichter entzündet werden, als auch die Klopfnächte haben sich bis auf den heutigen Tag erhalten. Darüber hinaus findet man noch folgende Sitten vor:

Der 4. Dezember ist der Gedenktag der heiligen Barbara. Sie gehört zu den vierzehn Nothelfern und ist die Schutzheilige der Sterbenden (des nun sterbenden Jahres?). An ihrem Tag bricht man Äste von Obstbäumen und stellt sie ins Wasser, wo sie bis zum großen Fest erblühen sollen.

Der 6. Dezember ist der Nikolaustag. Was für die Erwachsenen der November war, ist für die Kinder der Nikolaustag. Da man davon ausgehen kann, daß ein Kind noch nicht so viele Verstöße gegen die natürliche Harmonie begangen hat, genügt es, wenn es an einem einzigen Tag mit seinen Missetaten konfrontiert wird und für diese, in Form einer mehr oder weniger starken Angst vor dem Nikolaus, Buße tut. Die Lebensrute des Odin wurde hierfür von den Christen zur Rute der Bestrafung umgedeutet – wie auch die Weisheit und das Wissen um die Wiedergeburt mit Strafe belegt wurden. Der heilige Nikolaus ist der Schutzpatron der Kinder und Verbrecher.

Das Weihnachtsfest schließlich, das große Fest, auf welches sich die Menschen der nördlichen Erdhalbkugel den ganzen Dezember hindurch gefreut haben, begann bei den Germanen am 21. Dezember, am Tag der Wintersonnenwende. Es dauerte elf Tage und zwölf Nächte, weshalb es auch die »Zwölften« genannt wurde. Zwölf Nächte dauerte das Weihnachtsfest deshalb, weil die Differenz zwischen einem Mondjahr und einem Sonnenjahr elf und einen viertel Tag beträgt. In dieser Zeit, dachten sie, stehe das Sonnenrad still, und deshalb mußten auch die irdischen Räder, vor allem die Spinnräder, stillstehen. Die »Zwölften« betrachtete man als Geschenk des Himmels. An ihnen durfte man nicht arbeiten. Sie waren ausschließlich dem Feiern und Glücklichsein gewidmet und dem Dank an die Götter dafür, daß sie das Leben auf der Erde wieder erwachen ließen. Während die Frühlings-Tagundnachtgleiche den Beginn des sichtbaren Lebens markiert, ist das Weihnachtsfest ein Symbol für den Uranfang allen Lebens. Es verbindet den Menschen mit seinen tiefsten Wurzeln und führt ihm die grundlegendsten Weisheiten vor Augen, die sich in der Liebe zum Leben, in der Liebe zu den Menschen, in der Liebe zur Natur und in der Liebe zu Gott offenbaren. Die Liebe ist der Grund des Seins, die tiefste Wahrheit der kosmischen Existenz – sie allein verbindet, wo scheinbare Gegensätze trennen. Weihnachten ist das Fest der Liebe, der Brüderlichkeit und der Freundschaft und nicht zuletzt ein Fest der Gleichheit aller Menschen.

Die Römer feierten vom 17. bis zum 23. Dezember die Saturnalien. In Anlehnung an das Goldene Zeitalter wurden während dieses Festes alle Standesunterschiede aufgehoben und alle Menschen als gleich betrachtet. Die Sklaven zählten in diesen Tagen ebensoviel wie die Senatoren. Gemeinsam saßen sie an einem Tisch, um die Freuden der Festlichkeiten zu genießen. Man beschenkte sich und trank sich gegenseitig zu. Am letzten Tag wurden die Sklaven gar von ihren Herren bedient.

Die Germanen entzündeten in der längsten Nacht des Jahres, in der sogenannten Mütternacht, in welcher das Licht aus der Dunkelheit, das Yang aus dem Yin geboren wird, das Winter-Sonnenwendfeuer. Mit diesem holten sie die kosmische Sonnenkraft auf die Erde nieder. Sie trugen das Feuer in ihre Wohnungen und mit diesem das neue Leben in ihr Bewußtsein. Der Weihnachtsbaum oder die Tannenzweige waren geschmückt mit Nüssen und Äpfeln und mit Gebildebroten, die Odin, seinen Schimmel oder das Sonnenrad darstellten. Lärmend zogen die Menschen durch die Straßen. Sie besuchten ihre Verwandten, um sie zu beschenken. Die einsame Zeit war mit der Sonnenwende vorüber. Am 21. Dezember öffnete sich die Familie wieder der Gemeinschaft, vor allem den näheren Verwandten und Bekannten, um mit diesen gemeinsam die zwölf geweihten Nächte zu begehen. Nach fast zwei Monaten innerer Einkehr und Besinnung wandte man sich nun wieder dem Leben und den wohlverdienten Festlichkeiten zu.

Auch für die Christen ist am heiligen Abend die »geschlossene Zeit« beendet. In den »Zwölften«, die im Christentum vom ersten Weihnachtsfeiertag bis zum Dreikönigstag dauern, folgt ein Festtag auf den anderen. Der Reihe nach werden der Stephanstag, der Johannistag, der Tag der unschuldigen Kinder, das neue Jahr, die Beschneidung Jesu und der Dreikönigstag begangen.

180

Die Familien verlassen ihr Haus und feiern gemeinsam mit den Dorfbewohnern die zahlreichen Gottesdienste. Sie besuchen ihre Verwandten und Bekannten, um Geschenke und Neuigkeiten auszutauschen. Das Weihnachtsfest ist das Fest der wiedererwachenden Freundschaft. Man taucht auf aus seiner isolierten Versenkung, um gemeinsam mit seinen Liebsten die Liebe unter die Menschen zu bringen, den Frieden, den wir alle ersehnen. Die Liebe stand am Anfang der Welt. Sie war es, die Gott veranlaßte, die Welt zu erschaffen. Sie ist die tiefste Weisheit, die man erkennen kann, und das größte Geschenk, das uns das Leben darreicht. Ihrer sollten wir in diesen Tagen gedenken.

Die Nahrung

Der Advent ist die Zeit der Besinnung. Das Bewußtsein sollte sich in diesen Tagen auf seine religiöse Dimension konzentrieren. Ebenso wie Hochzeiten und Tanzveranstaltungen sind auch die kulinarischen Hochgenüsse eine Ablenkung. Die Mahlzeiten sollten bis zum Fest einen spartanischen Charakter haben und auf das notwendige Minimum reduziert werden.

Von sehr hohem traditionellen Wert sind in der Weihnachtszeit die dargereichten Leckereien – Weihnachtsgebäck, Pfefferkuchen, Baumkuchen, Früchtebrot, Christstollen und Lebkuchen. Wie Archäologen herausgefunden haben, reicht die Geschichte des Lebkuchens in die Zeit der Pharaonen zurück. Er wurde den Toten mit ins Grab gegeben, um sie auf dem langen Weg durch die Unterwelt zu ernähren. Ohne ihn, so glaubte man, würden die Verstorbenen niemals im jenseitigen Leben ankommen. Auch für uns ist dieses Gebäck, vor allem im seelisch-geistigen Bereich, ein wertvolles Lebensmittel. Mit seiner Hilfe können wir die kalten, finsteren Wintertage viel leichter überstehen und unbeschadet den jenseitigen Frühling erreichen. Doch auch hier gilt, daß die Leckereien bis zum Weihnachtsfest nur in Maßen genossen werden sollten.

Auf der energetischen Ebene bewegen wir uns noch immer von den Höhen des Yang, die wir im Sommer bestiegen haben, in die Tiefen des Yin. Ganz unten, an unseren Wurzeln, sind wir noch immer nicht angekommen. Unsere Mahlzeiten sollten demnach bis zur Wintersonnenwende weiterhin einen eindeutigen Yin-Überschuß aufweisen und so unser »Nach-innen-Gehen« unterstützen. Fleisch und Wurstwaren sollten weitgehend gemieden werden, da sie den Organismus sehr stark yangisieren.

Am Weihnachtsabend haben wir den tiefsten Grund des Seins erreicht. Auf dem Höhepunkt des Yin wird das Yang geboren. Im Volksmund heißt der Weihnachtsabend in manchen Gegenden auch »Dickbauchabend« oder »Vollbauchabend«. Die Fastenzeit ist vorüber. Das Festmahl darf serviert werden. Elf Tage und zwölf Nächte lang können wir feiern, essen und trinken, soviel wir wollen, ohne Rücksicht auf Yin und Yang, Säuren und Basen, Pfunde und Kalorien. Gott erschuf die Welt, um sich an ihr zu erfreuen. Ebenso sollten auch wir uns in diesen Tagen am Leben erfreuen und es uns nach Herzenslust gutgehen lassen.

Die Germanen nannten das Weihnachtsfest »Jul-Fest«. Das Hauptmahl, das serviert wurde, war der Juleber »Gullinbursti« (goldborstig), der den Germanen heilig war. Er symbolisierte die Fruchtbarkeit und wiederkehrende goldene Sonne. Nach ihm wurde der Dezember auch »Schweinemonat« genannt.

In der christlichen Tradition haben sich in den einzelnen Regionen so viele unterschiedliche kulinarische Bräuche entwickelt, daß es unmöglich ist, sie an dieser Stelle aufzuführen. Es sei hier auf die entsprechende Heimatliteratur verwiesen.

Die Nahrungsmittel des Monats und ihre energetische Wirkung			
Sie sollten in den Hintergrund treten		**Sie kommen hinzu**	
		Fisch	
		Fleisch	

a: yangisierend
aa: stark yangisierend
aaa: sehr stark yangisierend

i: yinisierend
ii: stark yinisierend
iii: sehr stark yinisierend

Die Nahrungsmittel des Monats		
	energetische Wirkung	**chemische Wirkung**
Salat		
Chicorée	a	b
Endivie	a	b
Feldsalat	a	b
Gemüse		
Fenchel	i	b
Lauch	a	b
Wurzel- und Knollengemüse		
Karotte	aa	b
Kartoffel	iiii	bb
Rote Bete	i	b
Schwarzwurzel	aa	b
Sellerie	i	b
Topinambur	i	b
Marone	aaa	bb
Kohlgemüse		
Blumenkohl	i	b
Brokkoli	i	b
Chinakohl	i	b
Grünkohl	i	b

Kohlrabi	i	b
Rosenkohl	i	b
Rotkohl	ii	b
Weißkohl	ii	b
Wirsing	ii	b
Obst		
Apfel	aa	b
Birne	iii	b
Nüsse		
Haselnuß	iii	s (wenig)
Walnuß	ii	s (wenig)
Süßungsmittel		
Honig	iii	b
Melasse	iii	b
Traditionelles		
Baumkuchen		
Christstollen		
Früchtebrot		
Lebkuchen		
Pfefferkuchen		
Fleisch		
Geflügel	a	s
Hase	a	s
Kalb	a	s
Kaninchen	a	s
Rind	a	s
Schaf	a	s
Schwein	iiiii	s
Fisch		
Aal	iiii	s
Hecht	a	s
Hering	aaa	s
Karpfen	i	s

Makrele	aa	s
Sardine	aa	s
Wie das ganze Jahr		
Getreide		
Knoblauch	a	b
Meerrettich	a	b
Milch	i	b
Milchprodukte		
Spinat	i	b
Zwiebel	a	b

a:	yangisierend	Die Stärkegrade gelten nur
aa:	stark yangisierend	innerhalb der drei großen Gruppen
aaa:	sehr stark yangisierend	Gemüse, Früchte und tierische
i:	yinisierend	Produkte. Im allgemeinen
ii:	stark yinisierend	sind tierische Produkte mehr
iii:	sehr stark yinisierend	yang als pflanzliche und Früchte
s:	sauer	mehr yin als Gemüse.
b:	basisch	

Januar
Hartmonat, Kahler Monat, Eismonat, Stubenmonat, Ofenmonat

Der Januar war bei den Römern dem Gott Janus geweiht. Janus ist der Gott der Anfänge, der neben den Jahresanfängen auch für die Tages- und Monatsanfänge zuständig ist. Von den Gläubigen wird er im Gebet als erster angerufen. In der Kunst ist er doppelköpfig dargestellt. Er ist der Hüter der Schwelle zwischen dem Diesseits und dem Jenseits mit der Fähigkeit, gleichzeitig in entgegengesetzte Richtungen zu schauen. Er blickt nach vorne und nach hinten, in die Zukunft und in die Vergangenheit.

Das alte Jahr ist vorüber. Aus ihm wurde das neue Jahr geboren, an dessen Anfang wir nun stehen. Die Geburt dauerte zwölf Nächte. Je nachdem, ob man sich am heidnischen, natürlichen Weihnachtsfest orientiert oder am christlichen, ist der reguläre Jahresbeginn am 2. oder 6. Januar. An diesem Termin ist die Schwelle überschritten. Das Yang ist aus dem Yin geboren, und gemeinsam können sie nun wieder die für das Leben notwendige polare Spannung erzeugen. Fünfundzwanzig, nach christlichen Terminen neunundzwanzig Tage nach »Mariä Empfängnis«, bei welcher das Yang vom Yin aufgesaugt wurde, erscheint das Yang erneut auf der Erdoberfläche. Die Zeit der Weisheit, der Höhepunkt der irdischen Finsternis, ist vorüber. Die Lebensenergien keimen auf, und ein neuer Abschnitt im Leben der Natur beginnt.

Im Dezember lagen die Samenkörner, die im Oktober und November von den Bäumen fielen, in der Erde wie in einem Grab. Abgeschnitten vom Leben, ruhten sie in der Dunkelheit des starrgefrorenen Bodens. Die Lebensenergien waren auf ein Minimum reduziert, und nicht einmal die lebensnotwendige Atmung fand statt. Nun, im Zeichen des Neubeginns, erwachen die Keimlinge zu neuem Leben. Die ersten chemischen Prozesse laufen an, und das zukünftige Leben wird sich seiner selbst bewußt.

Die Germanen begingen den Anfang des neuen Jahres am 2. Januar mit dem Berchtholdsfest. In der sogenannten Berchtholds- oder Perchtennacht fand der Umzug zu Ehren der Erdgöttin Frigg statt. Frigg wurde als weißgekleidete Frau dargestellt, mit einer Spindel in der Hand, die darauf hinwies, daß sich nun die Spinnräder drehen und die Arbeiten wieder verrichtet werden durften. Mit ihr zogen zwölf häßliche und zwölf schöne Perchten, die das alte und das neue Jahr symbolisierten, lärmend durch das Dorf. Zwischen den beiden Gruppen fanden Wettkämpfe statt – singen, streiten, laufen und schreien – bei welchen immer die schönen gewinnen mußten. Das neue Jahr besiegte das alte.

In der letzten der zwölf heiligen Nächte wurden die Seelen der Verstorbenen bewirtet. Auf den Tischen servierte man Speisen und Getränke, die über Nacht stehen blieben. Am nächsten Morgen ging die Hausmutter oder der Hausvater mit einer Räucherpfanne und einer Lebensrute durch die Wohnung. Mit der Rute wurden die Seelen aus den Winkeln gefegt. Die Räume wurden geräuchert und gereinigt und auf das neue Jahr vorbereitet. Das alte Jahr wurde aus dem Haus und somit aus den letzten Winkeln des eigenen Bewußtseins vertrieben, und dem neuen Jahr wurde Tür und Tor geöffnet.

Die katholischen Christen feiern an Stelle des Berchtholdsfestes die Epiphanie, das »Sichtbarwerden der göttlichen Herrlichkeit Christi«. Obwohl Jesus am 24. Dezember geboren wurde, wird er erst am 6. Januar für die Welt sichtbar. Die Geburt dauerte zwölf Nächte. Im Volksglauben ist der 6. Januar nach wie vor der »Dreikönigstag«, an welchem die drei Weisen aus dem Morgenland von Haus zu Haus ziehen und ihren Segen über die Haustür schreiben. »19 C+M+B 9...«. Neben dem Ausräuchern der Wohnräume, das sich in der Christenheit bis auf den heutigen Tag erhalten hat, ist es gerade dieses Symbol, das den Menschen vor Augen führt, daß das alte Jahr vergangen ist und das neue Jahr nun endgültig begonnen hat. Im wahrsten Sinne des Wortes wird dem neuen Jahr mit Hilfe dieses Symbols über dem Eingang Tür und Tor geöffnet.

Das energetische Grundmuster des Januars ist vom Neubeginn gekennzeichnet. Um sich jedoch dem Neuen zuwenden zu können, muß man sich zuerst einmal vom Alten abwenden – und genau hier liegt die Gefahr, die uns im Januar droht. In der Astrologie ist der Januar die Zeit des Steinbocks. Der Regent dieses Sternzeichens ist Saturn, der in der römischen Mythologie mit dem griechischen Kronos identifiziert wird. Kronos ist der Sohn der Gaia (Erde) und des Uranos (Himmel). Als Gaia ihrem Gatten die drei Urkyklopen und die drei hundertarmigen Riesen gebären wollte, stieß dieser seine Kinder immer wieder in den Leib der Mutter zurück. Er haßte sie und wollte es nicht zulassen, daß sie je das Licht der Welt erblickten. Gaia beklagte sich bei ihrem Sohn Kronos über seinen Vater und gab ihm eine Steinsichel, mit der er ihre Schmerzen rächen und beenden sollte. Daraufhin versteckte sich Kronos in seiner Mutter, und als Kronos sich das nächste Mal mit ihr vereinigen wollte, schlug er ihm seine Genitalien ab.

Später entpuppte sich Kronos als ebensolcher Tyrann wie sein Vater. Seine Brüder, die Kyklopen und die hundertarmigen Riesen, warf er in den Tartaros, den tiefsten Teil des Hades. Wegen der Weissagung, daß eines seiner Kinder ihn stürzen und seiner Macht berauben würde, verschlang er alle seine Kinder, sobald sie ihm geboren waren. Zeus, der einzige Sohn des Kronos, der dem Zerstörungswahn seines Vaters entkommen konnte, erfüllte die Weissagung dennoch. Er befreite die Kyklopen und die hundertarmigen Riesen, und gemeinsam mit diesen besiegte er seinen Vater. Er stürzte ihn vom Thron in den lebensfeindlichen Tartaros und erklärte sich zu seinem rechtmäßigen Nachfolger. Kronos ist das mythologische Urbild des reformfeindlichen Konservativismus. Er sperrte sich gegen den Lauf der Zeit. Er wehrte sich gegen die Zukunft und somit gegen das eigene Leben. Sowohl die Geschlechtsteile als auch die Kinder symbolisieren den Neuanfang des Lebens. Aus ihnen erwächst die neue Generation, und nur mit ihrer Hilfe kann sich das Leben aus der Gegenwart in die Zukunft hinein entfalten. Kronos versuchte sie beide zu zerstören, um seine gegenwärtige Macht und Jugend zu retten. Ihm war die Zukunft der Untergang, und der Neuanfang war ihm der Anfang vom Ende. Ohne Hoffnung und Zuversicht, ohne Vertrauen und voller Angst, versunken in seinen Pessimismus, klammerte er sich an die Gegenwart und zerstörte alles, was ihm die Zukunft hätte schenken können.

Wir Menschen sollten hieraus unsere Lehren ziehen. In den letzten Monaten waren wir auf der energetischen Ebene unterwegs von den Höhen des sommerlichen Yang zu den Tiefen des winterlichen Yin. Wir verließen die oberflächliche Leichtigkeit des Seins, um in den Tiefen der irdischen Finsternis die Wahrheit des Lebens zu ergründen. Gemeinsam mit der Sonne und der übrigen Natur erreichten wir im Dezember den tiefsten Punkt, den die gesunde Natur noch zu kompensieren vermag. An diesem sollten wir unsere Mission in die verborgenen Dimensionen der unterirdischen Welt beenden und uns wieder nach oben orientieren – hin zum Tageslicht, zur irdischen Lebensfreude. Keinesfalls dürfen wir noch weiter in die Tiefen der Unterwelt vordringen, denn dann würden wir in den Tartaros gelangen, in den lebensfeindlichen Teil des Hades, in endlose Finsternis und eisige Kälte, in welche es auch Kronos verschlagen hat.

Eine annähernde Vorstellung vom Tartaros erhalten wir, wenn wir uns die Natur in den Januartagen betrachten. Die Sonne ist zwar schon wieder auf ihrem Weg in den Norden, und die Tage werden schon wieder länger, aber dennoch fallen die Temperaturen immer weiter. In früheren Zeiten hieß der Januar unter anderem »Hartmonat« oder »Eismonat«. Wie im Sommer, als das Yang über sich hinauswuchs, die lebensfördernde Polarität außer Kraft setzte und die Hundstage einleitete, ist es nun das Yin, das kolossale Ausmaße annimmt und das Leben bedroht. Die Natur wird lebensfeindlich, und nur wer sich gegen sie zu schützen weiß, kann diese Zeit überleben. Nicht umsonst hieß der Januar früher auch »Stubenmonat« oder »Ofenmonat«. Die Wärme, die auf der energetischen Ebene dem Yang entspricht, ist das einzige, was uns gegen die Gefahren der Natur, gegen die Übermacht des Yin zu helfen vermag.

Nichtsdestotrotz ist der Januar ein überaus wichtiger Monat. Immer wieder bildet er im Kreislauf des Lebens den Neuanfang – die Zeit der Regeneration, der Hoffnung und der Zuversicht. Äußerlich bedroht er zwar das irdische Leben, aber in den Tiefen der Unterwelt, in den Tiefen des menschlichen Bewußtseins, gebiert er das zukünftige Werden und Vergehen. Er ist der Vater aller Dinge, die Mutter allen Seins. Unter seiner Führung sollten wir Abschied nehmen vom alten Jahr, vom alten Groll und von alten Schmerzen und uns dem neuen, unbefleckten Jahr zuwenden, das nun an unsere Pforte klopft. Es ist ein neuer Anfang – eine neue Hoffnung.

Die Nahrung

Der Januar steht im Zeichen des Neubeginns. Während in den letzten Monaten die Yin-Kräfte auf dem Vormarsch waren und das Leben mit in die Tiefen der Finsternis nahmen, gilt es nun, diese nach innen gerichtete Bewegung zu beenden. Am Höhepunkt des Yin wird das Yang geboren, das sich der Übermacht des Yin entgegenstellt und einen neuen Lebenszyklus einleitet. Für unsere Ernährung bedeutet dies, daß sie nun keinen Yin-Überschuß mehr aufweisen darf. Wir sind am tiefsten Punkt unserer Existenz angelangt. Jedes weitere Yinisieren würde uns in die Nähe des lebensfeindlichen Tartaros führen, in die Nähe der Yin-Überschuß-Erkrankungen. Aus diesem Grund sollten wir darauf achten, daß die Mahlzeiten im Yin-Yang-Gleichgewicht sind oder aber einen leichten Yang-Überschuß haben.

Am Dreikönigstag endet die Weihnachtszeit. Die Weihnachtsbäume werden abgeräumt, und das letzte Gebäck und die letzten Kuchen sollten verzehrt werden. Ein letztes Mal gedenken wir an diesem Tag der geweihten Nächte. Noch einmal essen wir den Christstollen, der das Christkind in der Krippe symbolisiert, und den Lebkuchen, der die Toten aus dem Diesseits in das Jenseits begleitet. Aber dann, wenn wir im Jenseits angekommen sind und das neue Jahr geboren ist, ist es unsere Aufgabe, unsere Kraft dem neuen Leben zu widmen, das sich in den verborgenen Tiefen zu entfalten beginnt. Es kommt die Zeit, da wir das neuerwachte Leben gegen die hereinbrechende Übermacht des Yin schützen müssen – nicht zuletzt dadurch, daß wir uns auf der energetischen Ebene ausgewogen ernähren. Früher hieß der Januar auch »Kahler Monat«. Die Felder sind schneebedeckt, und nur wenige Pflanzen können unter solchen klimatischen Bedingungen gedeihen. Wollten wir uns nur von frischgeernteten Lebensmitteln ernähren, wäre der Speiseplan auf ein spartanisches, bisweilen sogar asketisches Maß reduziert. Neben Feldsalat, Chicorée, Spinat, Lauch und einigen Kohlarten würden wir kaum etwas Eßbares finden. Aber auch jetzt läßt uns die Natur nicht im Stich. Die Nahrungsmittel können haltbar gemacht werden, so daß man sich, ähnlich wie die Tiere, einen Wintervorrat schaffen kann. Vor allem das Anlegen von Mieten ist in der natürlichen Lebensweise von zentraler Bedeutung, da es hierbei zu keinerlei chemischen Veränderungen der Lebensmittel kommt. Hauptsächlich Wurzelgemüse schichtet man hierbei pyramidenförmig übereinander, deckt es mit Stroh ab und schüttet etwa zehn bis zwanzig Zentimeter Erde darüber. Selbst nach zwei bis drei Monaten ist es noch fast ebenso frisch wie zur Ernte. Auf diese Weise steht uns auch im »Kahlen Monat« und in den beiden folgenden Monaten ein ansehnliches Speiseangebot zur Verfügung, so daß wir ohne weiteres auf die exotischen Früchte, die ein störendes sommerliches Energiemuster aufweisen, verzichten können. Das ganze Jahr hindurch können wir uns von unserem eigenen Boden ernähren.

Die Nahrungsmittel des Monats und ihre energetische Wirkung			
Sie sollten in den Hintergrund treten		Sie kommen hinzu	
Blumenkohl	i		
Endivie	a		
Fisch			
Fleisch			
Marone	aaa		
a: yangisierend i: yinisierend aa: stark yangisierend ii: stark yinisierend aaa: sehr stark yangisierend iii: sehr stark yinisierend			

Die Nahrungsmittel des Monats	energetische Wirkung	chemische Wirkung
Salat		
Chicorée	a	b
Feldsalat	a	b
Gemüse		
Fenchel	i	b
Lauch	a	b
Wurzel- und Knollengemüse		
Karotte	aa	b
Kartoffel	iiii	bb
Rote Bete	i	b
Schwarzwurzel	aa	b
Sellerie	i	b
Topinambur	i	b
Kohlgemüse		
Brokkoli	i	b
Chinakohl	i	b
Grünkohl	i	b
Kohlrabi	i	b
Rosenkohl	i	s
Rotkohl	ii	b
Weißkohl	ii	b
Wirsing	ii	b
Obst		
Apfel	aa	b
Birne	iii	b
Nüsse		
Haselnuß	iii	s (wenig)
Walnuß	ii	s (wenig)
Süßungsmittel		
Honig	iii	b

Melasse	iii	b
Wie das ganze Jahr		
Getreide		
Knoblauch	a	b
Meerrettich	a	b
Milch	i	b
Milchprodukte		
Spinat	i	b
Zwiebel	a	b

a:	yangisierend	Die Stärkegrade gelten nur
aa:	stark yangisierend	innerhalb der drei großen Gruppen
aaa:	sehr stark yangisierend	Gemüse, Früchte und tierische
i:	yinisierend	Produkte. Im allgemeinen
ii:	stark yinisierend	sind tierische Produkte mehr
iii:	sehr stark yinisierend	yang als pflanzliche und Früchte
s:	sauer	mehr yin als Gemüse.
b:	basisch	

Februar/März
Hartung, Weibermonat, Spörkel,
Reinigungsmonat

Einst saß Frey auf dem Hochsitz im Himmel, von wo aus er die ganze Welt überblicken konnte. Da sah er in Riesenheim die schöne Gerda, die Tochter des Gymir und der Aurboda. Auf Anhieb verliebte er sich in sie:

> Inniger hat niemals seit der Urzeit Tagen
> Ein Mann ein Mädchen geliebt,
> Doch von Asen und Elben kein einziger will es,
> Dass wir beide zusammen sind.[36]

Obwohl sie eine Riesin war, setzte er alles daran, sie zur Frau zu bekommen. Skirnir, sein treuer Diener, ritt nach Riesenheim, um seine Werbung vorzutragen. Er überwand die bissigen Hunde, die am Zaun angebunden waren, und den Wächter des Gehöfts und brachte Gerda das Geschenk seines Herrn dar – elf goldene Äpfel und einen Ring. Aber Gerda lehnte den Heiratsantrag ab.

> Der Äpfel elf nehm ich nicht an
> Um eines Mannes Minne,
> Noch mag ich und Frey, dieweil wir atmen beide,
> Je zusammen sein.[37]

Skirnir wußte um den Liebesschmerz seines Herrn. Er wußte, daß dieser niemals mehr glücklich werden würde, wenn er Ger-

da nicht zur Gemahlin bekäme, und deshalb bedrohte er sie mit
dem Schwert.

> Siehst du, Mädchen, das Schwert, das schmale bunte,
> Das ich halt in der Hand?
> Das Haupt hau ich vom Hals dir ab,
> So du dich ihm weigern willst.[38]

Doch Gerda blieb hart.

> Zu keiner Zeit werd ich Zwang erdulden
> Um eines Mannes Minne.
> Wohl aber wähn ich, gewahrt dich Gymir,
> Daß ihr Kühnen zum Kampfe kommt.[39]

In seiner ausweglosen Situation griff Skirnir letztendlich zum
magischen Zauberzwang.

> Mit der Zauberrute zwingen werd ich dich,
> Maid, zu meinem Willen.
> Dahin wirst du kommen, wo Kinder der Menschen
> Dich nicht mehr sollen sehn.

> Einsamkeit und Abscheu, Zwang und Ungeduld
> Mehren dir Trübsinn und Tränen,
> Sitze nieder, so sag ich dir
> Des Leides Last
> Und schweren Schmerz.

> Mit dreiköpfigem Thursen teile das Leben
> Oder altre unvermählt.

Sehnsucht scheuche dich
Von Morgen zu Morgen;
Wie die Distel dorre, die sich gedrängt hat
In des Ofens Öffnung.[40]

Nun endlich gab Gerda nach.

Heil sei dir vielmehr, Held, und nimm hin den Eiskelch
Firnen Metes voll.
Doch war es mein Sinn, ich sollte nie
Einen Wanen wählen.

Barri heißt, den wir beide wissen,
Stiller Wege Wald:
Nach neun Nächten wird Njörds Sohn
Gerda Freude schenken.[41]

Frey, Njörds Sohn, ist der Gott der Fruchtbarkeit, des Regens
und des Sonnenscheins. Am Firmament wird er durch die Sonne
symbolisiert. Gerda ist die unterirdische Lebenskraft, die mit
Schnee bedeckte Erde. Ihr Name bedeutet »Durch Einzäunung
geschützt«.
Die Sonne gewinnt im Februar wieder an Kraft. Ihre Strahlen
ergießen sich über die nördliche Erdhalbkugel, um sich mit der
Erde zu vereinen und das Leben zu erwecken. Aber sie wird
abgewiesen. Der Schnee, der die Erde immer noch beschützt,
reflektiert sie und vertröstet sie auf einen späteren Termin – auf
das Osterfest, an welchem dann die Hochzeit der beiden Gestirne bzw. der beiden Götter stattfindet.
Im Februar wird das Leben auf die Fruchtbarkeit, auf die im
März stattfindende Hochzeit vorbereitet. Ein wichtiger Aspekt

hierbei ist die Reinigung, die dem Februar seinen Namen gab. Aus dem Lateinischen übersetzt bedeutet »februarius« »Reinigungs- und Sühnemonat«. Das alte Jahr wird nun endgültig überwunden, und die Natur bereitet sich auf das neue Jahr vor – sie reinigt sich, um es gebührend empfangen zu können.

Die antike Mythologie gibt uns mit der Sage von »Deukalion und Pyrrha« ein wertvolles Hilfsmittel für die seelisch-geistige Integration in dieses energetische Grundmuster.

Zeus, dem Weltbeherrscher, kamen aus der Welt der Menschen schlimme Gerüchte über Gotteslästerungen zu Ohren. Als er sich von deren Richtigkeit überzeugen wollte und in Menschengestalt über die Erde wandelte, erkannte er, daß die Gerüchte viel harmloser waren als die Realität. Die Gottlosigkeit und der Sittenverfall waren kaum noch mit Worten zu beschreiben. Die natürliche Harmonie war völlig außer Kraft gesetzt, und die Menschen hatten jegliche Werte verloren – sie waren böse, hinterhältig, egoistisch und gemein.

Als Zeus in den Olymp zurückkam, beschloß er, die Erde von dem verruchten Menschengeschlecht zu reinigen. »Auf der Stelle ward der Nordwind samt allen andren die Wolken verscheuchenden Winden in die Höhlen des Äolos verschlossen und nur der Südwind von ihm ausgesendet. Dieser flog mit triefenden Schwingen zur Erde hinab, sein entsetzliches Antlitz bedeckte pechschwarzes Dunkel, sein Bart war schwer von Gewölk, von seinem weißen Haupthaar rann die Flut, Nebel lagerten auf der Stirne, aus dem Busen troff ihm das Wasser. Der Südwind griff an den Himmel, faßte mit der Hand die weit umherhangenden Wolken und fing an sie auszupressen. Der Donner rollte, getränkte Regenflut stürzte vom Himmel; die Saat beugte sich unter dem wogenden Sturm, darnieder lag die Hoffnung des Landmanns, verdorben war die langwierige Arbeit des ganzen

Jahres. Auch Poseidon, des Zeus Bruder, kam ihm bei dem Zerstörungswerk zu Hilfe, berief alle Flüsse zusammen und sprach: ›Laßt euren Strömungen alle Zügel schießen, fallt in die Häuser, durchbrechet die Dämme!‹ Sie vollführten seinen Befehl, und Poseidon selbst durchbrach mit seinem Dreizack das Erdreich und schaffte durch Erschütterung den Fluten Eingang. So strömten die offenen Flüsse über die offene Flur hin, bedeckten die Felder, rissen Baumpflanzungen, Tempel und Häuser fort. Blieb auch wo ein Palast stehen, so deckte doch bald das Wasser seinen Giebel, und die höchsten Türme verbargen sich im Strudel. Meer und Erde waren bald nicht mehr unterschieden; alles war See, gestadelose See.«[42]

Die einzigen, die diese Katastrophe überlebten, waren Deukalion und Pyrrha, die alle anderen Menschen an Rechtschaffenheit und Götterscheu übertrafen. Beim Anblick des verwüsteten Landes und bei der Erkenntnis, daß sie die einzigen Überlebenden waren, brachen sie in Tränen aus. »Ach, was fangen wir Einsamen auf der verlassenen Erde an?« Sie warfen sich vor einen halb zerstörten Altar der Göttin Themis nieder und flehten: »Sag uns an, o Göttin, durch welche Kunst stellen wir unser untergegangenes Menschengeschlecht wieder her? O hilf der versunkenen Welt wieder zum Leben!« Daraufhin sprach die Göttin: »Verlasset meinen Altar, verschleiert euer Haupt, löset euere gegürteten Glieder und werfet die Gebeine euerer Mutter hinter den Rücken.«[43]

Zuerst blickten die beiden einander erstaunt an, doch dann erkannte Deukalion, daß die »Gebeine ihrer Mutter« die Steine der Erde waren. Sie taten, wie Themis ihnen aufgetragen hatte. Sie verschleierten ihre Häupter, lösten ihre gegürteten Glieder und warfen die Steine hinter ihre Rücken. Und siehe da, aus den Steinen wurden Menschen, die die ganze Erde bevölkerten.

Das Wasser hat eine reinigende Kraft, die alles Böse und Finstere hinwegspült. In der Natur ziehen die Bäume und viele andere Pflanzen im Februar erneut das Wasser aus dem Boden hinauf in ihre Äste. Sie saugen es in sich auf, spülen ihre Gefäße aus und bereiten sich so auf das künftige irdische Leben vor.

Auch die Menschen vollzogen im Februar reinigende Rituale. Die Römer feierten am 15. Februar zu Ehren des Fruchtbarkeitsgottes Faunus, der wohl als göttliche Personifikation des Zeugungstriebes angesehen werden kann, die Lupercalien. An diesem Tag wurde am Fuß des Palatins ein Bock geschlachtet. Die »Luperci«, die Priester dieses Opfers, schnitten sich aus dem Fell einen Riemen und einen Schurz, und zogen um den Palatin. Die Entgegenkommenden, vor allem die Frauen, schlugen sie mit dem Riemen, um ihnen Fruchtbarkeit zu verleihen, Unheil von ihnen abzuwenden und sie zu reinigen.

Die Christen feiern am 2. Februar »Mariä Lichtmeß« oder, wie der Tag auch genannt wird, »Mariä Reinigung«. Vierzig Tage nach der Wintersonnenwende findet an diesem Tag die Kerzenweihe und der Umzug mit brennenden Kerzen statt – ein Brauch, der in direktem Zusammenhang mit der wiederkehrenden Sonne zu sehen ist. Den Gläubigen ist dieser Tag der Tag, der an die Reinigung des Kindes Jesu im Tempel erinnert.

Eine ganz besondere Art der Reinigung, die im Februar ihren Höhepunkt findet, ist die Fastnacht. Etymologisch betrachtet ist »Fastnacht« eine Ableitung von »faseln«, was soviel wie »fruchtbar sein« bedeutet. Erst die Christen machten aus der »Faselnacht« eine »Fasten-Nacht«, die die Gläubigen an die bevorstehende Fastenzeit erinnern sollte.

Ursprünglich ist die Absicht der Faschingsbräuche, die finsteren Mächte des Winters zu bekämpfen und die lebensfördernden Kräfte zu unterstützen. Die Masken, die man sich aufsetzte, hatten zum einen die Aufgabe, die Hexen und Dämonen darzustellen, die nun in Scharen als »Wilde Jagd« durch die Lüfte flogen. Zum anderen verbargen sie die wahre Identität ihrer Träger, damit diese nicht von den Geistern erkannt und später für ihre Dreistigkeit bestraft wurden. Geschützt durch die Masken, zogen die Burschen und Mädchen lärmend durch die Gassen. Sie bespritzten die Entgegenkommenden mit dem Wasser des Lebens, und sie schlugen sie mit der Lebensrute. Der Winter wurde bekämpft, und die Fruchtbarkeit wurde aus ihrem Winterschlaf erweckt.

Indem die Menschen sich äußerlich gegen die bösen Mächte zur Wehr setzen, tun sie dasselbe auch in ihrem Inneren. Hexen und Dämonen sind keine äußeren, von der Innenwelt losgelösten Größen. Ihren Ursprung haben sie im Bewußtsein der Menschen, und dort müssen sie auch besänftigt und vertrieben werden.

Im Märchen finden wir des öfteren, daß ein Mensch, der eine Straftat begangen hat, geblendet wird, um sich dann selbst sein eigenes Urteil zu sprechen. Dadurch, daß er sein Selbst kurzzeitig verläßt und vorübergehend eine andere Identität annimmt, gelingt es ihm, sich selbst zu erkennen. Und genau das geschieht, wenn wir uns an Fasching maskieren. Wir blenden uns und unsere Mitmenschen, und wir sehen die Welt und uns selbst aus einer ganz neuen Perspektive. Wir spielen eine andere Rolle, und mit Hilfe dieser Rolle erhalten wir die Möglichkeit, unser eigenes Wesen zu schauen, unsere Fehler und Schwächen, unsere Vorzüge und unsere Stärken.

Am Aschermittwoch beginnt die Fastenzeit, die Zeit der großen Reinigung. Die Fehler und Schwächen, die wir an Fasching mit Hilfe der fremden Identität im Rollenspiel geschaut haben, können wir mit in diese Zeit hineinnehmen, um uns von ihnen zu reinigen.

In früheren Zeiten waren der Februar und der März durch eine mehr oder minder starke Lebensmittelknappheit gekennzeichnet. Die Vorräte neigten sich langsam dem Ende zu, und die Felder waren noch immer kahl. Die Fastenzeit, die nun einsetzte, war und ist bis auf den heutigen Tag eine natürliche Einrichtung im Dienst der Gesundheit und demnach von größter Bedeutung.

Sie kann auch als »die Zeit des großen Wassers« bezeichnet werden. Das Fasten ist dadurch charakterisiert, daß man viel weniger oder überhaupt keine festen Nahrungsmittel zu sich nimmt. Ein wichtiger Punkt, den man jedoch beachten muß, ist die Flüssigkeitszufuhr. Der Körper benötigt täglich etwa zweieinhalb Liter Wasser. Wenn wir uns normal ernähren, führen wir unserem Körper mit der festen Nahrung etwas mehr als einen Liter Flüssigkeit zu, so daß wir nur noch eineinhalb Liter Wasser trinken müssen. Verzichten wir jedoch auf die Nahrung, müssen wir je nach Konstitution und Beanspruchung etwa zweieinhalb Liter Wasser trinken. Je weniger feste Nahrung wir zu uns nehmen, desto größer wird der Wasseranteil. Beim extremen Fasten, bei dem nicht einmal Fruchtsäfte erlaubt sind, steigt der Wasseranteil auf einhundert Prozent, während er im Normalfall bei etwa 65 Prozent liegt – und hier liegt die Ursache für den reinigenden Effekt der Fastenkur. Der Körper wird mit Wasser geflutet, und aus dem gesamten Organismus werden die Schlackenstoffe gespült. So gesehen ist die Sintflut nicht nur ein historisches, sondern auch ein alljährlich wiederkehrendes naturgewolltes Ereignis, das dem Leben hilfreiche Dienste erweist. An dieser Stelle erkennt man auch die Verwandtschaft des Februars mit dem August. Im August war auf der energetischen Ebene das Yang an seinem Höhepunkt angelangt. Hitze und Trockenheit dominierten, und das Wasser war auf ein Minimum reduziert. Nun, im Februar, ist das Yin an seinem Höhepunkt. Neben dem Januar ist der Februar der kälteste Monat des Jahres. In dieser Zeit dominiert das Wasser, das Yin, in Form von Schnee, ohne daß die Sonnenstrahlen auch nur die geringste Chance hätten sich durchzusetzen, um sich mit der Erde vermählen zu können. Es ist »die Zeit des großen Wassers«, die Zeit des Yin.

Aus diesem Grund ist der Februar auch der Weibermonat. Viele Bräuche, die sich in ihm entwickelt haben, räumen den Frauen nicht geahnte Vorrechte ein. Junge Mädchen veranstalten Jungferntänze, bei welchen sie die Tänzer auswählen, freihalten und küssen dürfen. Verheiratete Frauen feiern Feste unter Ausschluß der Männer; diese Feste wurden in früheren Zeiten sogar von der Gemeindekasse finanziert. Kommt ein Mann mehr oder weniger zufällig zu einem solchen Fest hinzu, wird er verspottet und muß sich mit einigen Schoppen Wein freikaufen.

In England heißt »Mariä Lichtmeß« »Wives-Feast-Day«, und der Name Spörkel, der in früheren Zeiten den Februar bezeichnete, weist darauf hin, daß die Heiden im Februar eine weibliche Gottheit verehrten.

Der Weibermonat bezeichnet den Beginn der großen Reinigung, die noch den ganzen Frühling hindurch dauern wird. Den Großteil des Winters verbrachten wir in der Wohnung. Die Luft, die wir dort einatmeten, war nur selten frisch. Aufgrund der mangelnden körperlichen Aktivität floß das Blut gemächlich durch die Adern, ohne einen besonders starken Sog auf die umliegenden Gewebe auszuüben. Ebenso wie die äußere Natur dämmerte auch die körperliche im Halbschlaf vor sich hin, so daß sich viele Abfallstoffe in den Geweben einlagern konnten. Mit der »Faselzeit« und der anschließenden Fastenzeit bis hin zum natürlichen Osterfest, an welchem das irdische Leben wieder erwacht, kommt Bewegung in den Menschen, und mit dieser die Zeit der inneren und äußeren Reinigung – die Zeit des Frühjahrsputzes für Haus und Hof, für Körper, Geist und Seele.

Die Nahrung

Nach wie vor sollte man bis Ende Februar darauf achten, daß die Nahrung auf der energetischen Ebene ausgewogen ist oder aber einen leichten Yang-Überschuß aufweist.

Zu Fastnacht wird reichlich gegessen und getrunken. Vor der Fastenzeit hat man noch einmal die Möglichkeit, sich nach Herzenslust auszuleben. Ein altes Sprichwort sagt: »Wer an Fastnacht nicht ißt und trinkt, bis ihm der kleine Finger steht, der wird das ganze Jahr über nicht satt.«[44] Im Handwörterbuch des deutschen Aberglaubens können wir nachlesen: »Man muß so viel kochen, daß von jeder Mahlzeit noch etwas übrig bleibt, sonst steht ein teures Jahr bevor. Die Frau muß recht vielerlei Speisen kochen, dann aber auf den Herd springen und rufen:

Häupter wie mein Kopf,
Blätter wie meine Schürze
und Dorsen (Rüben) wie mein Bein,

so wird alles im Überfluß geraten. Man ißt sieben- oder neunerlei Speisen ... Schweinernes wird bevorzugt.«[45] Auch Kuchen, Fastnachtskrapfen und Brezeln werden in Hülle und Fülle verzehrt.

Am Aschermittwoch bricht die Fastenzeit an. Vierzig Tage lang, bis zum natürlichen Osterfest an der Frühjahrs-Tagundnachtgleiche oder bis zum christlichen Osterfest, sollten wir uns mäßigen und die festen Nahrungsmittel auf ein Minimum reduzieren oder gar ganz auf sie verzichten. Es ist die Zeit der Reinigung, die Zeit des großen Wassers, und je mehr Wasser wir trinken und je weniger Nahrung wir essen, desto näher sind wir dem energetischen Grundmuster dieser Tage. Die Sintflut sollte über uns hereinbrechen und alle Schlackenstoffe, die sich im Winter angesammelt haben, mit sich reißen.

Das einzige Getränk, das sich für die innere Reinigung eignet, ist klares, reines, eventuell mit Kohlensäure versetztes Wasser. Alles andere ist mehr oder weniger stark verunreinigtes Wasser, das den Organismus nur bedingt oder überhaupt nicht bei der Reinigungskur unterstützt.

Wer sich nicht zu einer Fastenkur entschließen kann, sollte zumindest dafür Sorge tragen, daß die Mahlzeiten im März einen deutlich yangisierenden Charakter haben. Es ist der Monat des Krieges, und nur wer die schwachen Yang-Energien stärkt, kann einen Kampf gegen das starke Yin provozieren und es schließlich besiegen.

Die Nahrungsmittel des Monats und ihre energetische Wirkung			
Sie sollten in den Hintergrund treten		**Sie kommen hinzu**	
		Fisch	
a: yangisierend		i: yinisierend	
aa: stark yangisierend		ii: stark yinisierend	
aaa: sehr stark yangisierend		iii: sehr stark yinisierend	

Die Nahrungsmittel des Monats	energetische Wirkung	chemische Wirkung
Salat		
Chicorée	a	b
Feldsalat	a	b
Gemüse		
Fenchel	i	b
Lauch	a	b
Wurzel- und Knollengemüse		
Karotte	aa	b
Kartoffel	iiii	bb
Rote Bete	i	b
Schwarzwurzel	aa	b
Sellerie	i	b
Topinambur	i	b
Kohlgemüse		
Brokkoli	i	b
Chinakohl	i	b
Grünkohl	i	b
Kohlrabi	i	b
Rosenkohl	i	s
Rotkohl	ii	b
Weißkohl	ii	b
Wirsing	ii	b
Obst		
Apfel	aa	b
Birne	iii	b
Nüsse		
Haselnuß	iii	s (wenig)
Walnuß	ii	s (wenig)
Süßungsmittel		
Honig	iii	b

Melasse	iii	b
Fisch		
Aal	iiii	s
Hecht	a	s
Hering	aaa	s
Karpfen	i	s
Makrele	aa	s
Sardine	aa	s
Wie das ganze Jahr		
Getreide		
Knoblauch	a	b
Meerrettich	a	b
Milch	i	b
Milchprodukte		
Spinat	i	b
Zwiebel	a	b

a:	yangisierend	Die Stärkegrade gelten nur innerhalb der drei großen Gruppen Gemüse, Früchte und tierische Produkte. Im allgemeinen sind tierische Produkte mehr yang als pflanzliche und Früchte mehr yin als Gemüse.
aa:	stark yangisierend	
aaa:	sehr stark yangisierend	
i:	yinisierend	
ii:	stark yinisierend	
iii:	sehr stark yinisierend	
s:	sauer	
b:	basisch	

Von Apfel bis Zwiebel: Wirkungen und Bedeutungen für die chemisch-energetische Ganzheit des Menschen

Apfel

Natürliches Vorkommen: August–April
energetische Wirkung: stark yangisierend
chemische Wirkung: basisch

Heilwirkungen: Der Apfel ist der König der Früchte. Seine Heilwirkungen sind so zahlreich, daß man es als ein ungeschriebenes Gesetz der Natur betrachten muß – für Kranke und Gesunde, Erwachsene und Kinder –, jeden Tag ein bis zwei Äpfel zu verzehren. Nicht umsonst sagt ein englisches Sprichwort: »An apple a day keeps the doctor away.«

Die Ursache dieser Heilwirkungen ist bis auf den heutigen Tag noch nicht bekannt. Die Nährstoffe, die der Apfel enthält, sind alles andere als außergewöhnlich. Kein einziger Nährstoff kommt in solchen Mengen vor, daß man ihn als wichtigen Inhaltsstoff nennen müßte – und dennoch ist es möglich, schwere Krankheiten wie Ruhr, Paratyphus und Magen-Darm-Katarrh, die unbehandelt zum Tod führen können, durch Apfelkuren zu heilen. Bei einer solchen Kur bekommen die Patienten täglich etwa drei Pfund rohe, ungeschälte Äpfel, die sie gut kauen müssen, zu essen – sonst nichts. Bereits nach wenigen Tagen kann man in den meisten Fällen eine deutliche Besserung, wenn nicht sogar eine Heilung feststellen.

Aber nicht nur schwere Krankheiten verlangen nach einer Apfelkur oder nach regelmäßigem Verzehr von Äpfeln. Ein wichtiger Wirkstoff der Äpfel ist das Pektin, das im Haushalt als Geliermittel für die Herstellung von Marmeladen verwendet wird. Wenn es in den Körper gelangt, bindet es sehr viel Wasser an sich, mit welchem es ausgeschieden wird. Auch die Gift- und Schlackenstoffe, die im Wasser gelöst sind, werden an das Pektin gebunden. Auf diese Weise schwemmt der Apfel überschüssiges Kochsalz aus den Geweben, dezimiert die eingelagerte Harnsäure, befreit den Körper von schädlichen Bakterien und spült den Kalk aus den Gefäßen. Er hat reinigende Wirkung auf den gesamten Organismus, was ihn bei Rheuma und Gicht, Herzinfarkt, Leber-, Nieren- und Blasenleiden, Ekzemen und Hautkrankheiten, Durchfall, Bluthochdruck und zu hohem Cholesterinspiegel zu einem wertvollen Nahrungsmittel macht. Sowohl zur Prophylaxe als auch bei der Therapie sollte der Apfel niemals übergangen werden.

Mythen und Geschichten: Auch unsere Vorfahren wußten die Heilwirkungen des Apfels zu schätzen. In der Mythologie wurde er stets mit Fruchtbarkeit und Liebe, Weisheit und Lebenslust in Verbindung gebracht. Der Apfelbaum war der Baum des Lebens.

Den Germanen war der Apfel ein Sinnbild der nährenden Mutterbrust. In ihrer Mythologie war es Idun, die Göttin der Unsterblichkeit, die die Äpfel des Lebens in einer goldenen Truhe aufbewahrte. Die Äpfel hatten die Kraft der ewigen Jugend, und selbst die Götter mußten von ihnen essen, um nicht alt zu werden.

Als Frey, der Gott der Fruchtbarkeit, um Gerda warb, ließ er ihr elf Äpfel überbringen – als Zeichen seiner Liebe. Bis auf den heutigen Tag hat sich dieser Brauch erhalten. Jemandem einen Apfel zuzuwerfen ist gleichbedeutend mit einer Liebeserklärung. Bei den Griechen war der Apfel der Aphrodite geweiht, der Göttin der Liebe.

Die Christen machten den Apfelbaum gar zum Baum der Erkenntnis von Gut und Böse und seine Frucht zur Frucht der Weisheit. Da sie jedoch die Weisheit ebenso wie die irdische Liebe und die Unsterblichkeit verteufelten, sahen sie im Apfel das Sinnbild der Verführung, die Ursache für den Sündenfall.

Bedeutung für die ganzheitlich integrative Ernährung: Der Apfel ist gemeinsam mit der Birne das einzige Obst, das uns den ganzen Winter über zur Verfügung steht. Er schenkt uns die Kraft, die Weisheit und die Liebe, die wir in den langen Winternächten benötigen, um den bösen Mächten der Finsternis entgegentreten zu können, ohne ihnen anheimzufallen. In den Tiefen des Unbewußten legt er den Keim der Fruchtbarkeit, den Sproß der Liebe, der im Mai zu erblühen und im Juni sich fortzupflanzen beginnt. Er geleitet uns durch das Schattenreich des Todes und führt uns nach der Frühjahrs-Tagundnachtgleiche wieder zurück in die Welt des Lichtes, hin zur irdischen Lebensfreude.

Aprikose

Natürliches Vorkommen: Juli–August
energetische Wirkung: stark yangisierend
chemische Wirkung: basisch
Inhaltsstoffe: Vitamin A

Heilwirkungen: Die Aprikose zeichnet sich durch ihren hohen
Vitamin-A-Gehalt aus, was sie zu einem ausgezeichneten Heilmittel bei allen Vitamin-A-Mangelzuständen macht. Sie unterstützt die Rekonvaleszenz nach schweren Krankheiten, begegnet allgemeiner Schwäche und Appetitlosigkeit, reguliert den
Aufbau und die Funktionen der Epithelgewebe der Haut und der
Schleimhaut, und sie wirkt sich positiv auf Leberfunktionsstörungen und Schilddrüsenüberfunktion aus.
Vitamin A spielt eine wichtige Rolle beim Sehvorgang. Gemeinsam mit einem Eiweißträger bildet das Vitamin-A1-Alde-
hyd den Sehpurpur, der in den Stäbchen eingelagert ist. Bei
Vitamin-A-Mangel kommt es zu Sehschwäche im Dämmerlicht,
zu Nachtblindheit und in schweren Fällen gar zu völliger Erblin-
dung.

Birne

Natürliches Vorkommen: August–März
energetische Wirkung: sehr stark yinisierend
chemische Wirkung: basisch

Heilwirkungen: Die Birne ist die Königin der Früchte. Sie weist in etwa dieselben Nährstoffe auf wie der Apfel – der König der Früchte. Aufgrund ihres hohen Kaliumgehaltes ist die Birne ein wertvoller Basenspender. Ebenso wie der Apfel schwemmt sie Kochsalz, Harnsäure, schädliche Bakterien und andere Giftstoffe aus dem Körper, was ganz besonders bei der reinigenden Fastenkur im Februar und im März ausgenutzt werden sollte. Sie ist entwässernd und harntreibend. Gekochte Birnen wirken entzündungshemmend auf den Magen-Darm-Kanal. Sie sind deshalb bei Magenschleimhautreizung, Magenschleimhautentzündung, Magen- und Zwölffingerdarmgeschwüren und Darmentzündungen zu empfehlen.

Mythen und Geschichten: In der Mythologie legte man seit je verstärkten Wert auf die Tatsache, daß die Birne weiblichen Geschlechts ist. Bei den Griechen war sie der Hera geweiht, deren Kultfiguren aus Birnenholz geschnitzt wurden. Hera war die Schwester und gleichzeitig die Gemahlin des Götterkönigs Zeus. Sie war die einzige, die an Größe und Macht dem Zeus annähernd ebenbürtig war. Sie war die Herrscherin des Himmels. Ihr Name ist sehr wahrscheinlich die weibliche Form des männlichen »Heroe«.

Bedeutung für die ganzheitlich integrative Ernährung: Apfel und Birne gehören zusammen. Beide stehen vom August bis zur Frühjahrs-Tagundnachtgleiche auf dem natürlichen Speiseplan. In dieser Zeit sollten sie gemeinsam mit Getreideflocken das Frühstück bilden. Bis hin zum Weihnachtsfest sollten die Birnen überwiegen, danach die Äpfel. Wenn die Birnen im März aufgebraucht oder nicht mehr lagerfähig sind, sollten wir zu den Getreideflocken nur noch Äpfel essen und den Tag mit einem deutlichen Yang-Überschuß beginnen – um aus den winterlichen Tiefen in die sommerlichen Höhen vorzustoßen.

Blumenkohl

Natürliches Vorkommen: August–Dezember
energetische Wirkung: yinisierend
chemische Wirkung: basisch
Inhaltsstoffe: Vitamin B_1, B_6, C, K, Folsäure, Pantothensäure, Mineral Kalium

Heilwirkungen: siehe auch Kohlgemüse.
Der Blumenkohl ist eines der ersten Kohlgemüse des Jahres. Gemeinsam mit Brokkoli und Kohlrabi leitet er die Kohlsaison ein. Dank seiner leichten Verdaulichkeit bereitet er den Körper schonend auf die ballaststoffreiche Kohlkost vor, die uns in den Wintermonaten zur Verfügung steht. Mit seiner einleitenden Unterstützung können wir deren hohen Nährstoffgehalt effektiver verwerten.

Bohne

Natürliches Vorkommen: Juli–Oktober frisch,
November–März getrocknet
energetische Wirkung: yinisierend
chemische Wirkung: sauer
Inhaltsstoffe: Vitamin B$_1$, C, Niacin, Folsäure, Pantothensäure
  Mineral Kalium, Phosphor, Magnesium, Eisen, Mangan,
  Kupfer, Zink

Heilwirkungen: Die Saubohne, auch dicke Bohne genannt, ist
eine der ältesten hiesigen Ackerfrüchte. In Europa reicht ihre
Kultivierung bis mindestens in die Steinzeit zurück. Die Gemü-
sebohne dagegen ist bei uns erst seit dem 16. Jahrhundert hei-
misch. Sie stammt aus Südamerika.
In ihrem natürlichen Zustand ist die Bohne giftig. Sie enthält
Phasin, eine blausäureähnliche Substanz, die erst beim Kochen
zerstört wird. Aus diesem Grund sind sowohl Bohnen als auch
Bohnenkeimlinge für die Zubereitung von Rohkostgerichten un-
geeignet.
Frische Bohnen sind reich an Vitaminen und Mineralstoffen –
vor allem an Vitamin C und Kieselsäure. Aufgrund ihrer großen
Menge an Ballaststoffen eignen sie sich vorzüglich zur Anre-
gung der Darmträgheit. Auch die Bohnenschale entfaltet enor-
me Heilwirkungen. Sie wirkt harnsäure- und blutzuckersenkend,
entschlackend und harntreibend und ist deshalb ein wertvolles
Therapeutikum bei Hautunreinheiten, Rheuma und Gicht.
Getrocknete Bohnen haben einen hohen Gehalt an Proteinen,
Kohlenhydraten, Vitaminen und Mineralstoffen. Vor allem das
Niacin und die Pantothensäure liegen in relativ großen Mengen

vor. Niacin reguliert die Verdauung, stärkt die Funktion der Haut und hat eine beruhigende Wirkung auf das Nervensystem. Die Pantothensäure schützt die Haut und die Schleimhaut vor Infektionen und stabilisiert den Stoffwechsel. Dank dieser Substanzen ist die getrocknete Bohne ein gutes Heilmittel bei Entzündungszuständen des Magen-Darm-Kanals und der Atemwege. Da sowohl das Niacin als auch die Pantothensäure an der Haarbildung beteiligt sind, wirkt sich die Bohne auch bei Haarausfall, Schuppenbildung und schlechtem Allgemeinzustand des Haares positiv aus.

Mythen und Geschichten: Die Bohne war im antiken Totenkult von großer Bedeutung. Auch die Germanen sahen sie als Totenspeise an. Man glaubte, daß sie ein Lieblingsgericht der verstorbenen Seelen sei. An »Allerseelen« wurden Bohnen auf das Grab gebracht und eine Bohnensuppe zubereitet. Auch beim Leichenschmaus wurde ein Bohnen- oder Erbsengericht aufgetischt. Die Bohne wurde mit Trauer und Tod assoziiert. Wer von ihr träumte, glaubte an einen heraufziehenden Streit oder einen Trauerfall in der Familie.

Wenn früher eine Schlacht geschlagen war, wurde das »Bohnengeld« gesammelt. Ein Stadtknecht stellte sich auf den Marktplatz und verkaufte Bohnen. Das Geld, das er dabei einnahm, wurde an andächtige Frauen verteilt, die für die in der Schlacht Gefallenen beteten. Mit den verkauften Bohnen wurden die Seelen gespeist.

Die Bohne war – ebenso wie alle anderen Hülsenfrüchte – ein Fruchtbarkeitssymbol, das in den tieferen Schichten des Seins das neue Leben erweckt. Wenn die Natur bei ihrem winterlichen Rückzug im Dezember an ihrem Tiefpunkt angelangt war, warf man Bohnen und andere Hülsenfrüchte an die Fensterscheiben, um das neue Jahr, die neue Fruchtbarkeit zu erwekken.

Bedeutung für die ganzheitlich integrative Ernährung: Erstaunlich ist, daß die Hülsenfrüchte tatsächlich in den tieferen Schichten des Seins, im Erdreich, im Gegensatz zu den meisten anderen Pflanzen, den Boden nicht auslaugen, sondern fruchtbar machen. An ihren Wurzeln siedeln sich Bakterien an, die den Stickstoff aus der Luft chemisch binden und ansammeln. Sie haben ihre eigene Düngerproduktion, deren Überschuß sie dem Erdreich zukommen lassen – von diesem profitieren dann die danach wachsenden Pflanzen.

Frische Bohnen erscheinen auf dem natürlichen Speiseplan von Juli bis Oktober – nachdem die Natur auf ihrem Höhepunkt war und sich wieder zurückzuziehen beginnt. Getrocknete Bohnen dagegen stehen uns das ganze Jahr hindurch zur Verfügung. Dennoch sollten sie aufgrund der angeführten Wirkungen nur in der Zeit vom November bis zur Frühjahrs-Tagundnachtgleiche in der Küche verwendet werden. In ihnen wohnt die Kraft der Wandlung, das Wissen um die Zukunft. In den seelisch-geistigen Tiefen des Unbewußten bereiten sie uns auf unsere neue Existenz im neuen Jahr vor. Wenn wir diese erlangt haben, ist ihre Aufgabe erfüllt, und sie können vom Speiseplan gestrichen werden.

Brennessel

Natürliches Vorkommen: April–Juni
energetische Wirkung: yangisierend
chemische Wirkung: basisch
Inhaltsstoffe: Vitamin A, C, Mineral Kalzium, Eisen,
   Magnesium, Mangan

Heilwirkungen: Die Brennessel ist für den inneren Frühjahrsputz von unschätzbarem Wert. Wie kaum ein anderes Naturheilmittel trägt sie mit ihrer harntreibenden und schleimlösenden
Wirkung zur Entgiftung des gesamten Körpers bei. Sie enthält
relativ viel Eisen, welches die Blutbildung anregt und die Sauerstoffversorgung der Gewebe steigert. Die äußerliche Anwendung der Brennessel, in Form der Urtikation, bei welcher der
Patient mit Brennesselpflanzen ausgepeitscht wird, vollbringt
bei Gicht und Stoffwechselstörungen wahre Wunder. Schließlich wirkt die Brennessel anregend auf die Drüsen des Magen-
Darm-Kanals einschließlich Leber, Gallenblase und Bauchspeicheldrüse und regulierend auf funktionelle Darmstörungen wie
Durchfall und Verstopfung.

Mythen und Geschichten: Die Brennessel galt als Apotropaeum
gegen bösen Zauber und Dämonen. Wenn man den Hexenmeister mit Brennesseln peitscht, so glaubte man, ließe er von seinem teuflischen Treiben ab und verschwände. Die am Gründonnerstag gesammelten Pflanzen wurden auf den Dachboden gehängt, um das Haus vor Blitz und Donner zu schützen.
Im Volksglauben galt die Brennessel auch als Aphrodisiakum.
Der Genuß ihrer Samen macht fruchtbar und reizt zum Bei-

schlaf. Von einem mannstollen Mädchen sagt man, daß es in den Brennesseln liege.

Bedeutung für die ganzheitlich integrative Ernährung: Bereits in der Antike und bei den Germanen galt die im Frühjahr hervorsprießende Brennessel als Kultspeise, die Kraft und Gesundheit verleiht. In den Frühlingsmonaten sollten wir sie fast täglich als Salat oder Gemüse auf den Tisch bringen und mit ihrer Hilfe die winterliche Melancholie und die Schwermut aus dem Bewußtsein spülen. In diesen Monaten muß der irdischen Lebenslust der Weg geebnet werden, und dabei leistet die Brennessel wertvolle Dienste.

Brokkoli

Natürliches Vorkommen: August–März
energetische Wirkung: yinisierend
chemische Wirkung: basisch
Inhaltsstoffe: Vitamin A, B$_6$, C, K, Folsäure, Pantothensäure
   Mineral Kalium, Kalzium, Magnesium, Jod, Kupfer, Zink

Heilwirkungen: siehe auch Kohlgemüse.
Gemeinsam mit Blumenkohl und Kohlrabi leitet Brokkoli die Kohlsaison ein. Er ist leicht verdaulich und bereitet unser Verdauungssystem auf die relativ schwer verdauliche Kohlkost des Winters vor. Mit seiner Unterstützung kann der Nährstoffgehalt der winterlichen Kohlkost – Rotkohl, Weißkohl, Wirsing, Grünkohl – besser ausgenutzt werden.

Neue Forschungsergebnisse weisen darauf hin, daß Brokkoli eine krebshemmende Wirkung hat.

Brombeere

Natürliches Vorkommen: Juli–September
energetische Wirkung: yangisierend
chemische Wirkung: basisch
Inhaltsstoffe: Vitamin E, Mineral Magnesium, Mangan

Heilwirkungen: Die Brombeere, die »Beere des hervorstehenden Dornstrauches«, wurde bereits in steinzeitlichen Pfahlbauten nachgewiesen. Auch den Ägyptern, Griechen und Römern war sie wohlbekannt. Sie wirkt entzündungs- und durchfallhemmend, aber dennoch hat sie in der Naturheilkunde nur eine untergeordnete Bedeutung. Das Hauptinteresse gilt nach wie vor den gerbstoffreichen Blättern des Strauches, die bei Magen-Darm-Entzündungen, Durchfall, Verschleimung der Atemwege, Husten und Zahnfleischbluten empfohlen werden.

Mythen und Geschichten: Der Dornenstrauch galt als hexenabwehrende Pflanze. Das Kriechen durch den Bogen eines Brombeerastes, dessen Ende in der Erde wurzelte, galt als Schutz vor Zauber und Krankheit. Man glaubte, daß nach dem Bartholomäustag – 24. August – keine Brombeeren mehr gegessen werden dürfen, denn wenn der Bartholomäus über sie gekrochen ist und sie mit seinem Kot verunreinigt hat, sind sie wurmig.
Die Ägypter nannten den blutroten Brombeersaft Titanenblut

oder Ibisblut. Der Ibis, der heilige Vogel der Ägypter, ist die Verkörperung des Thot. Thot ist der Gott des Mondes, der als Stellvertreter des Sonnengottes Re nachts dessen Platz einnimmt. Unter den Göttern ist er der Zauberer und Arzt, der die Fähigkeit besitzt, das verletzte Horusauge zu heilen.

In der ägyptischen Mythologie dachte man sich die Sonne als rechtes Auge des Horus, das die Macht hatte, sich selbständig zu machen und sich von Horus zu entfernen. Re, der Sonnengott, schickte das Horusauge aus, um das Menschengeschlecht zu vernichten. Dieses widersetzte sich jedoch den Anweisungen und kam nicht mehr zurück. Nur die Künste des Thot konnten es besänftigen und dazu veranlassen, wieder zurückzukehren.

Bedeutung für die ganzheitlich integrative Ernährung: Wenn wir dem Glauben Beachtung schenken und akzeptieren, daß man nach dem 24. August keine Brombeeren mehr essen soll, erkennen wir, daß die Brombeere sehr eng mit den Hundstagen, an welchen die Sonne die Erde zu verbrennen droht, verbunden ist und fast ausschließlich an diesen Tagen – die am 23. August enden – verzehrt werden soll. Obwohl sie einen yangisierenden Charakter hat, scheint sie uns dennoch vor einem Übermaß an Yang zu schützen. In der griechischen Mythologie finden wir diese Vermutung bestätigt. Der August, der heißeste aller Monate, ist der Monat des Zeus. Die Titanen sind es, die Zeus bekämpfen und ihm die Herrschaft streitig machen. Die Brombeere ist das Titanenblut, mit dessen Unterstützung Zeus und die Übermacht der Sonne bekämpft werden.

Chicorée

Natürliches Vorkommen: September–März
energetische Wirkung: yangisierend
chemische Wirkung: basisch
Inhaltsstoffe: Vitamin A, Folsäure

Heilwirkungen: Der Chicorée zeichnet sich durch eine Eigenart aus, die nur selten in der Natur anzutreffen ist – er wächst in der Dunkelheit. Seine Hauptwirkungen entfaltet er in Leber und Galle, wo er dank seiner zahlreichen Bitterstoffe unter anderem den Gallenfluß in Gang bringt.

Bedeutung für die ganzheitlich integrative Ernährung: Der Chicorée ist ein Gemüse aus dem Reich der ewigen Finsternis. Er kennt weder die Sonne noch das Licht – kein Wunder, daß er da verbittert und die Bitterstoffe in großen Mengen kultiviert. Seine Bedeutung für die menschliche Ernährung liegt darin, daß er nach dem homöopathischen Grundsatz »similia similibus« (Gleiches mit Gleichem heilen) die somatisierte, nicht ausgelebte Verbitterung aktiviert und dem Bewußtsein vor Augen führt. Er regt den Gallenfluß an, unterstützt die Verdauung und bestärkt uns darin, die Aggressionen und Enttäuschungen, die mit der Verbitterung einhergehen, zu bearbeiten und auszuleben bzw. auszuscheiden. Er verbittert uns und gibt uns dadurch die Möglichkeit, uns mit den bitteren Erfahrungen des Lebens auseinanderzusetzen – und das genau dann, wenn wir mit den finsteren Bereichen unseres Unbewußten konfrontiert werden: im Winter.

Chinakohl

Natürliches Vorkommen: September–März
energetische Wirkung: yinisierend
chemische Wirkung: basisch
Inhaltsstoffe: Vitamin Folsäure

Heilwirkungen: siehe Kohlgemüse.

Ei

Natürliches Vorkommen: März–Juni
energetische Wirkung: sehr stark yangisierend
chemische Wirkung: sauer
Inhaltsstoffe: Vitamin Folsäure

Heilwirkungen: Das Ei gehört seit je zu den wichtigsten Nahrungsmitteln des Menschen. Als hochwertiger Nährstoffträger enthält es alle Substanzen, die für die Entwicklung des Lebens notwendig sind. Die essentiellen Aminosäuren sind in ihm in nahezu optimalen Verhältnissen vorhanden, und die Verdaulichkeit der Eiweiß-, Fett- und Kohlenhydratanteile liegt bei etwa 97 Prozent. Es ist ein wichtiger Vitamin- und Mineralstofflieferant. Vor allem der Gehalt an Lezithin ist beachtlich, dank welchem das Ei einen positiven Einfluß auf den gesamten Stoffwechsel und den Wasserhaushalt gewinnt. Darüber hinaus ist das Ei mit seiner anregenden Wirkung auf die Geschlechtsdrüsen ein wirksames und zuverlässiges Aphrodisiakum.

Neben den zahlreichen Vorteilen dürfen jedoch die Nachteile nicht unerwähnt bleiben. Das Ei enthält große Mengen Cholesterin, das bei der Entstehung der Arterienverkalkung und des Bluthochdrucks beteiligt ist.

Mythen und Geschichten: Das Ei ist so heilig wie das Brot. Es gilt als Quelle des Lebens. Am Anfang der Zeit war nur das Ei. Aus ihm wurde das Universum geboren, und selbst die Götter haben ihren Ursprung in einem Ei.

Im Aberglauben werden den Frühlingseiern, besonders den Gründonnerstags- und Karfreitagseiern, außergewöhnliche Kräfte zugesprochen. Sie schützen den Menschen vor Feuer und Blitz, vor dem Teufel und vor Hexen, und sie bewahren ihn vor Krankheiten aller Art. Sie sind ein Symbol der Lebenskraft, ein Sinnbild der Fruchtbarkeit, und als solches werden sie von alters her als Aphrodisiaka sehr geschätzt. Wenn sie als Totenopfer Verwendung fanden, so deshalb, weil man glaubte, dem Toten mit dieser Gabe die Lebenskraft zu sichern, die ihm die Wiedergeburt ermöglichte. Das Ei galt als Sitz der Seele. Aus ihm wurde die neue Existenz geboren.

Bedeutung für die ganzheitlich integrative Ernährung: Im März findet der Krieg zwischen den lichten und den finsteren Energien statt. Die Natur erhebt sich aus dem Schattenreich des Todes, um in der irdischen, oberflächlichen Realität wiedergeboren zu werden. Mit seinen stark yangisierenden Kräften unterstützt das Ei diesen aufwärtsstrebenden Prozeß wie kaum ein anderes Nahrungsmittel. Es bekämpft die finsteren winterlichen Gesellen des Teufels, erweckt die Lebensgeister und schenkt uns die aufblühende Kraft der Geschlechtlichkeit. Es stärkt uns, heizt uns auf und schmelzt die eisige Starre in unseren erfrorenen, ermüdeten Gliedern.

Solange das Ei auf dem natürlichen Speiseplan steht, kann es, wenn es von einem freilaufenden, gesunden Huhn stammt, relativ unbedenklich gegessen werden. Danach ist es besser, weitgehend auf seinen Genuß zu verzichten, denn dann können seine pathologischen Wirkungen – hoher Cholesteringehalt und extrem stark yangisierende Energien – nicht mehr kompensiert werden und kommen voll zur Geltung.

Endivie

Natürliches Vorkommen: September–Dezember
energetische Wirkung: yangisierend
chemische Wirkung: basisch
Inhaltsstoffe: Vitamin A, Folsäure

Heilwirkungen: Die Endivie ist bekannt für ihren leicht bitteren Geschmack. Die Bitterstoffe, die sie enthält, regen den Gallenfluß an (vgl. Chicorée). Gleichzeitig wirkt sie anregend auf den Magen-Darm-Kanal, harntreibend und blutreinigend.

Erdbeere

Natürliches Vorkommen: Juni–Juli
energetische Wirkung: yangisierend
chemische Wirkung: basisch
Inhaltsstoffe: Vitamin C, Folsäure

Heilwirkungen: Das köstliche Fruchtfleisch der Erdbeere erfreut sich im nördlichen Europa seit je größter Beliebtheit. Bereits die Germanen wußten es zu schätzen, und auch in den steinzeitlichen Pfahlbauten der Schweiz wurden Reste von Erdbeermahlzeiten gefunden. Die Heilwirkungen der Erdbeere sind enorm. Sie wirkt verdauungsfördernd, stoffwechselanregend, nervenberuhigend, harntreibend und blutreinigend. Sie schwemmt Giftstoffe und Abfallprodukte aus dem Körper und senkt den Harnsäurespiegel in den übersäuerten Geweben. Eine Erdbeerkur, die vor allem im Hungermonat Juni ganz im Sinn der Natur ist, lindert Gelenkrheuma, Gicht, Stoffwechselstörungen, Kreislaufschwäche, Nieren- und Blasenleiden, Hämorrhoiden und Erkrankungen der Leber.

Mythen und Geschichten: Die Germanen weihten die Erdbeere der Liebesgöttin Freya. Den Christen war sie ein Symbol der weltlichen Lust und der Sinnenfreude, der Verlockung und der Sünde.
Einst ging ein Kind in den Wald, um Erdbeeren zu sammeln. Als Gott, der Herr, ihm begegnete und es fragte, was es denn in seinem Körbchen habe, sagte es: »Nichts.« Daraufhin entgegnete der Herr: »So sei es«, und seitdem sind die Erdbeeren ein »Nichts«, das nicht nährt und nicht sättigt.

Bedeutung für die ganzheitlich integrative Ernährung: Die Erdbeere hat zwar keinen nachweislichen Einfluß auf die Geschlechtsdrüsen, aber dennoch kann man sie als Aphrodisiakum bezeichnen – als seelisch-geistiges Aphrodisiakum. Sie steigert die Wollust und animiert das Bewußtsein, sich dem fleischlichen Genuß hinzugeben. Sie vollendet die reinigende und liebesschürende Wirkung der Frühjahrskost und trägt dafür Sorge, daß die entfachte Liebesglut im Juni in den natürlichen Orgasmus mündet.

Erbse

Natürliches Vorkommen: Juli–September frisch,
  Oktober–März getrocknet
energetische Wirkung: yinisierend
chemische Wirkung: sauer

Heilwirkungen: Frische Erbsen zeichnen sich durch einen hohen Gehalt an Proteinen, Vitaminen und Mineralstoffen aus. Im Gegensatz zu getrockneten Erbsen, die darüber hinaus noch einen hohen Kohlenhydratgehalt haben, sind sie leicht verdaulich. Interessant sind Erbsen – sowohl frische als auch getrocknete – auch wegen ihrer zahlreichen Spurenelemente. Aufgrund der hohen Wertigkeit ihres Eiweißes (65 Prozent) ist die Erbse ein besonders guter Eiweiß- und Energielieferant. Gemeinsam mit Getreide kann sie ohne nennenswerte Defizite das Fleisch ersetzen. Erbsenbrei und Erbsensuppe stärken Herz, Kreislauf, Nieren und Leber.

Mythen und Geschichten: Wie die Bohne ist auch die Erbse ein Nahrungsmittel, das sehr eng mit dem Seelen- und Dämonenglauben verbunden ist. Im deutschen Aberglauben galt sie als Kultspeise der Elben und als Lieblingsgericht der Zwerge. Erbsen sollten als Festmahl an Weihnachten, Fastnacht, Ostern und Johannis gegessen werden – ebenso an Donnerstagen, da diese dem Gott des Donners (Donar, Thor) geweiht waren. Dagegen war ihr Verzehr in den »Zwölften« verboten, da man glaubte, daß sie in dieser Zeit Geschwüre hervorrufen.

Der Leichenschmaus und die Mahlzeiten bei den Totenwachen wurden aus Erbsen oder Bohnen zubereitet: es wurde Erbsensuppe oder Erbsenbrei gereicht. Den Toten gab man auch Erbsen mit ins Grab. Diesen sollten sie als Wegzehrung bis zur nächsten Inkarnation dienen.

Die Erbse galt auch als Fruchtbarkeitssymbol. Die Braut wurde mit Erbsen überschüttet, und beim Hochzeitsmahl durfte das Erbsengericht nicht fehlen.

Gemeinsam mit anderen Hülsenfrüchten wurde die Erbse beim Fruchtbarkeitszauber der Klopfnächte verwendet. Man warf sie an die Fensterscheiben, um das neue Leben und das neue Jahr zu erwecken.

Bedeutung für die ganzheitlich integrative Ernährung: Hülsenfrüchte zeichnen sich, wie der Name schon sagt, durch eine Hülse aus, die sie umgibt. Bis zu dem Zeitpunkt, wo wir sie essen, haben sie diese Hülse verlassen. Auf seelisch-geistiger Ebene bedeutet dies, daß sie den Weg aus der Hülle gefunden haben und das Wissen darum nun verkörpern. Auch wir Menschen müssen unsere alte Hülle verlassen. Jedes Jahr müssen wir uns häuten und uns im Wandel der Zeit mit einer neuen Phase des Lebens identifizieren. Am Ende unseres Lebens müssen wir gar die körperliche Hülle verlassen und als Seelenwesen in eine neue Seinsform überwechseln. Die Hülsenfrüchte unterstützen uns in den tieferen Schichten unseres Bewußtseins dabei, unsere alte Identität abzustreifen und in einer neuen unser Glück zu suchen. Der Wandel, dem wir uns alljährlich unterziehen müssen, findet im Winter statt, bis hin zur Frühlings-Tagundnachtgleiche, da wir mit neuen Kräften ins Licht der irdischen Natur zurückkehren – und genau dann bilden die Hülsenfrüchte einen wichtigen Bestandteil unserer Nahrung.

Feldsalat (Rapunzel)

Natürliches Vorkommen: September–März
energetische Wirkung: yangisierend
chemische Wirkung: basisch
Inhaltsstoffe: Vitamin A, C, Mineral Jod

Heilwirkungen: Der Feldsalat ist einer der wenigen Salate, die uns den ganzen Winter über zur Verfügung stehen. Er stärkt die natürliche Abwehrkraft gegen Infektionen und Erkältungen, reguliert den gesamten Zellstoffwechsel, fördert die Resorption von Eisen aus pflanzlichen Lebensmitteln und liefert mit dem Vitamin A einen wichtigen Faktor für das gesunde Sehen.

Mythen und Geschichten: Im Märchen machen die Tränen der Rapunzel den Königssohn wieder sehend.

Bedeutung für die ganzheitlich integrative Ernährung: In der

Zeit der Finsternis gibt uns der Feldsalat in den tieferen Schichten des Bewußtseins die Kraft des Sehens. Auf der seelisch-geistigen Ebene öffnet er unser drittes Auge, mit dessen Hilfe wir die inneren Wahrheiten und die in der Dunkelheit verborgene Weisheit, die Liebe und den Sinn des Lebens wahrnehmen können, um sie anschließend in unser Selbstbild zu integrieren.

Fenchel

Natürliches Vorkommen: Oktober–März
energetische Wirkung: yinisierend
chemische Wirkung: basisch
Inhaltsstoffe: Vitamin A, C, Mineral Eisen

Heilwirkungen: Der Fenchel stammt aus den Mittelmeerländern, wo er sich heute noch als Gemüse großer Beliebtheit erfreut. Bei uns im Norden hat er sich hauptsächlich in der Kräuterheilkunde einen festen Platz erobert – als Gemüse wird er hier trotz seiner Heilwirkungen leider nur relativ selten zubereitet.
Auf den Magen-Darm-Kanal wirkt der Fenchel beruhigend und kräftigend. Er löst Verkrampfungen, vertreibt Blähungen und chronische Verstopfung und regt den Appetit an. Im Bereich der Atemwege entfaltet er eine schleimlösende, reinigende Wirkung, die ihn bei Erkältungen und Grippe, Bronchialkatarrh und Asthma zu einem geeigneten Naturheilmittel macht.
Im Volksmund wird der Fenchel auch Frauenfenchel genannt, weil er die Menstruation und den Milchfluß erleichtert. Auch sein hoher Eisengehalt macht ihn besonders für Frauen interes-

230

sant – vor allem Frauen sind von der Gefahr eines Eisenmangels betroffen, da sie bei ihrer Menstruation immer wieder relativ große Mengen Eisen verlieren. Mit Fenchelkraut läßt sich dieser Verlust auf schmackhafte Weise zum Teil kompensieren.

Mythen und Geschichten: Der Fenchel zählt nach altem Glauben zu den unheilabwehrenden Pflanzen. Er vertreibt die Zwerge und sogar den Teufel. Früher wurde er mit anderen zauberabwehrenden Pflanzen und Früchten in das sogenannte »Sä-« oder »Saatlaken« geknüpft und im Feld vergraben. Mit seiner Hilfe wollte man das Böse fernhalten und zum Gedeihen der Saat beitragen.

Fisch

Natürliches Vorkommen: September–Oktober, Dezember,
Februar–März

energetische Wirkung:
- Aal: *äußerst stark yinisierend*
- Austern: *sehr stark yinisierend*
- Hecht, Krebs, Thunfisch:
  yangisierend
- Hering, Sprotte: *sehr stark
  yangisierend*
- Karpfen: *yinisierend*
- Krabbe, Lachs, Makrele, Sardine:
  stark yangisierend
- Tintenfisch: *stark yinisierend*

chemische Wirkung: sauer (alle)

Inhaltsstoffe: Vitamin A, B_1, B_2, B_6, B_{12}, D, E, K, Niacin,
Pantothensäure, Mineral Phosphor, Magnesium, Jod,
Fluor, Kupfer, Zink

Heilwirkungen: Der Fisch ist in weiten Teilen der Welt seit
Jahrtausenden eine wertvolle Bereicherung des Speiseplans. Er
enthält große Mengen an Vitaminen, Mineralstoffen und essentiellen Aminosäuren[46]. Sein Nährstoffgehalt steht dem von
Rindfleisch in nichts nach. Er ist leicht verdaulich und auch für
Magenkranke gut bekömmlich. Aufgrund der speziellen Zusammensetzung seiner ungesättigten Fettsäuren senkt er den Cholesterinspiegel. Trotz seiner positiven Eigenschaften sollte man
Fisch nur in Maßen genießen. Wegen der Meeresverschmutzung
enthält er große Mengen Schwermetalle – Raubfische sind vor
allem mit Quecksilber belastet, Friedfische mit Cadmium und

Blei. Nicht zuletzt aus diesem Grund sollte das natürliche Vorkommen bedacht werden, und auch dann sollte Fisch höchstens einmal in der Woche – freitags – auf den Tisch kommen.

Mythen und Geschichten: Der Fisch ist ein Sinnbild des Lebens und der Fruchtbarkeit. Den Christen ist er das Symbol für Christus selbst. Im Griechischen heißt »Fisch« »Ichthys«. Die einzelnen Buchstaben dieses Wortes wurden als Abkürzung für »Jesus (I) Christus (ch) Gottes (th-eou) Sohn (y-os) Heiland (s-oter) verwendet, weshalb der Fisch auch heute noch eine christliche Fastenspeise und eine jüdische Sabbatspeise ist. Als traditionelles Gericht wird er an folgenden Terminen serviert: Erntedankfest, Weihnachten, Neujahr, Dreikönigstag, Fastnacht, Fastenzeit vor Ostern und Karfreitag. Freitags sollte Fisch in Erinnerung an Jesu Todestag gegessen werden, denn Jesus wurde an einem Freitag gekreuzigt.

Fleisch

Natürliches Vorkommen: Mai (Rindfleisch), September–
  Oktober, November (Gans), Dezember, Fastnacht
energetische Wirkung: • Geflügel, Hase, Kalb, Kaninchen,
  Rind, Schaf: *yangisierend*
  • Hirsch, Reh: *stark yangisierend*
  • Fasan, Wildvogel: *sehr stark
    yangisierend*
  • Schwein: *äußerst stark yinisierend*
chemische Wirkung: sauer (alle)

Heilwirkungen: Fleisch und Wurst enthalten große Mengen an
biologisch hochwertigem Eiweiß und Fett. Sie sind wertvolle
Energiespender mit vielen Vitaminen und Mineralstoffen. Vor
allem die Vitamine B_2, B_{12} und Niacin, die in pflanzlichen Produkten nur spärlich vorkommen, werden dem menschlichen Organismus mit dem Fleisch in entsprechenden Mengen zugeführt.
Während die Vorzüge der Fleischkost recht bescheiden ausfallen, sind ihre gesundheitlichen Risiken enorm. Übermäßiger
Fleischgenuß fördert die Verkalkung der Arterien, die Bildung
von Thrombosen und Embolien, die Entstehung von Gallen- und
Nierensteinen, Rheuma und Gicht, Bluthochdruck und Krebs.
Da es die Schilddrüsen anregt, übt es auch im seelisch-geistigen
Bereich negative Einflüsse aus. Es steigert die Nervosität und
die innere Unruhe und trägt zur Überreizung des gesamten sym-
pathischen Nervensystems bei.
Professor Lothar Wendt konnte nachweisen, daß es bei einer
Überversorgung mit Eiweiß, die bislang als unschädlich galt, zur
Eiweißspeicherkrankheit kommt, bei welcher sich die Nährstof-

fe, weil sie kaum noch in die Gewebezellen diffundieren können, im Blut stauen. Die Folge davon sind erhöhte Blutzucker-, Blutfett- und Cholesterinwerte, die zu Bluthochdruck, Gicht und Diabetes führen können.

Mythen und Geschichten: Sowohl bei den Griechen und Römern als auch bei den Germanen war die Fleischmahlzeit stets ein Speiseopfer. Man schlachtete ein Tier zu Ehren eines Gottes und beging mit der Mahlzeit die heilige Kommunion, die Vereinigung mit dem Gott. Obwohl das Fleisch als Kraftnahrung angesehen wurde, mit dessen Hilfe man die Stärke, den Mut und die Weisheit des Tieres erwerben konnte, wurde es nur als Zukost verwendet.

Bedeutung für die ganzheitlich integrative Ernährung: Für die ganzheitlich integrative Ernährung spielt das Fleisch nur eine untergeordnete Rolle. Zu den oben angeführten Zeiten sollte es, nicht zuletzt wegen seiner traditionellen Bedeutung, in Maßen genossen werden. Ein jährlicher Fleischverzehr von etwa 18 Kilogramm, wie er zu Beginn des 19. Jahrhunderts üblich war, ist für die menschliche Gesundheit durchaus zuträglich.

Gänseblümchen

Natürliches Vorkommen: März–Juni
energetische Wirkung: unbekannt
chemische Wirkung: basisch

Heilwirkungen: Das Gänseblümchen ist eine wichtige Pflanze für die innere Frühjahrsreinigung. Es löst den Schleim der Atemwege, reguliert den Darm und fördert die Funktionen von Leber und Gallenblase.

Mythen und Geschichten: Das Gänseblümchen, im Volksmund auch Maßliebchen genannt, ist nach christlichem Aberglauben aus den Tränen Marias entstanden, die sie vergoß, als sie auf der Flucht nach Ägypten war. Nach der griechischen Mythologie ist es erstmals aus den Tränen der schönen Helena gewachsen, die von der Liebesgöttin Aphrodite die Macht erhielt, jeden Mann an sich zu fesseln.

Getreide

Natürliches Vorkommen: ganzjährig
energetische Wirkung: ausgewogen
chemische Wirkung: ausgewogen

Das Getreide nimmt in der ganzheitlich integrativen Ernährung eine herausragende Sonderstellung ein. Es ist eines der wenigen Nahrungsmittel, das annähernd sowohl im »Säuren-Basen-« als auch im »Yin-Yang-Gleichgewicht« ist. Darüber hinaus ist es von Natur aus viele Jahre lang haltbar, so daß es das ganze Jahr hindurch, ohne Zuhilfenahme denaturierender Konservierungsmethoden zur Verfügung steht. Im Winter wie im Sommer bildet das Getreide die harmonische Grundlage für die Gesundheit, das feste Fundament, das den steten Schwankungen von Säuren und Basen, Yin und Yang Einhalt gebietet und den Menschen in seiner goldenen Mitte stabilisiert.

Ein weiterer Punkt, der die außergewöhnliche Stellung des Getreides charakterisiert, ist sein auffallender Reichtum an lebenswichtigen Nährstoffen. Getreide hat einen sehr hohen Kohlenhydratgehalt, einen sehr hohen Mineralstoffgehalt und einen sehr hohen Rohfasergehalt. Gleichzeitig hat es den Vorteil eines sehr geringen Fettgehalts.

Anteil der Substanzen in 100 Gramm Getreide:

	Wasser g	Kohlen-hydrate g	Eiweiß g	Fett g	Rohfaser g
Weizen (ganzes Korn)	13,2	69,3	11,7	2,0	2,0
Roggen (ganzes Korn)	13,7	69,0	11,6	1,7	2,0–3,6
Gerste (ganzes Korn, entspelzt	11,7	71,8	10,6	2,1	1,55
Hafer (ganzes Korn, entspelzt)	13,0	62,9	12,6	7,09	1,56
Reis (unpoliert)	13,1	75,4	7,4	2,2	0,6–2,5
Mais (ganzes Korn)	12,5	71,0	9,2	3,8	2,15
Rispenhirse (geschältes Korn)	12,1	70,7	10,6	2,0–5,0	0,59–2,10
Buchweizen (geschältes Korn)	12,8	72,4	9,77	1,73	1,58
Grünkern	12,5	69,4	11,6	2,7	1,8

Werte nach Souci, Fachmann, Kraut[47]

Mineral-stoffe g	Vit. B_1 mg	Vit. B_2 mg	Nicotin-amid mg	Vit. E mg	Vit. B_6 mg
1,8	0,14–1,08	0,05–0,19	5,1	3,2	0,21–0,70
1,9	0,16–0,76	0,17	0,78–3,00	2,2–4,5	0,29
2,25	0,43	0,10–0,30	1,50–7,04	4,22	0,56
2,85	0,30–0,70	0,10–0,30	0,88–6,00	2,1–5,0	0,22–2,30
1,2	0,41	0,05–0,13	5,2	4,5	0,35–100
1,3	0,20–0,60	0,10–0,24	1,5	0,9–11.2	0,40
0,75–2,40	0,26	0,14	1,8	1,35	0,75
1,72	0,24	0,15	2,9	3,7	
1,99					

Ebenso enthält das Getreide zahlreiche Spurenelemente
(siehe folgende Doppelseite).

Gehalt an Spurenelementen in Getreiden in γ/100 Gramm

Ware	Mn	Fe	Co	Cu	Zn	F	J
Weizen-Vollkorn	1900–7000	3100–7500	1,5	650	2000–10000	70	5,1
Roggen-Vollkorn	3070	3500–4800	1,4	710	1000–7300	61	2–15
Hafer	4830	1800–14700	1,4–4,0	230–1710	2900–7000	25	1,5–6,7
Gerste	2080	2000–10500	2,0	120–750	800–13500	20–480	1,8–24,5
Reis	1900	4400–23000	0,5	200–320	2100	67–80	4–20,5
Mais	450–1100	2300–5300	1,2	210–680	1000–2000	62	0,3–5,0
Hirse		4200–22000				20–90	2,7–14

Werte nach Schweigart, H. A.[48]

Mn = Mangan, Fe = Eisen, Co = Kobald, Cu = Kupfer, Zn = Zink, F = Fluor, J = Jod

B	Al	Se	Mo	Ni	As	andere Elemente
1010	400	100–1800	23–40	32	10	Cr 4,2; Pb 100–1000; Br 500; Sn 90; Ti 80; Ag 40; V+
700	480	90–380	7–62	40	10	Pb bis 1000
390–710	510	200–1000	26–35	40–98	60	Pb 90–1000; Cr 17
270	500–670	160–570	32–43	54		Cr23
940			47	11,5	8	
500	40–50	100–1500	58	20	2,5	Ti 4,3; Li 14

B = Bor, Al = Aluminium, Se = Selen, Mo = Molybdän, Ni = Nickel,
As = Arsen, Cr = Chrom, Pb = Blei, Br = Brom, Sn = Zinn, Ti = Titan,
Ag = Silber, V = Vanadium, L = Lithium

Der Vergleich mit anderen Nahrungsmitteln stellt sich wie auf folgender Seite dar:

Nahrungsbestandteile, summarisch

Nahrungs-objekte pro 100g	Nahrungsbestandteile, summarisch						Summe
	Eiweiß	Fett	Kohlen-hydrate	Minera-lien	Roh-faser	Wasser	
Weizen-Korn	11,7	2,0	69,3	1,8	2,0	13,4	100,20
Hirse, Korn, geschält	10,6	3,9 (3,4–4,5)	70,7	(2,5–3,5) 1,6	1,1	12,1	106,00
Weizenmehl, Type 1700	12,1	2,1	69,4	1,67	2,1	12,6	99,97
Weizenmehl, Type 812	12,7	1,3	70,2	0,73	0,33	14,7	99,96
Weißbrot	8,2	1,2	50,1	1,3	0,9	38,3	100,00
Knäckebrot	10,1	1,4	77,2	2,3	2,0	7,2	100,20
Kartoffel	2,0	0,15	18,9	1,1	0,78	77,8	100,73
Apfel	0,3	0,30	12,1	0,4	0,9	86,0	100,00
Vollmilch	3,13	3,76	4,84	0,8	0	87,5	100,03
Magermilch	3,5	0,07	4,8	0,75	0	90,9	100,02
Buttermilch	3,5	0,51	4,0	0,75	0	91,2	99,96
Eigelb	16,1	31,9	0,3	1,7	0	50,0	100,00
Weißei	11,1	0,2	0,7	0,7	0	87,3	100,00
Hühnerei	12,9	11,2	0,7	1,1	0	74,1	100,00
Kalbfleisch	19,5	9,0		1,0	0	70,0	99,50
Kotelett Leberwurst	12,4	41,2	0,88	2,32	0	42,9	100,70

Werte nach Kollath, W.[49]

Ein Nachteil des Getreides besteht in der relativ geringen biologischen Wertigkeit seines Eiweißes. Die biologische Wertigkeit eines Proteins wird von den essentiellen Aminosäuren bestimmt, die vom menschlichen Organismus nicht synthetisiert werden können und deshalb von außen zugeführt werden müssen. Der Mensch benötigt acht solcher essentiellen Aminosäuren. Ist einer dieser Proteinbausteine nicht in der Nahrung enthalten, kann das menschliche Eiweiß nicht aufgebaut werden, so daß die gesamten Aminosäuren der Nahrung nicht verwertet werden können. Die Aminosäure, die in zu geringer Menge zugeführt wird, begrenzt die Synthese des menschlichen Eiweißes und beeinflußt die biologische Verwertbarkeit (Wertigkeit) der Nahrungsmittel. Je mehr die Zusammensetzung der aufgenommenen Aminosäuren dem menschlichen Muster entspricht, je größer also die Harmonie zwischen Nahrungsmittel und Mensch ist, desto wertvoller und gesünder ist die Nahrung.

Nach der biologischen Wertigkeit werden »vollwertige« und »nicht vollwertige« Nahrungsmittel unterschieden, je nachdem, ob ihr Aminosäurenmuster mit dem menschlichen annähernd übereinstimmt oder nicht. Pflanzliche Produkte werden allgemein zu den »nicht vollwertigen« Eiweißlieferanten gerechnet, da sie eine oder mehrere der vier folgenden Aminosäuren gar nicht oder nur in sehr geringen Mengen enthalten: Lysin, Isoleucin, Methionin und Tryptophan. Getreide enthält wenig Lysin und Isoleucin, dafür aber viel Methionin und Tryptophan. Hülsenfrüchte dagegen enthalten viel Lysin und Isoleucin, aber wenig Methionin und Tryptophan.

Die Kunst, eine gesunde Ernährung zusammenzustellen, liegt darin, die pflanzlichen Produkte so zu mischen, daß sie zusammengenommen eine biologisch vollwertige Mahlzeit ergeben. Was sich heute dank der wissenschaftlichen Erkenntnisse äu-

243

ßerst kompliziert gestaltet und die gesunde Ernährung zu einer zeitaufwendigen Tüftelei werden läßt, wird seit Jahrtausenden von allen Völkern der Erde ohne jedwede intellektuelle Akrobatik zur vollsten Zufriedenheit gehandhabt. Lebensmittel, die zusammen eine biologisch hochwertige Nahrung ergeben, sind:

- Getreide und Milch,
- Getreide und Hülsenfrüchte,
- Kartoffeln und Ei,
- Kartoffeln und Milch.

Ohne auch nur die geringste Ahnung von Aminosäuren und biologischer Wertigkeit zu haben, entdeckten die Menschen, daß diese Produkte zusammengehören. Porridge, Grieß in Milch gekocht, Reis mit Bohnen, Linsen und Spätzle, Bratkartoffeln mit Rührei, Kartoffelbrei, mit Milch zubereitet, Pellkartoffeln mit Quark und viele Kombinationen mehr sprechen für das unbewußte Wissen der Völker um die gesundheitsdienliche Zubereitung der Nahrung.

Das Getreide, das in Südamerika dominiert, ist der Mais. Der Urmais, der jahrtausendelang von den Indios naturbelassen kultiviert wurde, hatte eine sehr hohe biologische Wertigkeit. Mit den Züchtungen der europäischen Eindringlinge jedoch, deren Hauptinteresse der Großkörnigkeit und der Ertragssteigerung galt, verlor der Urmais seinen hohen Lysin- und Tryptophangehalt und dadurch seine hohe biologische Wertigkeit. Für den Aufbau des Vitamins Niacin aus Maismehl wird Tryptophan benötigt. Ist dieses nicht vorhanden, kommt es zur Niacinmangelerkrankung Pellagra. Eine Möglichkeit, das Vitamin Niacin aus dem Maismehl ohne Tryptophan freizusetzen, ist die Bearbeitung des Maismehls mit Kalkwasser. Tatsächlich ist es in

Südamerika gang und gäbe, die Tortillas mit Kalkwasser zuzubereiten, ebenso wie es ganz alltäglich ist, die Tortillas gemeinsam mit Bohnen zu essen, die das Tryptophan in relativ hohen Mengen aufweisen.

Des weiteren sollte das Phytin berücksichtigt werden. Es befindet sich in den äußeren Schichten des Getreidekorns und hat die Eigenschaft, mit wertvollen Mineralstoffen relativ schwerlösliche Komplexe zu bilden. Da diese chemischen Komplexe im Verdauungstrakt nicht aufgelöst werden können, wirkt das Phytin als Mineralstoffräuber. Neben dem Phytin enthält das Getreidekorn noch das Enzym »Phytase«, dessen Aufgabe es ist, das Phytin zu neutralisieren. Damit die Phytase aktiviert werden kann, bedarf es der Feuchtigkeit und der Zeit. Aus diesem Grund sollen Getreidekörner vor dem Verzehr etwa zehn bis zwölf Stunden, geschrotetes Korn etwa dreißig Minuten lang eingeweicht werden. In dieser Zeit wird das Phytin gespalten und somit inaktiviert. Die Mineralstoffe können anschließend vom menschlichen Organismus ohne nennenswerte Verluste verwertet und integriert werden.

Mit Hilfe der rechten Zubereitung und der rechten Mischung mit anderen Nahrungsmitteln wird das Getreide zur wahrhaft unübertrefflichen Grundlage der gesunden Ernährung. Es ist ausgewogen bezüglich der Säuren und Basen und bezüglich Yin und Yang, es ist ein außergewöhnlich nahrhafter Energiespender mit geringem Fettgehalt, ein herausragender Mineralstoff- und Spurenelementelieferant und nicht zuletzt in seiner Ganzheit ein Produkt mit überaus wertvollen Rohfaseranteilen. Stellvertretend für alle anderen Getreidearten seien die Heilwirkungen des Hafers angeführt. In ihrem Buch »Hafer, ein Element der modernen Ernährung« beschreiben Joachim Kühnau und Wendel Ganßmann sie folgendermaßen:

- *Leistungssteigernde Wirkung*
  Die Leistungssteigerung äußert sich in verbessertem Durchhaltevermögen, verringerter Ermüdbarkeit und erhöhter Resistenz gegenüber erschwerenden Umweltbedingungen, insbesondere Klima- und Wettereinflüssen.

- *Psychotrope Wirkung*
  Der Wirkungsmodus des Hafers äußert sich in einer anhaltend gehobenen, heiteren und unternehmungslustigen Stimmungslage, einem erhöhten Aktivitätsdrang und vermindertem Schlafbedürfnis (Ihn sticht der Hafer).

- *Wirkung auf den Magen-Darm-Kanal*
  Beim Gesunden ist die Wirkung des Hafers auf die Verdauungswege durch zwei entgegengesetzte Komponenten gekennzeichnet: einmal durch einen peristaltikfördernden, also abführenden Effekt der Rohfaseranteile des Hafers, und zweitens durch die Schutzwirkung der schleimbildenden beta-Glucane, die die Darmwand gegenüber alimentären Reizen und Infekten abschirmt und so einer Durchfallneigung entgegenwirkt.

- *Wachstumsfördernde Wirkung*
  Den Kinderärzten ist seit langem bekannt, daß Haferpräparate (Haferschleim und Haferflocken) in Mischung von einem oder zwei Drittel Milch auf im Wachstum zurückgebliebene, dystrophische Säuglinge und Kleinkinder im Sinne beschleunigter Gewichtszunahme einwirken. Selbst bei hochfieberhaften ernährungsgestörten Säuglingen im ersten Monat und bei Frühgeburten bewähren sich die schnell schmelzenden Markenflocken als gewichtsfördernde, antiseptische Kontrastnahrung,

unter deren Einwirkung eine schnelle Normalisierung des Hautturgors, der Hautfarbe und der Stühle eintritt.

- Beseitigung von Eiweißmangelzuständen
- Beseitigung von Magen-Darm-Störungen
- Beseitigung intellektueller und affektiver Mängel bei Kindern und Jugendlichen
- Herabsetzung krankhafter Blutcholesterinwerte
- Antidiabetische Wirkung
  Zur Erklärung der antidiabetischen Wirkung des Hafers muß die Tatsache herangezogen werden, daß der Hafer reichlich Fruktose, die ja auch vom Diabetiker verwendet werden kann, in freier oder gebundener, aber leicht mobilisierbarer Form enthält.
- Wirkung auf Störungen der Zahnentwicklung und auf Zahnkaries.[50]

Soweit zur Beurteilung des Getreides im *persönlichen* Unbewußten. Kommen wir nun zum *soziologischen* Unbewußten, in welchem seine Bedeutung nicht minder grundlegend ist.

Kollath schreibt: »Es besteht eine Lebensgemeinschaft zwischen Mensch und Getreide. Der Mensch macht den Boden urbar, so daß die Getreide wachsen können, und das Getreide liefert ihm durch Photosynthese jene Nahrungsstoffe, die ihm die Kraft zur Arbeitsleistung geben. Im tiefsten Sinne ist Ackerbau, lateinisch ›cultura‹, die Basis der menschlichen Kulturen, und alles prähistorische und erst recht das historische Geschehen sind an das Getreide und seine Erzeugung gebunden.«[51]

Die ersten Pflanzen, die der Mensch in Mitteleuropa etwa 5000 v.Chr. kultivierte (im eurasischen Raum wesentlich früher), waren Gerste und Hirse – später kamen Hafer, Dinkel, Roggen und Weizen hinzu – so daß man das Getreide als das Fundament der Kulturen betrachten muß. Die Geschichte der Menschheit ist untrennbar mit der Geschichte des Getreides verbunden – man ist geneigt, von einer ostasiatischen Reiskultur, einer afrikanischen Hirsekultur, einer südamerikanischen Maiskultur und einer eurasischen Weizen- und Haferkultur zu sprechen. Mit der Kultivierung des Getreides nahm die kulturelle Entwicklung der Menschen ihren Anfang, und es ist anzunehmen, daß mit dem Niedergang des Getreides im Bewußtsein der Menschen auch die menschliche Kultur ihren Niedergang erleben wird. Das Getreide ist das Symbol der menschlichen Kultur. In ihm manifestieren sich diejenigen Kräfte, die die Hochkulturen der Menschheit erblühen ließen.

Zu den Zeiten, da die kulturellen Werte noch geachtet wurden, bildete das Getreide die Hauptmahlzeit. Von den römischen Soldaten wird folgendes berichtet: »Jeder Legionär bekam täglich etwa 750 g Getreide als Hauptnahrung. Jede Kohorte führte eine Handmühle mit sich, auf der der tägliche Bedarf gemahlen wurde. Ein Drittel wurde als Brei zubereitet, zwei Drittel wurden zu Fladenbrot verbacken und als Marschverpflegung mitgenommen. Mußte aus Mangel an Getreide Fleisch gegessen werden, so betrachteten die Legionäre diese Fleischkost als Mangelkost bzw. Hungernahrung.«[52] Auf ihren langen Märschen und in den kräftezehrenden Schlachten benötigten sie überdurchschnittlich viel Energie – viel mehr, als sie dem Fleisch hätten abgewinnen können.

Auch von den Germanen wird berichtet, daß sie Fleisch nur als relativ seltene Zukost verspeisten. Ebenso wie bei den Römern war auch bei ihnen Getreide das Hauptnahrungsmittel – neben Gerste, Hirse und Weizen vor allem der gegen Ende der Bronzezeit eingeführte Hafer.

Für die damaligen Menschen war das Getreide nicht nur ein einfaches Nahrungsmittel. Der Brei, den man aus ihm zubereitete – bei den Germanen vor allem der Haferbrei – war das Symbol der Nahrung schlechthin. Das Wort »Brei« hatte damals die Bedeutung von »Nahrung«. Als man gelernt hatte, das Getreide zu Brot zu verarbeiten, trat das Brot an die Stelle des Breies. Im christlichen »Vaterunser« heißt es noch heute: »Unser tägliches Brot gib uns heute«, was natürlich nichts anderes bedeutet als: »Unsere tägliche Nahrung gib uns heute.« Aus diesen Zusammenhängen heraus haben sich die Redewendungen vom »Broterwerb« und vom »Brötchengeber« gebildet, die ebenfalls das Brot mit »Leben« und »Wohlergehen« identifizieren.

Hanns Bächtold Stäubli schreibt: »Das letzte und beste Produkt des Getreides, das heilige Brot, ist für alle, besonders die ackerbautreibenden Völker aller Kulturstufen, das Symbol konzentrierter Kraft und die lebenserhaltende Speise. Der vitalistische Mensch sieht in ihm die Vereinigung aller Fruchtbarkeit der Erde; später wird es zum heiligen Geschenk der Götter; als Lebensbringer dringt es in die Kulte ein.«[53]

Im christianisierten Europa ging die Verehrung des Getreides so weit, daß man auf dem Weizen- und dem Roggenkorn das Angesicht Jesu zu sehen glaubte.

Das Getreide ist weit mehr als die Summe seiner natürlichen Bestandteile. Es ist die Speise der längst verstorbenen und der heute noch umherziehenden Seelen, ein Brückenschlag ins Jenseits. In ihm wohnt die Kraft, die uns mit Gott verbindet und uns in die göttliche Harmonie allen Seins integriert. Das Getreide ist der Anfang aller Weisheit, aller Kultur und aller Religion, es ist die einzige allgegenwärtige Grundlage der menschlichen Gesundheit sowohl im *persönlichen* und im *soziologischen* als auch im *natürlichen* und im *kosmischen* Unbewußten.

Das Brot wurde so hoch geschätzt, daß der Umgang mit ihm aufs strengste reglementiert war. In Gegenwart des Brotes durfte man nicht fluchen. Wer es auf den Boden fallen ließ, mußte es küssen und um Verzeihung bitten. Wer es gar schändete, der sollte zu Stein werden. Selbst den Brosamen zollte man strengste Hochachtung. »Wenn man Brosamen verwirft, ohne daß die Hühner sie fressen können, ist das eine Sünde. Man achtete ängstlich darauf, kein Brosämchen auf dem Boden liegen zu lassen; denn alle verunehrten Brosamen sammelt der Teufel in seinem Sack und schlägt diesen dem Schänder auf dem Todbett um die Ohren; er backt daraus einen Laib Brot, den der Frevler glühend essen muß; oder jede Brotkrume, die unbeachtet auf dem Boden liegen bleibt, wird in der Hölle zu einem glühenden Scheit.«[54]

Unsere Vorfahren, die wir aus unserer eigenen Unwissenheit heraus immer wieder belächeln, wußten das Getreide noch zu würdigen. Sie erkannten seine geistige und seine seelische Dimension, seine heilsame Wirkung auf die Ganzheit des Menschen in seiner schier unendlichen Tiefe. Sie ahnten, daß in ihm die Kraft der Gesundheit wohnt – die Energie, die Gottes Plan und Wille auf Erden realisiert. Ihr fühlten sie sich als Kulturmenschen verpflichtet, und nach ihr richteten sie ihr Leben aus. Bis tief ins 18. Jahrhundert war das Getreide die Hauptnahrung der Menschen in Mitteleuropa. Dann jedoch machten sich die Auswirkungen des spanisch-portugiesischen Kolonialismus bemerkbar. Die allzusehr gepriesene Kartoffel aus Südamerika hielt ihren siegreichen Einzug, und die heimischen Getreidearten wurden mehr und mehr verdrängt. »Im Jahr 1800 wurden pro Kopf und Jahr der Bevölkerung in unserem Lande 225 kg Roggen und Weizen verbraucht, wobei 90 % dieser Menge als volles Korn verwendet wurden. Im Jahr 1980 betrug der Ver-

brauch pro Kopf und Jahr der Bevölkerung nur noch 64 kg und hiervon wurden nur noch 10 % als volles Korn verwendet. Der Verbrauch des vollen Korns ist also auf ein Zweiunddreißigstel des ursprünglichen Wertes gesunken.«[55]
Der Schaden dieser Entwicklung läßt sich an folgender Tabelle ablesen:

	Weizen, ganzes Korn	Verlust, in Prozent	Weizen, Type 405
Hauptnährstoffe (Gramm)			
Eiweiß	11,7	− 9,4	10,6
Fett	2,0	−50,0	1,0
Kohlenhydrate	69,3	+ 6,8	74,0
Mineralstoffe (Milligramm)			
Kalzium	44,0	−65,9	15,0
Kalium	502,0	−78,5	108,0
Phosphor	406,0	>−66,6	o.A., aber <95,0
Eisen	3,3	−39,4	2,0
Vitamine (Milligramm)			
B_1	0,5	−80,0	0,1
B_2	0,1	−70,0	0,03
B_6	0,44	−49,1	0,18
E	3,2	−28,1	2,3
Niacin	5,1	−86,3	0,7
Rohfaser	2,0	−95−70	0,1−0,6

(>:mehr als; <:kleiner als)

Werte aus Burggrobe, Gronau[56]

Einen weiteren Schaden, der durch den teilweisen Ersatz der Getreidekost durch Fleischprodukte entstanden ist und weiterhin entsteht, dokumentiert folgende Tabelle:

Ausnutzung von 1 Kilo Roggen	Energiegehalt		Eiweißgehalt	
	in Kilokalorien	Verlust in Prozent	in Gramm	Verlust in Prozent
Gesamtgehalt an Energie und Eiweiß	3680		93	
Vom Menschen ausgenutzt bei direktem Verzehr	3000	18	73	22
Vom Menschen ausgenutzt bei indirektem Verzehr				
in Form von Kuhmilch	715	81	23	75
in Form von Schweinefleisch	548	84	18	82
in Form von Hühnereiern	255	93	9	94

Werte aus Kollath, W.[57]

Der Schaden, der durch die spätkolonialistischen, industriellen und wissenschaftlichen Tendenzen entstand, läßt sich jedoch nicht auf das *persönliche* Unbewußte beschränken. Mit der Ganzheit des Korns ging auch die Ganzheit des Menschen verloren. Die schier unendlichen Tiefen des *soziologischen*, des *natürlichen* und des *kosmischen* Unbewußten wurden verdrängt, aus dem Selbstbild der Menschen verstoßen und letztendlich im Dienst am *persönlichen* Unbewußten zerstört.

Im soziologischen Unbewußten ist das Getreide ein Symbol der Kultur. Darüber hinaus ist es im deutschen Volksglauben ein Symbol für die Familie und für die Ehe. »Die Seele des Hauses sitzt im grauen oder schwarzen Haus- oder Heimbrot.«[58] Mit dem Verfall des Getreides im menschlichen Bewußtsein ging der Verfall der soziologischen Dimension des Menschen einher. Die Kultur neigte sich dem Ende entgegen, und die kulturellen Werte verloren immer mehr an Wertschätzung. An ihre Stelle trat die Zivilisation, die Hoffnung auf wirtschaftliches Wachstum und technischen Fortschritt, auf Luxus und Wohlstand. Parallel zum Verfall der kulturellen Werte verlor auch die Familie, die Keimzelle der Völker und somit der Kultur, an Bedeutung. Die Großfamilie zerfiel, wurde zur Klein- und Kleinstfamilie und droht heute gar im Trend zum Ein-Personen-Haushalt gänzlich unterzugehen.

Im *natürlichen* Unbewußten ist das Getreide ein Fruchtbarkeitssymbol. Mit ihm verschwand auch die Fruchtbarkeit der heimischen Erde, die mittlerweile dank der chemischen Belastungen fast am Nullpunkt angekommen ist und unter den chemischen Keulen der Wissenschaft zu ersticken droht.

Im *kosmischen* Unbewußten schließlich symbolisiert das Getreide das Verbundensein mit Gott. Was uns hiervon bis auf den heutigen Tag geblieben ist, ist wahrscheinlich nicht mehr als das Zweiunddreißigstel von damals, das wir heute noch als volles Korn zu uns nehmen.

Grünkohl

Natürliches Vorkommen: November–März
energetische Wirkung: yinisierend
chemische Wirkung: basisch
Inhaltsstoffe: Vitamin A, B6, C, K, Folsäure, Mineral Kalium
  Kalzium, Magnesium, Jod, Mangan

Heilwirkungen: siehe auch Kohlgemüse.
Der Grünkohl ist die letzte Kohlart, die auf dem natürlichen
Speiseplan des Jahres erscheint. Wenn der Organismus sich an
die Eigenart der Kohlgemüse gewöhnt hat und deren Nährstoffe
vollständig verwerten kann, schenkt uns die Natur die Krönung
der Kohlgemüse – den Grünkohl. Von allen Kohlarten hat er
den höchsten Vitamingehalt, den höchsten Mineralstoffgehalt,
den höchsten Eiweißgehalt und neben dem Rosenkohl den höchsten Kohlenhydratgehalt. Er gehört zu den derberen Gemüsen,
die aufgrund ihrer festen Gewebestruktur sowohl die Kaumuskulatur als auch den Magen und den Darm kräftigen. Bei Darmträgheit, chronischer Verstopfung und Appetitmangel ist er ein
vorzügliches Naturheilmittel.

Gurke

Natürliches Vorkommen: Juli–September frisch,
September–März eingelegt
energetische Wirkung: sehr stark yinisierend
chemische Wirkung: basisch

254

Heilwirkungen: Die Gurke hat einen sehr hohen Basenüberschuß. Sie reguliert die Verdauung, wirkt entschlackend und harntreibend und reduziert die Harnsäure im gesamten Organismus. Gicht, Rheuma, Blasen- und Nierensteine, die auf einen zu hohen Harnsäuregehalt zurückzuführen sind, werden positiv beeinflußt. Die wohl bekannteste Eigenschaft der Gurke ist ihre hautreinigende Wirkung. Sowohl bei innerer als auch bei äußerer Anwendung schließt sie zu große Poren und strafft die Haut.

Mythen und Geschichten: Obwohl die Gurke schon den Griechen und Römern bekannt war, hat sie weder in der Mythologie noch im Volksglauben besondere Bedeutung erlangt.

Haselnuß

Natürliches Vorkommen: Oktober–März
energetische Wirkung: sehr stark yinisierend
chemische Wirkung: sauer (wenig)
Inhaltsstoffe: Vitamin E

Heilwirkungen: Die Haselnuß ist ein wichtiger Energiespender, weshalb sie in der Rekonvaleszenz und in der Wachstumsphase, aber auch als kraftspendende Winternahrung gut geeignet ist. Darüber hinaus enthält sie Vitamin E in relativ großen Mengen. Die funktionelle Bezeichnung dieses Vitamins ist »Fruchtbarkeitsvitamin« oder »Antisterilitätsvitamin«. Es regeneriert das Bindegewebe, reguliert den Kohlenhydratstoffwechsel, den

Muskelstoffwechsel und den Wasserstoffwechsel und stärkt die Geschlechtsdrüsen.

Mythen und Geschichten: Den Germanen war der Haselnußstrauch eine überaus wertvolle Pflanze. Sie nannten ihn »Frau Hasel« und weihten ihn Thor, dem Gott der Fruchtbarkeit und des Donners. Er galt als Zaubermittel gegen Blitz und Feuer, wilde Tiere und Krankheiten, Dämonen und Zauber. Man sah in ihm ein Symbol der Liebe. »In die Haselnuß gehen« bedeutete, sich zu einem Schäferstündchen zurückzuziehen. Wenn man sagte, daß die »Haselnüsse heuer geraten seien«, so meinte man, daß es in diesem Jahr viele schwangere Frauen gäbe. Der Ast des Haselnußstrauches wurde als Lebensrute verwendet, mit welcher man die Frauen »schlug«, um ihnen Fruchtbarkeit zu verleihen.

In den okkulten Künsten war der Haselnußstrauch ebenfalls hoch angesehen. Für die Herstellung einer Wünschelrute wurde zumeist ein einjähriger Frühlingssproß zurechtgeschnitten. Ihm schrieb man wahrsagende, magische Kräfte zu, die beim Auffinden von Wasseradern und erdmagnetischen Feldern helfen; und auch wenn es darum ging, einen unterirdischen Schatz zu bergen, suchte man stets Rat bei Frau Hasel, deren Wurzeln den Eingang zur Schatzhöhle zeigen sollten.

Bedeutung für die ganzheitlich integrative Ernährung: Die Haselnuß hat einen ausgeprägten Yin-Charakter. Ihre Aufgabe ist es, uns im Winter in das tiefe Unbewußte hinabzuziehen, um uns dort die Quelle der Fruchtbarkeit vor Augen zu führen. Sie offenbart uns die Schätze unserer eigenen Seele, die Schönheit und die Stärke des eigenen Selbst – die Liebe zum eigenen Ich, die in die Liebe zum Leben mündet.

Heidelbeere

Natürliches Vorkommen: Juli–August
energetische Wirkung: yinisierend
chemische Wirkung: basisch
Inhaltsstoffe: Vitamin C, Mineral Eisen, Mangan

Heilwirkungen: Die Heidelbeere ist eine ausgesprochene Schutzpflanze. Sie hemmt das Wachstum schädlicher Bakterien, vertreibt Spul- und Madenwürmer und entfaltet im gesamten Organismus eine entzündungshemmende Wirkung. Sowohl innerlich als auch äußerlich angewendet trägt sie zur Bekämpfung der Wundinfektion bei. In der Naturheilkunde wird sie auch wegen ihrer verdauungsanregenden und durchfallhemmenden Eigenschaften sehr geschätzt.

Mythen und Geschichten: Heidelbeeren wachsen an den Eingängen der Höhlen, in welchen die Zwerge ihre sagenumwobenen Schätze hüten. Sie weisen uns die Eingangspforte zum inneren Reichtum.

Bedeutung für die ganzheitlich integrative Ernährung: Auf der energetischen Ebene zeichnet sich die Heidelbeere ebenso wie auf der physiologischen durch ihren ausgesprochenen Schutzcharakter aus. Die Zeit ihrer Ernte fällt genau in die Hundstage, an welchen der Organismus von übermäßiger Yangisierung bedroht ist. Mit ihren yinisierenden Energien begegnet die Heidelbeere dieser Gefahr und bewahrt uns so vor Yang-Überschuß-Erkrankungen.

Himbeere

Natürliches Vorkommen: Juni–Juli
energetische Wirkung: yangisierend
chemische Wirkung: basisch
Inhaltsstoffe: Vitamin E, C, Mineral Mangan, Eisen

Heilwirkungen: Die Himbeere hat großen Einfluß auf den gesamten Stoffwechsel. Sie hemmt Entzündungen des Magen-Darm-Kanals sowie des Zahnfleisches und der Mundhöhle, neutralisiert den Magensäureüberschuß und fördert die Darmperistaltik. Aufgrund ihres starken Basenüberschusses schwemmt sie Gift- und Schlackenstoffe aus. Sie hilft bei Infektionen der ableitenden Harnwege, Nieren- und Blasenleiden, Rheuma und Gicht, Leberfunktionsstörungen und chronischem Durchfall. Darüber hinaus enthält sie das Antisterilitäts- und Fruchtbarkeitsvitamin E in relativ großen Mengen. Bereits 100 Gramm frische Früchte decken den Tagesbedarf zu annähernd 40 Prozent. Aus diesem Grund kann die Himbeere auch als Aphrodisiakum bezeichnet werden (vgl. Erdbeere).

Holunder

Natürliches Vorkommen: September–Oktober
energetische Wirkung: yinisierend
chemische Wirkung: basisch
Inhaltsstoffe: Vitamin A, C

Heilwirkungen: Der Holunder ist ein äußerst geselliger Strauch. Seit Jahrtausenden sucht er immer wieder Kontakt zu uns Menschen. In ländlichen Gegenden wächst er meist in der Nähe von Ställen und Häusern oder aber am Rand von Weiden und Koppeln. Wenn sich der Sommer dem Ende zuneigt und die Herbsttage kalt und naß werden, ist er ein vorzügliches Mittel gegen Erkältungskrankheiten aller Art. Er wirkt harn- und schweißtreibend, blutreinigend, anregend auf die Blutbildung und schleimlösend in den Atemwegen. In der Volksmedizin wird der ganze Strauch zu Heilzwecken verwendet. Die Blüten und die Blätter, die Wurzeln, die Rinde und auch die Beeren werden zubereitet und in entsprechenden Mengen angewendet. Mit seinem hohen Gehalt an Vitamin A und C ist der Holunder ein wichtiges Nahrungsmittel, das den Organismus auf den kalten Winter vorbereitet und die nötigen Abwehrkräfte mobilisiert.
Da die Beeren Blausäure enthalten, sollten sie, wenn überhaupt, nur in sehr geringen Mengen roh verzehrt werden.

Mythen und Geschichten: In der Volksmedizin ist der Holunder zu außerordentlichen Ehren gelangt. Wenn man sich ihm nähert, muß man den Hut ziehen und ihn begrüßen. In seinen Zweigen sitzt die Holunderfrau, und an seinen Wurzeln wohnt der Erdgott. Die volkstümliche Bezeichnung »Hollerbaum« läßt auf seine direkte Verwandtschaft mit Frau Holle schließen, die vermutlich mit dem Erdgott identifiziert werden kann. Der Holunder ist der Schutzbaum des Hauses. Er ist der Sippen- und Lebensbaum, der das Haus und den Stall vor Hexen und bösem Zauber schützt. In den Walpurgisnächten werden Holunderzweige und -kreuze auf das Feld gebracht und ins Fenster gehängt, um die Hexen abzuwehren.

Er ist auch der Baum des Todes. Holunderäste wurden auf die Leiche im Sarg gelegt, und der Fuhrmann, der den Sarg zum Friedhof brachte, benutzte anstelle der Peitsche einen Holunderzweig. Bei der Totenwache tranken die Vorbeterin und die Mitbeterinnen Holundertee. In Tirol wurde ein Holunderzweig, den man »Leblang« nannte, dem Sarg vorausgetragen und anschließend auf das Grab gesteckt.

Im Christentum heißt es, daß Judas sich an einem Holunderbaum erhängte.

Bedeutung für die ganzheitlich integrative Ernährung: Die Holunderbeeren sind die Früchte der Frau Holle. Sie öffnen uns die Tore und geleiten uns in die Unterwelt, wo wir die Grundlage für die zukünftige Fruchtbarkeit erarbeiten können. Sie öffnen uns das dritte Auge und zeigen uns die Arbeit, die verrichtet werden muß, um im Frühling die irdische Lebenslust wieder empfangen zu können.

Honig

Natürliches Vorkommen: November–März
energetische Wirkung: sehr stark yinisierend
chemische Wirkung: basisch

Heilwirkungen: Der Honig zählt zu den wertvollsten Lebensmitteln. Er ist ein wichtiger Energiespender mit vielen Mineralstoffen, Vitaminen, Hormonen und Enzymen. Er hebt das allgemeine Wohlbefinden, regt die Blutbildung an, fördert die Entgiftung und stärkt das Immunsystem. In warmer Milch aufgelöst, ist er ein nahezu unübertreffliches Heilmittel bei Erkältungskrankheiten. Auch bei allgemeiner Nervosität, Schlaflosigkeit und Überanstrengung ist er sehr zu empfehlen. In der Naturheilkunde schätzt man ihn vor allem wegen seiner antiseptischen und bakterientötenden Wirkung. An der offenen Wunde steht er den allopathischen Desinfektionsmitteln und Antibiotika wie Penicillin in nichts nach.

Mythen und Geschichten: Wie kaum ein anderes Nahrungsmittel wird der Honig mit der Unsterblichkeit in Verbindung gebracht. In ihm wohnt die Kraft des ewigen Lebens, das Wissen um die Unendlichkeit. Er ist die Speise der Götter und für Odin, den Gott der Weisheit, gar die einzige, die er zu sich nimmt. Die Weltesche Yggdrasil ist in der germanischen Mythologie ein Sinnbild des ewigen Lebens. Von ihren Blättern tropft Honigtau auf die Erde nieder, von wo ihn die Bienen einsammeln. Er ist ein Geschenk des Himmels.
Bei den Germanen durfte ein Neugeborenes getötet werden, solange es die erste Speise nicht erhalten hatte. Nachdem seine

Lebenstauglichkeit bewiesen war, bekam es als erste Nahrung Honig gereicht. Mit diesem wurde es für das Leben gerettet. In Indien ist dies heute noch üblich, und wenn dort ein Mensch gestorben ist, wird er, bevor er verbrannt wird, mit Butter und Honig eingerieben, wodurch er für das nächste Leben gerettet wird.

In der mittelalterlichen christlichen Mystik wird Jesus als Honigwabe bezeichnet, in die der Honig der göttlichen Offenbarung geflossen ist. Das Land der Verheißung ist das Land, wo Milch und Honig fließt, und im Himmel werden Frauen von Jesus mit Manna und Honig genährt, die ihnen die Unsterblichkeit verleihen.

Im Aberglauben galt der Honig als antidämonisches Mittel und Aphrodisiakum. Er war ein Symbol für Ehe, Liebe und Fruchtbarkeit. Wenn ein Ehepaar seinen Bund stärken wollte, aß es gemeinsam einen Honigkuchen. Es herrschte auch der Glaube, daß Honig klug mache, weil er durch die Klugheit der Bienen entsteht. Wer von Honig träumte, glaubte, daß er nun das bekäme, was er noch nicht einmal zu hoffen gewagt hatte.

Bedeutung für die ganzheitlich integrative Ernährung: Die erste Hälfte des Jahres, in welcher das Yang dominiert, ist dem irdischen oberflächlichen Leben gewidmet. In dieser Zeit stehen uns so viele Früchte zur Verfügung, daß wir auf den Honig als Süßungsmittel verzichten können. Erst im zweiten Halbjahr, wenn wir die tieferen Wahrheiten des Lebens ergründen, kommt uns der Honig mit seinen stark yinisierenden Energien zugute. Aber auch dann sollte er nur in geringen Mengen verzehrt werden, denn von Natur aus ist er in erster Linie die Winternahrung der Bienen und nicht die Nahrung der Menschen. Unser Vorteil sollte nicht zu ihren Lasten gehen.

Huflattich

Natürliches Vorkommen: April–Juni
energetische Wirkung: stark yangisierend
chemische Wirkung: basisch

Heilwirkungen: Der Huflattich ist eine der ersten Frühlingsblumen. Bereits in den ersten Märztagen verkündet er mit seinen gelben, an das Sonnenrad erinnernden Blüten den Sommer. Im Volksmund wird er auch als »das Gold für die Lunge« bezeichnet. Er reinigt und kräftigt die Atemwege und ist vor allem wegen seiner blutreinigenden Wirkung ein wichtiger Bestandteil der Frühjahrskur. Auf der energetischen Ebene spült er mit seinen stark yangisierenden Energien die Winterstarre aus den müden Gliedern.

Johannisbeere

Natürliches Vorkommen: Juni–August
energetische Wirkung: yangisierend
chemische Wirkung: basisch
Inhaltsstoffe: Vitamin C, Mineral Kalium, Mangan

Heilwirkungen: Die Johannisbeere ist eines der wenigen Nahrungsmittel, das nicht aus dem Süden, sondern aus dem hohen Norden stammt: aus Skandinavien. Sie hat einen außergewöhnlich hohen Fruchtsäuregehalt und dadurch einen starken Basenüberschuß. Sie spült die Harnsäure aus den Geweben, reinigt das Blut, bekämpft Hautkrankheiten und regt die Verdauung an. Selbst Migräne konnte mit ihrer Hilfe schon gelindert werden. Aufgrund ihres hohen Vitamin-C-Gehaltes – bereits 40 Gramm frische Beeren genügen, den Tagesbedarf zu decken – hat sie eine allgemein belebende Wirkung, die vor allem an heißen Sommertagen, wenn der Kreislauf belastet wird, genutzt werden sollte.

Mythen und Geschichten: Nach altem Glauben gilt der schwarze Johannisbeerstrauch als Gichtstrauch oder Gichtbaum, der die Macht hat, die Gicht in sich aufzunehmen und so den Kranken zu heilen. In der christlichen Sagenwelt wird die Johannisbeere mit dem heiligen Johannes in Verbindung gebracht, der sie gesegnet haben soll.

Karotte

Natürliches Vorkommen: Juni–März
energetische Wirkung: stark yangisierend
chemische Wirkung: basisch
Inhaltsstoffe: Vitamin A, K, Folsäure, Mineral Jod

Heilwirkungen: Die Karotte zeichnet sich durch ihren enorm hohen Gehalt an Karotin aus, das im menschlichen Organismus zu Vitamin A aufgebaut wird. Bereits eine Portion von 100 Gramm Karotten genügt, um den täglichen Bedarf an Vitamin A zu decken. Die funktionelle Bezeichnung dieses Vitamins ist »Epithelschutzvitamin« oder »antiinfektiöses Vitamin«. Es unterstützt die Blutbildung, den Aufbau und die Regulation von Haut und Schleimhaut, die Produktion des Sehpurpurs und das Abwehrsystem, das Infektions- und Erkältungskrankheiten vorbeugt.

Die Indikationen der Karotte beschreibt Ernst Schneider folgendermaßen: »Bei Erwachsenen gibt man Möhren in der Schwangerschaft und Stillzeit, bei zahlreichen Hautveränderungen, Wachstumsstörungen der Fingernägel, trockenem, glanzlosem und brüchigem Haar, bei Beschwerden vor der Menstruation, bei Schmerzen in den Brüsten, Schlaflosigkeit und depressiven Verstimmungen, ferner bei chronischen Nasen- und Nebenhöhlenkatarrhen, Abnahme des Riechvermögens, bei mangelhafter Abwehr gegen Infektionen der Schleimhäute und der Atemwege (Bronchitis), schließlich bei Magen-Darm-Störungen, Lebererkrankungen, Neigung zu Steinbildungen, Überfunktion der Schilddrüse und Basedowscher Krankheit.

In eindrucksvoller Weise vermag Möhrensaft auf die Magensaft- und Magensäureabsonderung regulierend einzuwirken. Zu niedrige Säurewerte werden gesteigert und zu hohe herabgesetzt. Möhrensaft behebt in erstaunlichem Maße die Durchfälle der Magenkranken ohne Säurebildung bei gleichzeitiger Steigerung des Appetits.«[59]

Mythen und Geschichten: Obwohl die Möhre in steinzeitlichen Pfahlbauten nachgewiesen wurde und somit seit Jahrtausenden bei uns Verwendung findet, spielt sie weder in der Mythologie noch im Aberglauben eine besondere Rolle.

Bedeutung für die ganzheitlich integrative Ernährung: Die Bedeutung der Möhre für die ganzheitliche Gesundheit ergibt sich hauptsächlich aus ihrer schützenden Wirkung. Auf der energetischen Ebene weist sie einen starken Yang-Charakter auf, der uns in den Wintertagen vor übermäßiger Yinisierung bewahrt. Für die seelisch-geistige Ebene bedeutet dies, daß uns die Möhre vor allem in der zweiten Jahreshälfte die Kraft gibt, uns gegen Hexen und Dämonen, gegen die Schattenseiten unseres eigenen Bewußtseins besser zur Wehr zu setzen. Wer zu weit in das Schattenreich vordringt, wer sich zu sehr den Tiefen der Weisheit verschreibt, der gelangt in den Tartaros, den Ort der Qualen und der Folter, und hiervor schützt uns die Karotte, die uns selbst im Trauernebel des Novembers mit ihrer grellen orangenen Farbe noch von irdischer Lebensfreude kündet. Sie ist ein Appell an das menschliche Bewußtsein, in den Tiefen der Dunkelheit das nahende Licht des Frühlings nicht zu vergessen.

Kartoffel

Natürliches Vorkommen: Juli–März
energetische Wirkung: äußerst stark yinisierend
chemische Wirkung: stark basisch
Inhaltsstoffe: Vitamin B_1, B_6, C, Mineral Kalium,
    Magnesium, Eisen, Kupfer, Jod

Heilwirkungen: Südamerika ist die Heimat der Kartoffel. Obwohl sie in Europa bereits seit dem 16. Jahrhundert bekannt ist, wird sie erst seit der ersten Hälfte des 18. Jahrhunderts in größeren Mengen angebaut. Sie ist ein wichtiger Eiweiß- und Energielieferant. Die biologische Wertigkeit ihres Eiweißes übertrifft sogar noch das von Fleisch und Fisch, wenn sie zusammen mit Eiern gegessen wird. Sowohl das Eiweiß als auch die Stärke sind sehr gut bekömmlich und leicht verdaulich. Aufgrund ihres hohen Kalium- und ihres niederen Natriumgehaltes wirkt die Kartoffel entwässernd und harntreibend. Sie schwemmt überschüssiges Kochsalz und andere Giftstoffe aus dem Körper und senkt den Blutdruck.

Ihre Heilwirkungen kann man sich im Rahmen einer Kartoffelkur verstärkt zunutze machen. Dabei sollte man über mehrere Tage hinweg nur Kartoffeln essen – etwa 1 Kilogramm Pellkartoffeln täglich auf fünf oder sechs Portionen verteilt. Auch außerhalb der Kartoffeltage sollte man es sich angewöhnen, die Kartoffel als Pellkartoffel zuzubereiten, da diese noch den größten Teil der ursprünglichen Vitamine und Mineralstoffe enthält. In der Naturheilkunde ist hauptsächlich der Kartoffelsaft von Bedeutung. Er neutralisiert die Magensäure und hilft deshalb bei Sodbrennen, Magenübersäuerung, Magen- und Zwölffingerdarmgeschwüren.

Mythen und Geschichten: Die Kartoffel kam leider viel zu spät nach Europa, als daß der Volksglaube ihre tiefergehende Bedeutung für den seelisch-geistigen Bereich des Menschen hätte erfassen können. Es sind lediglich Zeremonien überliefert, mit deren Hilfe man eine reiche Ernte zu erzwingen sucht, so zum Beispiel, daß man sie stecken soll, wenn der Mond im Zeichen des Löwen oder des Widders steht – dann nämlich bekommt man »löwenmäßig« viel oder so viel, daß sie einem zu-»wider« werden.

In der Schweiz geht die Sage, daß die Menschen einst die Kartoffel verschmähten und nur als Schweinefutter gebrauchten. Gott war darüber sehr zornig. Er beschloß, die Kartoffeln fortan so wachsen zu lassen, daß sie wirklich nur als Schweinefutter zu gebrauchen waren. Wegen der Fürbitte Marias ließ er jedoch von seinem Vorhaben ab – und so steht auch heute noch die überaus wertvolle Kartoffel auf dem natürlichen Speiseplan.

Bedeutung für die ganzheitlich integrative Ernährung: Obwohl die Kartoffel enorme Heilwirkungen entfaltet und ein wichtiger Energie- und Eiweißspender ist, sollte sie dennoch nicht als Hauptnahrungsmittel betrachtet werden. In den Ländern der »Dritten Welt« ist sie ein Gemüse, das ebenso wie Karotten und Bohnen nur als Zukost in entsprechend geringen Mengen serviert wird. Ein Jahresverbrauch von 100 Kilogramm pro Kopf, wie in Deutschland heute üblich, ist eindeutig zu hoch. Es scheint ratsam, ihn auf zwanzig bis dreißig Kilogramm zu senken und die weggefallene Ration durch Getreide zu ersetzen – denn mit diesem kann die Kartoffel trotz aller Vorteile nicht konkurrieren.

Käse

Natürliches Vorkommen: ganzjährig
energetische Wirkung: stark yangisierend
chemische Wirkung: sauer
Inhaltsstoffe: Vitamin A, B_2, B_{12}, Mineral Kalzium, Phosphor, Kupfer, Zink

Heilwirkungen: Käse enthält große Mengen an biologisch hochwertigem Eiweiß und Fett und ist ein wichtiger Energiespender.

Wie die Milch enthält auch er viel Kalzium, das die Zähne schützt und das gesamte Skelettsystem stärkt und auf diese Weise der Knochenerweichung und der Osteoporose vorbeugt. Darüber hinaus ist er ein guter Vitamin-A-Lieferant. Bereits 100 Gramm Camembert decken den Tagesbedarf zu 50 Prozent. Wegen seines hohen Natriumgehaltes ist der Käseverzehr bei Gicht und Rheuma, Bluthochdruck und Nierenerkrankungen zu reduzieren, da sich das überschüssige Kochsalz in den Geweben einlagert und dort zu Wasseransammlungen und anderen pathologischen Erscheinungen führt.

Mythen und Geschichten: In der Antike galt der Käse als Kraftspeise, die besonders von Athleten bevorzugt wurde. Man glaubte, daß er Gesundheit und Segen, ja sogar Unsterblichkeit schenkt, weshalb man ihn auch den Toten opferte.
Die heilige Perpetua sah sich in einer Vision im Paradies, wo sie von Jesus ein Stück Käse empfing. Auch im Christentum galt der Käse als Speise der Unsterblichkeit.

Bedeutung für die ganzheitlich integrative Ernährung: Käse hat gegenüber Milch den Vorteil, daß er lange haltbar ist. Ein guter Hartkäse kann selbst nach Jahren noch gegessen werden. Dennoch sollte man ihn hauptsächlich im Frühjahr verwenden, wenn seine yangisierenden Energien dem natürlichen Grundmuster entsprechen und sein hoher Natriumgehalt durch die reinigende Pflanzenkost kompensiert werden kann – dann können auch Nieren-, Rheuma- und Gichtkranke ihn essen.

Keimlinge

Natürliches Vorkommen: März–Mai
energetische Wirkung: stark yangisierend–sehr stark
  yangisierend
chemische Wirkung: basisch
Inhaltsstoffe: Vitamin A, B_1, B_2, B_6, C, E

Heilwirkungen: Keimlinge sind geballte Lebensenergie. Sie enthalten Enzyme, Hormone, Vitamine und Chlorophyll in großen Mengen. Sie stabilisieren den Stoffwechsel, regenerieren den Magen-Darm-Kanal und reinigen das Blut. Im seelisch-geistigen Bereich vertreiben sie Depressionen und Melancholie. Wegen ihres hohen Vitamin-E-Gehaltes (Fruchtbarkeitsvitamin) können sie auch als Aphrodisiakum verwendet werden – sie regen die Geschlechtsdrüsen an und regulieren die Funktionen der Hormonzentrale. Biochemiker wiesen nach, daß Keimlinge auch eine krebshemmende Wirkung haben. Ihr Gehalt an Nitrilosid, das in Cyanid und Benzaldehyd zerfällt und die Krebszelle zerstört, ist doppelt so hoch wie bei erwachsenen Pflanzen. Besonders zu empfehlen sind die Keimlinge von Weizen, Buchweizen, Bockshornklee, Sonnenblume, Radieschen und Rettich.

Mythen und Geschichten:

Netze deinen Weizen,
auf daß der Engel des Wassers in ihn eingehen kann.
Setze ihn dann der Luft aus,
auf daß der Engel der Luft ihn umarmen kann.
Und laß ihn vom Morgen bis zum Abend an der Sonne,

auf daß der Engel des Sonnenscheins sich auf ihm niederlassen kann.

Essäische Johanneslehre[60]

Bedeutung für die ganzheitlich integrative Ernährung: Keimlinge sind ein Geschenk des Himmels. Sie sind die pflanzliche Manifestation der göttlichen Urenergie, die am Anfang der Zeit das Universum schuf. Sie sind das »Ja« zum Leben. Im März und im April stoßen sie aus den Tiefen des finsteren Erdreichs in die Welt des irdischen Lichts empor. Sie sind ein Symbol der Lebenskraft, ein Sinnbild des Sieges über die Mächte der Unterwelt. Mit ihrer Unterstützung fällt es uns leicht, die Dämonen und bösen Geister, die winterliche Erstarrung und die seelischen Depressionen aus dem Organismus zu spülen und uns der irdischen, oberflächlichen Lebenslust zuzuwenden. Sie entfachen das Feuer des Lebens, die Lust und die Liebe und schmelzen das Eis der langen Winternächte. Wie kein zweites Nahrungsmittel repräsentieren sie das energetische Grundmuster der ersten Frühlingshälfte.

Kirsche

Natürliches Vorkommen: Juni–September
energetische Wirkung: stark yangisierend
chemische Wirkung: basisch

Heilwirkungen: Die Kirsche ist neben der Erdbeere das erste Obst des Jahres. Mit ihrem energetischen Grundmuster, das ex-

271

akt den Charakter der letzten Frühlingswochen widerspiegelt, ist sie ein integratives Heilmittel von unschätzbarem Wert. Ihr Gehalt an Fruchtsäure ist relativ hoch, wodurch sie einen ausgeprägten Basenüberschuß aufweist. Sie reinigt das Blut, schwemmt Schlackenstoffe aus den Geweben und hemmt das Wachstum schädlicher Bakterien. Eine Kirschenkur im Hungermonat Juni wirkt wahre Wunder. Die Verdauung wird angeregt, die Funktionen von Leber, Gallenblase und Bauchspeicheldrüse werden gestärkt, und der Winterspeck, der nicht verbraucht wurde, wird abgebaut.

Auch Zuckerkranke müssen nicht auf die allgemein belebende Kirschenkur verzichten, da der Zucker der Kirsche, die Lävulose, leicht verdaut und wieder ausgeschieden werden kann.

Mythen und Geschichten: Die Kirsche ist seit je ein Fruchtbarkeitssymbol. Eine Kuh, die unfruchtbar war oder die erst nach vielen Versuchen trächtig wurde, führte man um einen schwarzen Kirschbaum herum.

Am Barbaratag werden noch heute Kirschzweige geschnitten und ins Wasser gestellt. Zu Weihnachten, wenn sie aufgeblüht sind, künden sie von der Kraft der wiederkehrenden Sonne und der Fruchtbarkeit des irdischen Lebens (vgl. Erdbeere).

Knoblauch

Natürliches Vorkommen: ganzjährig
energetische Wirkung: yangisierend
chemische Wirkung: basisch

Heilwirkungen: Der Knoblauch ist eine der ältesten Kulturpflanzen der Menschheit. Bereits die Ägypter wußten um seine Heilwirkungen, und auch bei den Griechen und Römern stand er hoch im Kurs. Selbst in der altindischen Medizin, im Ayurveda, gilt er als wertvolles Naturheilmittel. Er reinigt und erweitert die Blutgefäße, vor allem die Herzkranzgefäße, und trägt dadurch zur Stärkung des Herzens bei. Der Puls wird ruhig und kräftig, zu hoher Blutdruck wird gesenkt und der gesamte Organismus besser durchblutet.

Der Knoblauch wird zum Teil über die Haut und die Atemwege ausgeschieden. Dabei entfaltet er eine blutreinigende, desinfizierende, krampflösende und auswurffördernde Wirkung. Die Atemwege bis hin zu den Bronchien werden frei, die Sauerstoffversorgung wird intensiviert, die Vitalität des gesamten Organismus steigt, und Infektions- und Erkältungskrankheiten wird vorgebeugt.

Sämtliche Drüsen des Magen-Darm-Kanals einschließlich Leber, Gallenblase und Bauchspeicheldrüse regt der Knoblauch an. Im Darm wirkt er gleichzeitig bakterienhemmend und bakterienfördernd – die schädlichen Bakterien tötet er, und die lebensnotwendigen unterstützt er. Auf diese Weise trägt er zur Reinigung des Darms und zur Sanierung der Darmflora bei.

Mythen und Geschichten: Als Zaubermittel kam dem Knoblauch eine zentrale Bedeutung zu. Wegen seines scharfen Geruchs wurde er seit je als Mittel gegen Hexen und Dämonen angesehen. Man glaubte, daß er das Unheil in sich aufsauge und von Mensch und Tier fernhalte. Um sich seine Heilwirkungen zunutze zu machen, aß man ihn oder hängte ihn in die Stube und den Stall. Damit keine bösen Geister in die Wohnung kamen, hängte man ihn auch ins Fenster oder über die Eingangstür.

Bei den Griechen galt der Knoblauch als »Scharfmacher« für Mensch und Tier. Sowohl Wachhunden und Kampfhähnen als auch in die Schlacht ziehenden Kriegern gab man Knoblauch, um sie innerlich für den Kampf zu rüsten. Dadurch sollten sie »scharf« werden, um ihre Kontrahenten leichter zu bezwingen. Bei Aristophanes heißt es: »Ein Knoblauchfrühstück macht hitziger dich zum Streit.«[61]

Bedeutung für die ganzheitlich integrative Ernährung: Knoblauch wird immer wieder mit dem Bösen in Verbindung gebracht. Er wehrt es ab, saugt es in sich auf oder gibt demjenigen, der ihn verzehrt, Kraft, sich gegen das Böse zu wehren. Welche Aspekte des Bösen der Knoblauch auf der körperlichen Ebene bekämpft, wurde bereits bei seinen zahlreichen physiologischen Heilwirkungen deutlich. An dieser Stelle soll nun der Frage nachgegangen werden, welche Bedeutung dem Knoblauch im seelisch-geistigen Bereich zukommt. Ein wichtiger Anhaltspunkt für das analoge Denken ist hierbei die Krebszelle, die vom Knoblauch als Manifestation des Bösen erkannt und bekämpft wird.

Die Krebszelle ist eine wuchernde Zelle, die sich nicht in den Verband der anderen Körperzellen integriert. Das einzige, wonach sie strebt, ist grenzenloses Wachstum. Ohne Rücksicht auf Verluste breitet sie sich über den ganzen Körper aus. Sie dringt in fremdes Gewebe ein und zerstört es. Schließlich tötet sie den gesamten Organismus und damit auch sich selbst.

Wenn der Knoblauch das bösartige Wachstum der Krebszelle hemmt, muß er deren böse Eigenschaften bekämpfen, d.h., er muß ihrer Rücksichtslosigkeit, ihrem Egoismus, ihrer Erbarmungslosigkeit, ihrer Lebensverneinung und ihrer Lieblosigkeit Einhalt gebieten. Auf der seelisch-geistigen Ebene bedeutet dies, daß der Knoblauch eben diese lebensfeindlichen Charakterzüge in sich aufsaugt und dem Menschen seine ursprüngliche Liebesfähigkeit zurückgibt. Er reinigt und weitet die Herzkranzgefäße und sorgt dafür, daß unser Herz besser durchblutet wird. Damit stärkt er unser Herz und unsere Herzlichkeit – er macht uns offenherzig und weitherzig. Er gibt uns die Kraft, den Nächsten in unser Herz zu schließen, und die Möglichkeit, gemeinsam mit diesem das Mysterium der Liebe zu erfahren. Er bewahrt uns vor Egoismus und Engherzigkeit, vor Hoffnungslosigkeit und Verzweiflung und schenkt uns das Leben, die Liebe und vor allem die Nächstenliebe.

Bedeutung für die ganzheitlich integrative Ernährung: Im Herbst und im Winter kommt die Zeit der langen Nächte, die Zeit des einsamen Grübelns und Denkens, in welcher wir mit den Schatten in unserer Seele konfrontiert werden. Hauptsächlich in dieser Zeit, wenn der Teufel mit seinen Hexen durch unser Bewußtsein zieht, sollten wir Knoblauch häufig in der Küche verwenden, denn dann bedürfen wir seiner auf den Kampf vorbereitenden und schützenden Wirkung ganz besonders (vgl. Bedeutung der »Roten Bete«).

Kohlgemüse

Natürliches Vorkommen: August–März
energetische Wirkung: yinisierend-stark yinisierend
chemische Wirkung: basisch
Inhaltsstoffe: siehe einzelne Kohlarten

Heilwirkungen: Die wilde Urform des Kohls ist der Gemüse-
kohl »Brassica oleracea silvestris«, der heute nur noch sehr selten anzutreffen ist. Von ihm stammen alle Kohlarten ab, die
wir heute kennen. Je nachdem, wo sich die Wachstumsener-
gien konzentrierten, entwickelte er sich zum Kopfkohl (Rotkohl, Weißkohl, Wirsing), Blätterkohl (Grünkohl, Chinakohl),
Stengelkohl (Kohlrabi), Sprossenkohl (Rosenkohl) oder Blüten-
kohl (Blumenkohl). In der Antike wurde er als Universalmedi-
zin angesehen, und noch heute nennt man ihn den »Arzt der
Armen«.
Kohl regt die Drüsen des Magen-Darm-Kanals an, einschließlich Leber, Gallenblase und Bauchspeicheldrüse. Er belebt die
träge Darmperistaltik, verkürzt die Verdauungszeit und reinigt
den Darm von Schleim und Giftstoffen. Er entwässert den gesamten Organismus, reduziert die Harnsäuredepots in den Geweben und beugt Gicht, Rheuma und harnsauren Nieren- und
Blasensteinen vor. In den Atemwegen hat er eine reinigende und
stärkende Wirkung. Bei Husten und Heiserkeit, Bronchitis und
Rippenfellentzündung ist er sehr zu empfehlen. Ebenso bei der
reinigenden Frühjahrskur in den Monaten Februar und März.
Ganz besonders in dieser Zeit kommt uns seine blutreinigende
Heilkraft besonders zugute. Eine Kohlkur ist eine wahre Entgif-
tungskur, die auch auf den seelisch-geistigen Bereich einen heil-

samen Einfluß hat. Bei Schlaflosigkeit, Nervosität, Angst und Depressionen hat sie sich glänzend bewährt.

Mythen und Geschichten: Lykurgos, der König der thrakischen Edoner, und Dionysos, der Gott des Rausches und des Weines, waren in der griechischen Mythologie erbitterte Feinde. Als der junge Dionysos mit seinen Ammen bei Lykurgos Zuflucht suchte, wurde er von diesem vertrieben – mit der Begründung, daß er unsittliches Verhalten unter die Menschen bringe. Viele Jahre später kehrte Dionysos zurück, um sich an Lykurgos zu rächen. Er machte ihn betrunken und raubte ihm seine Sinne. Im Zustand des Rausches vergewaltigte Lykurgos seine Mutter. Als er erwachte und seine Schandtat erkannte, ging er auf das Weinfeld, das dem Dionysos geweiht war, um die Rebstöcke abzuhauen. Dabei tötete er seinen Sohn, dessen Beine er im Wahn für Rebstöcke hielt. Beim Anblick seiner Tat brach er in Tränen aus – und aus diesen Tränen entstand der Kohl.
Tränen sind ein Zeichen der inneren Reinigung. Sie deuten auf eine Verarbeitung von Schmerz oder Trauer im seelisch-geistigen Bereich. Der Kohl, der aus den Tränen des Lykurgos entstanden sein soll, wurde demnach von den Griechen mit der seelisch-geistigen Reinigung in Verbindung gebracht.
Den Germanen war der Kohl heilig. Sie opferten ihn den Göttern und sprachen ihm übernatürliche Kräfte zu. Ihrer Meinung nach mache er die Menschen den Göttern gleich (rein?). Er galt als Kultspeise an Weihnachten, Neujahr, Fastnacht und Ostern. Wer an diesen Tagen Kohl aß, so glaubte man, dem blieben das Geld und das Glück treu. In manchen Gegenden herrschte der Glaube, daß die Neugeborenen aus dem Kohl stammen.

Bedeutung für die ganzheitlich integrative Ernährung: Der Kohl ist ein Wintergemüse, das vor allem von Oktober bis März auf dem natürlichen Speiseplan steht. Sein energetischer Charakter entspricht dem der winterlichen Natur – er ist yin. Dementsprechend ist es seine Aufgabe, uns zu yinisieren und aus den Höhen der oberflächlichen Lebensfreude in die Tiefen der Weisheit und der Selbsterkenntnis zu bringen. Vor diesem Hintergrund sind auch seine ernährungsphysiologischen Heilwirkungen zu sehen. Er reinigt die Gewebe und das Blut, befördert die Giftstoffe zum Darm und zu den Nieren und unterstützt die Ausscheidung. Übertragen auf die seelisch-geistige Ebene bedeutet dies, daß er diejenigen Emotionen und Erkenntnisse, die unserem Selbstbild nicht entsprechen und die wir ins Unterbewußtsein verdrängt haben, herauslöst und dem Bewußtsein vor Augen führt. Gleichzeitig regt er die Verdauung an, mit deren Unterstützung wir die unangenehmen Wahrheiten besser verarbeiten und ausscheiden können. Der Kohl reinigt Körper, Geist und Seele. Wenn es heißt, daß die Neugeborenen aus dem Kohl kommen, so bedeutet dies, daß der Kohl uns reinigt, verjüngt und verändert und bis zum natürlichen Osterfest einen neuen Menschen aus uns macht. Während der langen Metamorphose, die wir im Winter durchlaufen, ist er uns ein treuer Begleiter. Er gibt uns den Mut, den inneren Wahrheiten ins Auge zu blicken, und die Kraft, die Depressionen und die Zweifel, die uns aus dieser Ent-Täuschung entstehen, zu überwinden. Mit seiner Unterstützung gelangen wir durch das Tief, an dessen Ende ein neuer Morgen, ein neues Leben steht.

Kohlrabi

Natürliches Vorkommen: August–März
energetische Wirkung: yinisierend
chemische Wirkung: basisch
Inhaltsstoffe: Vitamin C, Mineral Kalium, Kalzium

Heilwirkungen: siehe Kohlgemüse.

Kopfsalat

Natürliches Vorkommen: März–Oktober
energetische Wirkung: yangisierend
chemische Wirkung: basisch
Inhaltsstoffe: Vitamin A, K, Folsäure

Heilwirkungen: Der Volksmund nennt den Kopfsalat auch das »Kraut der Weisen« – und das nicht zu Unrecht, wie die wissenschaftliche Forschung heute bestätigt. Er enthält einen Wirkstoff, der dem Opium sehr ähnlich ist. Dank diesem entfaltet er eine wohltuende und beruhigende Wirkung. Schlaflosigkeit und allgemeine Überreizung können mit seiner Unterstützung gelindert, wenn nicht sogar geheilt werden. Täglich zwei Köpfe Salat, und die alte Ruhe kehrt zurück.

Kresse

Natürliches Vorkommen: März–Juni
energetische Wirkung: yangisierend
chemische Wirkung: basisch
Inhaltsstoffe: Vitamin A, C, Mineral Eisen

Heilwirkungen: Die Heilwirkungen der unscheinbaren Kresse sind enorm. In Frankreich nennt man sie »santé du corps« (Gesundheit des Körpers). Vor allem in den Frühlingsmonaten ist ihre reinigende Kraft von großer Bedeutung. Sie wirkt schleimlösend, harntreibend und blutreinigend. Darüber hinaus wird mit ihrer Hilfe der Magen gestärkt, die Verdauung gefördert und der Gallenfluß angeregt. Bei regelmäßigem Gebrauch senkt sie sogar pathologisch erhöhten Blutzucker.

Mythen und Geschichten: Wie viele andere blutreinigende Frühlingskräuter wurde auch die Brunnenkresse als Aphrodisiakum angesehen.

Kürbis

Natürliches Vorkommen: August–Oktober
energetische Wirkung: unbekannt
chemische Wirkung: basisch
Inhaltsstoffe: Vitamin A, E, Folsäure Mineral Kalium

Heilwirkungen: Die Heimat des Kürbis' ist Amerika, aus dem ihn die spanischen Kolonisatoren nach Europa brachten. In der Naturheilkunde sind vor allem die Kürbiskerne zu Ansehen gelangt. Sie sind ein wirksames Mittel gegen Bandwürmer und andere Darmparasiten. Das Fruchtfleisch hat eine harntreibende und verdauungsregulierende Wirkung. Es unterstützt die Funktionen der Nieren und des Darms und hilft bei der Bekämpfung von Hämorrhoiden.

Mythen und Geschichten: Die Menschen beschäftigten sich mit der Größe dieser Frucht und mit den magischen Praktiken, die man anwenden muß, um eine gute Kürbisernte zu erzielen. Eine der Techniken bestand darin, beim Ausbringen der Saat soviel wie möglich zu lügen – nach dem Motto »Je größer die Lüge, desto größer die Frucht«. Im Traum steht der Kürbis für »Enttäuschung« und »vergebliche Hoffnung«.

Bedeutung für die ganzheitlich integrative Ernährung: Der Anlaß zu den Überlegungen war sehr wahrscheinlich die Diskrepanz zwischen der gewaltigen Größe der Frucht und ihrem tatsächlichen, wenn auch nicht unbedeutenden Nährwert. Im seelisch-geistigen Bereich dürfte der Kürbis ebenfalls mit Lüge und Enttäuschung assoziiert sein. Nach dem homöopathischen Grundsatz »similia similibus« (Gleiches mit Gleichem heilen), würde das bedeuten, daß seine reinigende Wirkung hauptsächlich an den somatisierten Folgen der Lügen ansetzt. Auch könnte sein natürliches Vorkommen von August bis Oktober ein Hinweis dafür sein, daß er uns auf die psychoanalytische Phase im November vorbereitet und uns die Kraft gibt, den inneren Realitäten ohne Selbsttäuschung zu begegnen.

Lauch

Natürliches Vorkommen: September–März
energetische Wirkung: yangisierend
chemische Wirkung: basisch
Inhaltsstoffe: Vitamin A, B₁, B₆, C, E, Folsäure,
    Mineral Kalzium, Magnesium

Heilwirkungen: Der Lauch ist eine alte Kulturpflanze. Bereits in vorrömischer Zeit bauten die Germanen ihn in sogenannten Lauchgärten an, die unter dem Schutz des Gesetzes standen. Wie die Zwiebel und der Knoblauch gehört auch er zu den Liliengewächsen.
Er hat eine leicht anregende Wirkung auf den Magen-Darm-Kanal einschließlich Leber, Gallenblase und Bauchspeicheldrüse. Er reinigt den Darm und verhindert die Bildung von Fäulnis- und Gärungsprodukten im Dickdarm. Bei der Ausscheidung seiner Stoffwechselendprodukte über die Atemwege entfaltet er eine reinigende und stärkende Wirkung auf dieselben.

Mythen und Geschichten: Der Lauch zählt wegen seines scharfen Geschmacks zu den antidämonischen Pflanzen. Er wurde beim Schriftzauber verwendet, bei dem man magische Zeichen und Buchstaben in seine Blätter ritzte, um sich vor bösen Geistern zu schützen.

Bedeutung für die ganzheitlich integrative Ernährung: Als enger Verwandter des Knoblauchs hat er dieselbe Bedeutung wie dieser – nur etwas schwächer ausgeprägt.

Linse

Natürliches Vorkommen: Juli–September frisch,
  Oktober–März getrocknet
energetische Wirkung: unbekannt
chemische Wirkung: sauer
Inhaltsstoffe: Vitamin B$_1$, B$_2$, Folsäure, Mineral Kalium,
  Phosphor, Magnesium, Eisen, Mangan, Kupfer, Zink

Heilwirkungen: Die Linse ist eine der ältesten Kulturpflanzen. Bereits 3000 v. Chr. wurde sie von den Ägyptern angebaut. Nichtsdestotrotz hat sie weder in der Mythologie noch in den Ernährungswissenschaften einen besonderen Stellenwert. Sie zeichnet sich durch einen hohen Gehalt an Eiweiß und Kohlenhydraten aus. Sie ist ein hervorragender Energielieferant und sollte vor allem in Zeiten erhöhter Beanspruchung verwendet werden. Da ihr Eiweiß nicht vollwertig ist, sollte man sie gemeinsam mit Gemüse, Salat und Kartoffeln servieren.
Gicht- und Rheumakranke sollten die Linse meiden.

Bedeutung für die ganzheitlich integrative Ernährung: Wie die anderen Hülsenfrüchte sollte auch die Linse nur in den Monaten von Juli bis März auf den Tisch kommen. Sie erscheint im Aberglauben zwar nicht als Seelenspeise, aber dennoch dürfte sie aufgrund ihrer engen Verwandtschaft mit den anderen Hülsenfrüchten im seelisch-geistigen Bereich eine ähnliche Funktion haben (vgl. Bohne und Erbse).

Löwenzahn

Natürliches Vorkommen: März–Juni
energetische Wirkung: yangisierend
chemische Wirkung: basisch
Inhaltsstoffe: Vitamin A, E, Mineral Kalzium,
   Magnesium, Eisen

Heilwirkungen: Der Löwenzahn, auch Sonnenwirbel genannt, gehört zu den ersten Frühlingsblumen. Schon während der ersten kalten Märztage verweist er uns mit seinem grellgelben Blütenstand auf die Kraft der zurückkehrenden Sonne. Er ist eine Lichtpflanze, ein Bote des Sommers. Seine Heilwirkungen erstrecken sich auf den Magen-Darm-Kanal, auf die Atemwege und auf den Harnapparat. Er reinigt das Blut, entgiftet den gesamten Organismus und hat eine stark harntreibende Wirkung, weshalb er im Volksmund auch »Bettpisser« genannt wird. Er eignet sich hervorragend für die reinigende Frühjahrskur und ist auch bei Rheuma, Gicht und Arterienverkalkung angezeigt. Man sollte die rohen jungen Stengel und Blätter zerkauen.

Mythen und Geschichten: Der Löwenzahn ist die Pflanze des Löwen. Im Christentum ist er ein Symbol für den Löwenmut Jesu, der die Mächte der Finsternis bekämpfte und das Licht in die Welt brachte.

Bedeutung für die ganzheitlich integrative Ernährung: Der Löwenzahn ist ein »Muß« bei der Frühjahrsreinigung. Er gibt uns den Mut und die Kraft, die winterlichen Dämonen der Finsternis zu vertreiben, und er schafft Freiräume in unserem Inneren –

sowohl körperlich als auch geistig und seelisch –, in denen wir die sommerliche Lebensfreude empfangen können.

Goethe schrieb: »Wenn man die Stiele des Löwenzahns an einem Ende aufschlitzt, die beiden Enden des hohlen Röhrchens sachte voneinander trennt, so rollt sich jede in sich nach außen und hängt im Gefolge dessen als eine gewundene Locke spiralförmig zugespitzt herab, woran sich die Kinder ergötzen und wir dem tiefsten Naturgeheimnis nähertreten.«[62] In der Spiraltendenz des Stengels sah er die Leiter zur Weisheit, die zu erklimmen das Erlangen innerer Reinheit voraussetzt.

Mangold

Natürliches Vorkommen: Juli–September
energetische Wirkung: yinisierend
chemische Wirkung: basisch
Inhaltsstoffe: Vitamin A, B_1, B_2, C, Mineral Kalium, Kalzium, Magnesium, Eisen

Heilwirkungen: siehe Spinat.

Marone (Edelkastanie)

Natürliches Vorkommen: September–Dezember
energetische Wirkung: sehr stark yangisierend
chemische Wirkung: stark basisch

Heilwirkungen: Im Volksmund heißt die Edelkastanie »das Brot der Armen«. Sie hat relativ viele Kohlenhydrate und einen Nährstoffgehalt, der tatsächlich mit dem von Getreide verglichen werden kann. In den kalten Herbsttagen ist sie ein wichtiger Energiespender. Im Gegensatz zum Getreide hat sie einen starken Basenüberschuß.

Bedeutung für die ganzheitlich integrative Ernährung: Wenn die natürliche Zeit der wohlverdienten Festlichkeiten vorüber ist und der Harnsäuregehalt im Blut und in den Geweben durch die tierischen Produkte drastisch angestiegen ist, erscheint die Marone zum rechten Zeitpunkt auf dem natürlichen Speiseplan. Sie schwemmt die Harnsäure aus dem Organismus und versorgt uns mit wertvollen Kohlenhydraten. Der Körper wird gereinigt, und dennoch nimmt der schützende Winterspeck weiterhin zu.

Meerrettich

Natürliches Vorkommen: ganzjährig
energetische Wirkung: yangisierend
chemische Wirkung: basisch

Heilwirkungen: Der Meerrettich zeigt ähnliche Heilwirkungen wie die Zwiebel und der Knoblauch. Er regt sämtliche Drüsen des Magen-Darm-Kanals an, ebenso Leber, Gallenblase und Bauchspeicheldrüse. In den ableitenden Harnwegen wirkt er entzündungshemmend und infektionsvorbeugend. Auf Nieren und Blase wirkt er stärkend. Darüber hinaus ist er aufgrund seiner schleimverflüssigenden und hustenreizlindernden Wirkung bei Atemwegserkrankungen und Mandelentzündung zu empfehlen.

Mythen und Geschichten: Wie Zwiebel und Knoblauch zählte auch der Meerrettich zu den antidämonischen Pflanzen. Im christlichen Altertum glaubte man, daß der Gläubige durch den scharfen Geschmack an die Leiden Christi erinnert werden soll.

Bedeutung für die ganzheitlich integrative Ernährung: Was für den Knoblauch gilt, trifft in etwas abgeschwächter Form auch auf den Meerrettich zu.

Melasse (Zuckerrübensirup)

Natürliches Vorkommen: November–März
energetische Wirkung: sehr stark yinisierend
chemische Wirkung: basisch

Heilwirkungen: Die Bedeutung der Melasse für die menschliche Gesundheit wurde lange Zeit übersehen. Bis vor wenigen Jahrzehnten galt sie als Abfallprodukt der industriellen Zuckerfabrikation, weshalb sie fast ausschließlich an Tiere verfüttert wurde. Heute ist man jedoch zu einer ganz anderen Einschätzung gelangt. Ernst Schneider schreibt: »Wir haben kein Lebensmittel mit einer so hochwertigen Ausstattung an lebenswichtigen Wirkstoffen. Sie übertrifft sogar noch den Honig um ein Vielfaches.«[63]

Cyrill Scott berichtet über Heilwirkungen der Melassetherapie bei folgenden Krankheitszuständen:

- Anämien verschiedener Ursachen
- Blasenleiden, Gallensteine
- Dermatitis, Ekzeme, Psoriasis
- Herz-Kreislauf-Störungen (Hypertonie, Angina pectoris)
- Arthritis, Geschwüre (bis zur Bösartigkeit)
- Fingernägel-, Haut- sowie Haarstörungen
- Nervenstörungen (Neurosen, Nervenschwäche)
- Verstopfung und Colitis.[64]

Im Gegensatz zum weißen Zucker, der für den Menschen extrem schädlich ist, ist die Melasse, zumindest in den Wintertagen, ein empfehlenswertes Nahrungsmittel.

Milch

Natürliches Vorkommen: ganzjährig
energetische Wirkung: yinisierend
chemische Wirkung: basisch
Inhaltsstoffe: Vitamin B_2, B_{12}, D, Mineral Kalzium, Jod

Heilwirkungen: Die Milch ist seit Jahrtausenden eines unserer wertvollsten Nahrungsmittel. Sie enthält große Mengen an Vitaminen und Mineralstoffen und ein biologisch sehr hochwertiges Eiweiß. Zur Abwehr von Infektionskrankheiten und in der Rekonvaleszenz ist sie bestens geeignet, und auch bei Magen-

und Zwölffingerdarmgeschwüren und bei Lebererkrankungen ist sie zu empfehlen. Aufgrund ihres hohen Kalziumgehaltes festigt sie die Zähne und die Knochen und wirkt so der Osteomalazie (Knochenerweichung) und der Osteoporose entgegen. Selbst in der krebsfeindlichen Diät hat sie ihren Platz gefunden, da sie dank ihres relativ hohen Orotsäuregehaltes (Vitamin B_{13}) die Wirksamkeit krebserregender Stoffe hemmt. Die Milch ist ein wichtiges Lebenselixier, das die Abwehrbereitschaft des menschlichen Organismus erhöht und das allgemeine Wohlbefinden hebt.

Mythen und Geschichten: Während die Griechen und Römer die Milch fast nur zu Heilzwecken verwendeten, waren die Germanen ausgesprochene Milchtrinker. Sie war ihnen ein Lebensmittel, das Unsterblichkeit verleiht. Als Fruchtbarkeitssymbol brachten sie die Milch mit dem Regen in Verbindung. Wenn es regnete, sagten sie, werden die Wolken, die sie sich als dahinziehende Milchkühe dachten, gemolken. In einem anderen Zusammenhang verglichen sie die Milch mit Blut, dem Saft des Lebens. Milch und Honig waren die Attribute des Götterdaseins. In den antiken Mysterien war die Milch der Trunk der Initiation, der Trunk der religiös Neugeborenen.
Im Christentum gilt die Milch als Sinnbild der göttlichen Weisheit Jesu. Das Land der Verheißung ist das Land, wo Milch und Honig fließt. Aus diesem Grund wurden in der altchristlichen Kirche dem Kind nach der Taufe Milch und Honig gereicht.

Bedeutung für die ganzheitlich integrative Ernährung: Milch ist die Nahrung der Neugeborenen. Deshalb sollten wir Milch vor allem in der Zeit zu uns nehmen, in der wir selbst wie neugeboren sind – im Frühling.

Milchprodukte

energetische Wirkung:
- Buttermilch: *yinisierend*
- Joghurt, Kefir, Molke, Sauermilch: *stark yinisierend*
- Quark: *yangisierend*

chemische Wirkung:
- Buttermilch: *basisch*
- Joghurt, Kefir, Molke, Sauermilch: *basisch*
- Quark: *sauer*

Paprika

Natürliches Vorkommen: Juli–August
energetische Wirkung: äußerst stark yinisierend
chemische Wirkung: basisch
Inhaltsstoffe: Vitamin A, B6, C, E, Folsäure

Heilwirkungen: Die Heimat des Paprikas ist Südamerika. Weil die Spanier ihn unter Kolumbus mit nach Europa brachten, wird er auch heute noch »Spanischer Pfeffer« genannt, obwohl er nichts mit dem Pfeffer gemein hat. Er enthält große Mengen an Vitaminen und Mineralstoffen. Sein Vitamin-C-Gehalt ist mit 140 Milligramm pro 100 Gramm Frischsubstanz fast dreimal so hoch wie derjenige von Orangen. Sowohl der Gemüse- als auch der Gewürzpaprika fördern die Verdauung. Sie unterstützen den gesamten Zellstoffwechsel, stabilisieren den labilen Kreislauf und steigern das allgemeine Wohlbefinden.

Bedeutung für die ganzheitlich integrative Ernährung: Wegen seines energetischen Charakters muß darauf hingewiesen werden, daß Paprika nur dann verzehrt werden sollte, wenn er auf dem natürlichen Speiseplan steht. Er ist eine schützende Pflanze, deren Aufgabe es ist, die überschüssigen Yang-Energien der Hundstage zu neutralisieren und das gesundheitsverträgliche Yang-Maximum zu stabilisieren. Wenn keine überschüssigen Yang-Energien vorhanden sind, die seine yinisierenden Kräfte auffangen können – dies ist in allen Monaten außer Juli und August der Fall –, wirkt der Paprika pathologisch: insofern, als er den energetischen Haushalt zu sehr belastet und ins Yin kippt.

Pfirsich

Natürliches Vorkommen: Juni–August
energetische Wirkung: stark yinisierend
chemische Wirkung: basisch

Heilwirkungen: Der Pfirsich ist ein wichtiger Bestandteil der sommerlichen Obstkur. Mit Ausnahme des Vitamins A enthält er in etwa dieselben Nährstoffe wie die Aprikose. Aufgrund seines günstigen Kalium-Natrium-Verhältnisses (20:1) wirkt er harntreibend und blutreinigend. Er schwemmt überschüssiges Kochsalz und andere Giftstoffe aus dem Körper und senkt pathologisch erhöhten Blutdruck. Als Heilmittel hat er sich bei

Herzerkrankungen, Gicht, Rheuma, Leber- und Gallenblasenleiden sowie bei Nierenentzündung bewährt.

Pflaume

Natürliches Vorkommen: August–September
energetische Wirkung: yinisierend
chemische Wirkung: basisch

Heilwirkungen: Die Pflaumen entfalten ihre positive Wirkung hauptsächlich im Darm. Sie haben einen relativ hohen Gehalt an Ballaststoffen und an pektinartigen Substanzen, die den Stuhl erweichen und die Darmperistaltik anregen. Vor allem die getrockneten Pflaumen sind als natürliches Abführmittel bekannt und beliebt.

Pilz

Natürliches Vorkommen: Juli–November
energetische Wirkung: yinisierend
chemische Wirkung: basisch
Inhaltsstoffe: Vitamin B_1, B_2, B_6, D, K, Folsäure, Pantothensäure, Biotin Mineral Kalium, Eisen, Jod, Kalzium

Heilwirkungen: Pilze sind wertvolle Vitamin- und Mineralstoff-lieferanten. Wenngleich sie im Volksmund »das Fleisch des Waldes« genannt werden, enthalten sie im Gegensatz zum Fleisch nur wenig Fett und Eiweiß. Wie Forscher herausgefunden haben, wirken sie im menschlichen Organismus krebshemmend.

Leider haben wir mit unserer naturfeindlichen Lebensweise den Heilwert der im Wald wachsenden Pilze drastisch reduziert. Nach dem Reaktorunfall in Tschernobyl sind der Steinpilz und der Pfifferling die einzigen Pilze, die man noch ruhigen Gewissens empfehlen kann. Aber auch sie enthalten relativ hohe Mengen an Schwermetallen, so daß es ratsam scheint, den wöchentlichen Pilzverzehr auf 250 Gramm zu beschränken.

Radieschen

Natürliches Vorkommen: März–Juli
energetische Wirkung: yangisierend
chemische Wirkung: basisch

Heilwirkungen: siehe Rettich.

Rettich

Natürliches Vorkommen: März–Juli Sommerrettich,
   November–Februar Winterrettich
energetische Wirkung: yangisierend
chemische Wirkung: basisch

Heilwirkungen: Der Rettich wirkt anregend auf die Drüsen des
Magen-Darm-Kanals, stärkend und reinigend auf die Atemwege
wie harntreibend. Seine größte Wirkung entfaltet er in der Leber
und der Gallenblase. In der Naturheilkunde ist er dafür bekannt,
daß er den Gallenfluß in Gang bringt. Selbst Gallensteinerkran-
kungen wurden mit seiner Hilfe bereits geheilt.

Bedeutung für die ganzheitlich integrative Ernährung: Für die
ganzheitlich integrative Ernährung ist vor allem der Sommerrettich von Bedeutung. Wenn die zweite Jahreshälfte beendet ist
und mit der Frühjahrs-Tagundnachtgleiche ein neues Jahr beginnt, ist er eines der ersten Gemüse, das auf dem Speisezettel
steht. Da in diesen Tagen das natürliche Lebensmittelangebot
recht spärlich ausfällt, ist der Anteil des Rettichs an der Nahrung
relativ hoch. Seine Heilwirkungen kommen auf diese Weise besonders stark zur Geltung.
Wie bereits erwähnt, hat der Rettich eine positive Wirkung auf
den Gallenfluß und auf Gallensteine. In der psychosomatischen
Medizin geht man davon aus, daß die Galle sehr eng mit Aggressionen verbunden ist. Schließlich sagt man, wenn man sich
sehr stark ärgert, daß einem die Galle gleich überläuft. Solange
die Gallenflüssigkeit fließt und man seine Aggressionen auslebt,
ist alles in Ordnung. Hat man jedoch Angst vor seinen Aggres-

sionen und versucht immer wieder, sie zu unterdrücken, besteht die Gefahr, daß der Gallenfluß blockiert wird und die Gallenflüssigkeit sich staut. Über Jahre hinweg kann sich dann aus solch einer aggressionsgehemmten Situation ein Gallenstein entwickeln. Er ist die körperliche Manifestation der unterdrückten Aggression. Wenn wir im Frühling eine naturgewollte Rettichkur durchführen, bringt diese den Gallenfluß in Gang und mit diesem die angestauten Aggressionen. Es kommt dann nicht nur zum körperlichen Frühjahrsputz, sondern auch zum seelisch-geistigen. Nicht umsonst ist in der chinesischen Medizin der Frühling die Zeit des Schreiens. Im Kampf gegen die bösen Dämonen der Finsternis, der vor allem im März stattfindet, werden die Aggressionen ausgelebt, und die Lebensenergien, die benötigt wurden, diese zu unterdrücken, werden frei. Das Leben kehrt zurück und mit ihm die irdische Lebensfreude.

Rhabarber

Natürliches Vorkommen: März–Juni
energetische Wirkung: unbekannt
chemische Wirkung: basisch
Inhaltsstoffe: Vitamin Folsäure

Heilwirkungen: Der Rhabarber ist eine ausgesprochene Frühjahrspflanze. Er regt die Drüsen des Magen-Darm-Kanals an, unterstützt die Funktionen von Leber und Gallenblase und wirkt stark harntreibend. Für den körperlichen Frühjahrsputz ist er ein »Muß«. Nur Nierenkranke und zu Steinleiden neigende Personen sollten auf ihn wegen seines hohen Oxalsäuregehaltes verzichten.

Mythen und Geschichten: Leider kam die Rhabarberpflanze erst im 18. Jahrhundert zu uns, so daß ihr eine tiefere Bedeutung nicht mehr beigemessen werden konnte.

Rosenkohl

Natürliches Vorkommen: Oktober–März
energetische Wirkung: yinisierend
chemische Wirkung: sauer
Inhaltsstoffe: Vitamin B_1, B_6, C, E, K, Folsäure,
   Mineral Kalium, Magnesium, Eisen, Zink

Heilwirkungen: siehe Kohlgemüse.

Rote Bete

Natürliches Vorkommen: September–März
energetische Wirkung: yinisierend
chemische Wirkung: basisch
Inhaltsstoffe: Vitamin Folsäure, Mineral Kalium,
   Magnesium, Mangan, Kupfer

Heilwirkungen: Seit Jahrhunderten gilt die Rote Bete als Heilmittel gegen Krebs – und das nicht zu Unrecht, wie die moderne Forschung mittlerweile bestätigt. Ihr Hauptwirkstoff ist das Betanin, das ihr die intensive rote Farbe verleiht. »Im Gegensatz zu gesunden Zellen, die ihre Energie aus der Atmung beziehen, erhalten Krebszellen ihre Energie aus einem abnormen Zuckergärungsstoffwechsel. Ursache dieser Zellatmungsstörung ist eine Schädigung der Enzymprozesse in der Zelle. Rote Bete kann die ausgefallenen Atmungsfermente in den Tumorzellen zum Teil ersetzen. Der dabei freigesetzte Sauerstoff normalisiert Zellatmung und -stoffwechsel der Krebszelle wieder.«[65]
Neben der krebshemmenden Wirkung übt die Rote Bete noch zahlreiche andere positive Einflüsse auf den Menschen aus. Sie wirkt harntreibend, schwemmt Kochsalz, Harnsäure, Gift- und Schlackenstoffe aus den Geweben, regt die Drüsen des Magen-Darm-Kanals an und fördert die Blutbildung. Darüber hinaus kräftigt sie das vegetative Nervensystem und stabilisiert die Harmonie des gesamten inneren Milieus.

Bedeutung für die ganzheitlich integrative Ernährung: Die Bedeutung der Roten Bete für die ganzheitlich integrative Ernährung ergibt sich hauptsächlich aus ihrer krebshemmenden Wirkung. Wie bereits erwähnt, gewinnt eine gesunde Körperzelle ihre Lebensenergie aus dem Sauerstoff, den sie »einatmet«. Der Sauerstoff ist für das gesunde Leben von zentraler Bedeutung – so sehr, daß er gar mit dem Leben selbst identifiziert werden kann. In vielen alten Sprachen bedeutet das Wort »Atem« gleichzeitig »Leben« oder »Geist«, und in der Bibel haucht Gott dem Menschen das Leben in Form seines Atems ein. Der Sauerstoff ist ein Sinnbild des Lebens, ein Symbol der persönlichen, soziologischen, natürlichen und kosmischen Integrität.

Die Krebszelle wendet sich vom Sauerstoff ab. Sie bezieht ihre Energien aus dem Gärungsstoffwechsel – man ist geneigt zu sagen: aus »aus dem brodelnden Reich des Teufels« – und beginnt mit deren Unterstützung ihren Kampf gegen die Umwelt. Sie wächst ins Uferlose, bildet Metastasen, zerstört fremde Gewebe und Organe und tötet schließlich den gesamten Organismus. Die Rote Bete hemmt diesen Amoklauf des Schreckens. Sie führt der Zelle die notwendigen Atmungsenzyme zu und unterstützt sie bei der Wiederaufnahme der Sauerstoffatmung. Sie schenkt uns das Leben, den Sauerstoff, die gesunde Zellatmung, den reinen Geist und die damit einhergehende Wiedereingliederung in die Umwelt (vgl. hierzu die Bedeutung des Knoblauchs).

Rotkohl

Natürliches Vorkommen: Oktober–März
energetische Wirkung: stark yinisierend
chemische Wirkung: basisch
Inhaltsstoffe: Vitamin B_6, C, K, Folsäure

Heilwirkungen: siehe Weißkohl.

Schwarzwurzel

Natürliches Vorkommen: September–März
energetische Wirkung: stark yangisierend
chemische Wirkung: basisch
Inhaltsstoffe: Vitamin B$_1$, Mineral Magnesium, Eisen, Mangan, Kupfer

Heilwirkungen: Die Schwarzwurzel ist ein wertvolles Wundheilmittel. Sie hilft dem Organismus bei der Beseitigung von zerstörtem Gewebe und regt die Zellneubildung an – vermutlich dadurch, daß sie die Leukozytenzahl erhöht und den Lymphfluß beschleunigt. Darüber hinaus hat sie eine leicht schmerzbetäubende Wirkung.

Mythen und Geschichten: Im Volksglauben gilt die Schwarzwurzel seit je als wichtiges Heilmittel bei Verletzungen, vor allem bei Knochenbrüchen. In der Regel brachte man sie mit dem gebrochenen Knochen in Berührung und vergrub sie anschließend an einem Ort, an welchem der Verletzte nicht vorüberkam. Sobald die Pflanze wieder Wurzeln schlug, so glaubte man, war der Bruch geheilt.

Bedeutung für die ganzheitlich integrative Ernährung: Die Heilwirkungen im seelisch-geistigen Bereich verlaufen parallel zu denjenigen des physischen Bereiches. Der Winter ist die Zeit der Auseinandersetzung mit dem verdrängten Schatten der Seele. Beim Bewußtwerden der eigenen Fehler und Schwächen und der damit einhergehenden Ent-Täuschung kommt es immer wieder zu Verletzungen. Wir haben zwar genügend Lebensmittel, die uns davor bewahren, indem sie uns die Kraft geben, solche Verletzungen zu überwinden, aber die Bewältigung der Probleme gelingt nicht immer – und dann kommt uns die Schwarzwurzel zu Hilfe. Sie narkotisiert den Schmerz und schließt die Wunde mit gesunden Zellen, mit neuen Gedanken und Gefühlen.

Sellerie

Natürliches Vorkommen: Oktober–März
energetische Wirkung: yinisierend
chemische Wirkung: basisch

Heilwirkungen: Sellerie ist überaus reich an Vitaminen, Mineralstoffen und Spurenelementen. Er wirkt harntreibend und blutreinigend, spült Gift- und Schlackenstoffe aus dem Körper und ist ein gutes Heilmittel bei Rheuma und Gicht. In der Naturheilkunde gilt er als Nerventonikum. Bereits Hippokrates riet seinen Patienten, bei »zerrütteten Nerven« viel Sellerie zu essen, da dieser Nervenschwäche und Depressionen vertreibt.

Mythen und Geschichten: In der Antike war der Sellerie Bestandteil des Totenkultes. Wegen seines starken Geruches galt er als hexenabwehrendes Mittel. Gleichzeitig wurde er als Aphrodisiakum angesehen. Bei der Hochzeit steckte sich das Brautpaar eine Selleriewurzel in die Tasche oder in die Schuhe. In einem Tiroler Märchen kommen die introvertierenden Kräfte des Selleries sehr gut zum Ausdruck. Als ein Mädchen den Sellerie ernten will, wird es von diesem in die Tiefe gezogen – ins Erdreich.

Bedeutung für die ganzheitlich integrative Ernährung: Der Sellerie wird im Oktober und im November geerntet und anschließend eingemietet, so daß er uns bis zum natürlichen Osterfest zur Verfügung steht. Er übt einen yinisierenden Einfluß auf den Organismus aus und sorgt dafür, daß wir nicht zu früh in die oberflächliche Welt zurückkehren. Gleichzeitig stärkt er unsere Nerven und unser Gemüt, damit wir in den Tiefen der Finsternis nicht resignieren. Im Februar und im März kommt uns seine reinigende Wirkung zugute. Hexen und Dämonen werden mit seiner Hilfe aus den Geweben gespült, und der Mensch wird auf seine neue irdische Existenz vorbereitet. Bis zur Frühlings-Tagundnachtgleiche sollte er aufgebraucht sein, denn dann streben wir nach oben und sind froh, dem Erdreich des eigenen Bewußtseins entgangen zu sein.

Spargel

Natürliches Vorkommen: Mai–Juni
energetische Wirkung: stark yinisierend
chemische Wirkung: basisch
Inhaltsstoffe: Vitamin B_1, B_2, C, Folsäure,
   Mineral Magnesium, Fluor, Kupfer

Heilwirkungen: Der Spargel ist eine unserer ältesten Heilpflanzen. Bereits die Ägypter kultivierten ihn, und auch die Griechen und Römer schätzten ihn sehr. Seine Hauptwirkung entfaltet er im Harnapparat, vor allem in der Niere, wo er die Zelltätigkeit anregt, die Wasserausscheidung erhöht und die Entgiftung des gesamten Organismus fördert. Im Gegensatz zu vielen anderen harntreibenden Nahrungsmitteln wirkt er schonend und entzündungshemmend auf die Nieren. Bei Harnblasen- und Nierenleiden, Stoffwechselstörungen, Gicht, Rheuma, Leber- und Herzbeschwerden ist er zu empfehlen.

Bedeutung für die ganzheitlich integrative Ernährung: Der Frühling ist die Zeit, in der wir uns von den Schatten des Winters reinigen und uns aus den Tiefen der Weisheit in die Höhen der irdischen Lebensfreude emporarbeiten. Im Februar beginnt die reinigende Fastenkur, und nach dem natürlichen Osterfest stehen uns hauptsächlich reinigende Nahrungsmittel zur Verfügung. In diesen Tagen werden die Ausscheidungsorgane, auch die Nieren, besonders beansprucht. Bis zu dem Zeitpunkt, da der Spargel geerntet wird, arbeiten sie bereits mehrere Monate lang – Tag und Nacht – auf vollen Touren. Vor diesem Hintergrund ist es verständlich, daß die Natur genau in diesen Tagen den Spargel für uns bereithält. Er wirkt sich wohltuend auf die Nieren aus, aktiviert ihre Regenerationsfähigkeit und hemmt entzündliche Prozesse. Er ist nicht nur ein harntreibendes, sondern vor allem ein schützendes Nahrungsmittel, das den gesamten Harnapparat vor Überanstrengung und übermäßiger Abnutzung bewahrt. Auf der energetischen Ebene macht sich sein schützender Charakter ebenfalls bemerkbar. Im Gegensatz zu den meisten anderen Nahrungsmitteln, die im Mai und im Juni geerntet werden, weist der Spargel einen sehr starken Yin-Charakter auf. Er zügelt die aufwärtsstrebenden Yang-Energien und bewahrt uns vor einem verfrühten Yang-Maximum.

Spinat

Natürliches Vorkommen: ganzjährig
energetische Wirkung: yinisierend
chemische Wirkung: basisch
Inhaltsstoffe: Vitamin A, B₁, B₂, B₆, C, K, Mineral Kalium, Kalzium, Magnesium, Eisen, Jod, Fluor, Mangan

Heilwirkungen: Der Spinat ist eines unserer wertvollsten Lebensmittel. Er enthält außergewöhnliche Mengen an Vitaminen, Mineralstoffen, Spurenelementen und Chlorophyll und ein überaus hochwertiges Eiweiß. In der Naturheilkunde hat er sich wegen seiner blutbildenden Wirkung einen Namen gemacht. Vor allem in der Wachstumsphase und in der Rekonvaleszenz ist er sehr zu empfehlen. Er regt die Drüsen des Magen-Darm-Kanals an, spült harnsaure Schlacken, Kochsalz und andere Abfallprodukte aus den Geweben und stärkt das Immunsystem. Selbst bei Hauterkrankungen hat er sich bewährt. Aufgrund seiner zahlreichen Heilwirkungen und der Tatsache, daß er das ganze Jahr hindurch geerntet werden kann, sollte man ihn regelmäßig verwenden.

Mythen und Geschichten: Der Spinat zählt zu den Kräutern und Gemüsen, die man am Gründonnerstag verzehren soll, um die Frühlingskraft in sich aufzunehmen.

Stachelbeere

Natürliches Vorkommen: Juni–Juli
energetische Wirkung: yangisierend
chemische Wirkung: basisch

Heilwirkungen: Die samtartig behaarte Stachelbeere ist in Mittel- und Nordeuropa seit dem frühen Mittelalter bekannt. Sie ist eine enge Verwandte der Johannisbeere und gehört wie diese zu den Steinbrechgewächsen. Ihre Heilwirkungen konzentrieren sich hauptsächlich auf den Magen-Darm-Kanal und die ableitenden Harnwege. Sie reinigt den Darm, lindert chronische Verstopfung, schwemmt Giftstoffe aus dem Körper und unterstützt die Funktionen der Nieren und der Leber.

Mythen und Geschichten: Der Aberglaube sprach der Stachelbeerpflanze hexenabwehrende Kräfte zu. Man hängte sie über das Fenster und die Eingangstür und pflanzte sie in der Nähe von Koppeln und Weiden. Der englische Name der Stachelbeere ist »gooseberry«, was auch eine Bezeichnung für den Teufel ist.

Tomate

Natürliches Vorkommen: Juli–Oktober
energetische Wirkung: sehr stark yinisierend
chemische Wirkung: basisch
Inhaltsstoffe: Vitamin A, C, E, Mineral Magnesium

Heilwirkungen: Gemeinsam mit den anderen Yin-Nahrungsmitteln, die nach der Sommersonnenwende auf dem natürlichen Speiseplan erscheinen, führt uns die Tomate in die zweite Jahreshälfte. Sie leitet unseren Rückzug ein und bewahrt uns mit ihrem energetischen Grundmuster vor Yang-Überschuß-Erkrankungen. Dank ihres relativ hohen Vitamin- und Mineralstoffgehaltes stärkt sie die Widerstandskraft gegen Infektions- und Erkältungskrankheiten. Darüber hinaus regt sie die Blutbildung an, wodurch unsere Vitalität gesteigert wird.

Mythen und Geschichten: Der Volksmund nennt die Tomate auch »Liebes-« oder »Paradiesapfel«.

Topinambur

Natürliches Vorkommen: September bis März
energetische Wirkung: yinisierend
chemische Wirkung: basisch
Inhaltsstoffe: Vitamin B1, Mineral Kalium, Magnesium, Eisen

Heilwirkungen: Die Topinambur wird auch »Diabetikerkartoffel« genannt. Sie enthält Inulin, einen Zucker, der selbst von Zuckerkranken verwendet werden kann. Ihr Zuckergehalt entspricht etwa dem der Zuckerrübe. Da das Inulin beim Kochen zerfällt, sollte man die Knolle roh und ungeschält verzehren. Nicht nur für Zuckerkranke ist die Topinambur eine empfehlenswerte Kost. Sie weist in etwa dieselben Nährstoffe auf wie die Kartoffel und hat wie diese einen wertvollen Basenüberschuß. Sie löst die harnsauren Produkte aus dem Körper und wirkt sich aufgrund ihres hohen Eisengehaltes positiv auf die Blutbildung aus.

Walnuß

Natürliches Vorkommen: Oktober–März
energetische Wirkung: stark yinisierend
chemische Wirkung: sauer, fast ausgewogen
Inhaltsstoffe: Mineral Fluor

Heilwirkungen: Die Walnuß ist ein wichtiger Energielieferant. Aufgrund ihres hohen Fettgehaltes (62 Prozent) und ihres biologisch hochwertigen Eiweißes ist sie als Nahrungsmittel für die kalten Wintertage geeignet. Bei Erschöpfung und Unterernährung und auch in der Rekonvaleszenz ist sie sehr zu empfehlen. Ein weiterer positiver Aspekt ist ihr ausgesprochen hoher Fluorgehalt. Bereits eine Portion von 50 Gramm Nüssen deckt den Tagesbedarf zu 30 Prozent. Fluor erhöht die Stabilität der Knochen, die Festigkeit des Zahnschmelzes und fördert die Wundheilung.

Mythen und Geschichten: Im Volksglauben spielte die Walnuß eine bedeutende Rolle. Der Walnußbaum erscheint als Lebensbaum, der bei der Geburt eines Kindes gepflanzt wird, als Hexenbaum, unter welchem die Hexen ihre Versammlung abhalten, und schließlich als Totenbaum, unter dem die Toten wohnen. Oft wurde er auf Friedhöfen angepflanzt.

Die Walnuß selbst war eine Totenspeise, die dem Toten auch mit ins Grab gegeben wurde. Gleichzeitig galt sie als Aphrodisiakum. Sie war ein Symbol für Fruchtbarkeit und Gesundheit. Bei der Hochzeit mußte die Braut Nüsse unter die Hochzeitsgäste werfen, und bei der Taufe mußte der Taufpate Nüsse verschenken, um die Gesundheit des Kindes zu erwirken.

Bedeutung für die ganzheitlich integrative Ernährung: Die Walnuß wird gleichzeitig mit Fruchtbarkeit, Tod und den Hexen (Weisheit) in Verbindung gebracht. Die Energie, die ihr innewohnt, ist stark yinisierend. Sie zieht uns hinab in die dunklen Tiefen der Weisheit, ins Reich der Toten, wo das Leben seinen Anfang nimmt. Sie schenkt uns das Wissen um Tod und Wiedergeburt, um den ewigen Kreislauf des Lebens.

Interessant ist, daß die Walnuß mit ihrem hohen Fluorgehalt zur Kräftigung der Knochen und des Zahnschmelzes beiträgt. Das sind genau die Teile des Körpers, die wir mit dem Tod assoziieren. Die Knochen ermöglichen die körperliche Fortdauer des Menschen nach dem Tod. Nach altem Glauben sind sie der Sitz der Seele und ein Symbol des ewigen Lebens.

Die Walnuß ist ein Sinnbild der Weisheit und des Wissens. Nicht umsonst hat sie eine verblüffende Ähnlichkeit mit dem Gehirn. Sie ist eine vorzügliche Nahrung für unser Gehirn und unser gesamtes Nervensystem. Sie gibt uns die Energie, das Leben nach dem Tod, den Urquell aller Fruchtbarkeit in unserem Bewußtsein zu entdecken.

Wegerich

Natürliches Vorkommen: April–Juni
energetische Wirkung: unbekannt
chemische Wirkung: basisch

Heilwirkungen: In unseren Breiten wachsen der spitze, der mittlere und der breite Wegerich. Alle drei können als Rohkost und als Gemüse zubereitet werden. Sie reinigen und stärken die Atemwege, lindern Ekzeme und Hautentzündungen und schließen schlecht heilende Wunden. Im Frühling, wenn sie die Wegränder säumen und geerntet werden, sind sie ein wichtiger Bestandteil der reinigenden Frühjahrskur. Aufgrund ihres relativ hohen Kieselsäuregehaltes wirken sie harntreibend und blutreinigend und somit entgiftend auf den gesamten Organismus.

Mythen und Geschichten: Für den Kräuterpfarrer Johann Künzle war der Wegerich ein besonderes Geschenk der Natur. Er schrieb: »Den Wegerich hat der liebe Gott an alle Wege gestreut, in alle Wiesen und Raine gesetzt, damit wir ihn stets bei der Hand haben, denn er ist unstreitig das erste, beste und häufigste aller Heilkräuter.«[66]
Bei den Germanen galt er als Heilblatt, das auf offene Wunden gelegt wurde, um sie zu reinigen. Den Christen ist er ein Symbol der Heilung und des ewigen Heils. Hildegard von Bingen sah in ihm ein geeignetes Mittel, »alteingesessene Liebe« hinfortzuspülen und die Wunden des Liebeskummers zu schließen.

Weintrauben

Natürliches Vorkommen: September–November
energetische Wirkung: sehr stark yinisierend
chemische Wirkung: basisch

Heilwirkungen: Die Weintraube ist eines der vielseitigsten Nahrungsmittel. Aus ihr bereitet man Essig, Öl, Rosinen, Wein, Franzbranntwein und etliche Dinge mehr. Am wertvollsten für die menschliche Gesundheit ist sie jedoch, wenn sie roh und frisch mitsamt den Kernen und der Haut verzehrt wird. Dann nämlich kommen ihre darmreinigenden und verdauungsfördernden Eigenschaften erst richtig zur Geltung. Eine Traubenkur im Herbst, die mit neuem Wein ergänzt werden kann, ist eine wahre Wiederbelebungskur. Giftstoffe wie überschüssiges Kochsalz und eingelagerte Harnsäure werden ausgeschwemmt, das Blut wird gereinigt, und die Blutbildung wird angeregt. Ebenso werden Kreislaufschwäche, Stoffwechselstörungen, Leber- und Nierenleiden, Blutdruckveränderungen und Hautkrankheiten positiv beeinflußt. Darüber hinaus ist der Wein, der aus Trauben zubereitet wird – in Maßen genossen – ein allgemeines Stärkungsmittel und ein gut bekömmliches unschädliches Nerventonikum.

Mythen und Geschichten: Die Trauben selbst haben im Volksglauben keine besondere Bedeutung, wohl aber der Wein, der zu hohem Ansehen gelangte. Den Germanen galt er als Trank der Dichter und Denker, der die Macht hat, den Genießenden in gotterfüllte Euphorie zu versetzen. Für die Griechen war er bei den Dionysien das Blut Gottes, das sie tranken, um der göttlichen Seele teilhaftig zu werden. Und in der Bibel heißt es, daß der Wein, in Maßen genossen, ein zweites Leben verleihe.

Bedeutung für die ganzheitlich integrative Ernährung: Die Weintraube ist eine ausgesprochene Herbstfrucht. Wenn sich das sommerliche Yang-Maximum seinem Ende zugeneigt hat und die Herbst-Tagundnachtgleiche überschritten ist, erscheint sie mit ihren stark yinisierenden Energien auf dem natürlichen Speiseplan. Ihre Aufgabe ist es, uns zu reinigen, uns in die Tiefen der winterlichen Finsternis hinabzugeleiten und uns zur Quelle des irdischen Lebens zu führen – zur Liebe, zur Weisheit, zu Gott und zum ewigen Leben.

Weißkohl

Natürliches Vorkommen: Oktober–März
energetische Wirkung: stark yinisierend
chemische Wirkung: basisch
Inhaltsstoffe: Vitamin C, K Mineral Magnesium

Heilwirkungen: siehe auch Kohlgemüse.
Der Weißkohl zählt zu den etwas derberen Kohlgemüsen. Wenn Blumenkohl und Brokkoli die Verdauung an die Eigenarten des Kohlgemüses gewöhnt haben, wird der Weißkohl geerntet. Sein Gewebe ist hart, relativ schwer verdaulich und enthält viele Ballaststoffe. Er ist gut für die Kaumuskulatur, den Magen und auch den Darm. Bei chronischer Verstopfung, Darmträgheit und Appetitmangel ist er ein hervorragendes Heilmittel.

In der Naturheilkunde ist vor allem der Kohlsaft zu hohen Ehren gelangt. Wegen seiner schleimhautschützenden Wirkung wird er heute vor allem bei Magen- und Zwölffingerdarmgeschwüren wie bei Dickdarmentzündungen verordnet. Eine Saftkur, bei welcher man täglich vier bis fünf mal 250 Kubikzentimeter Saft trinkt, führt innerhalb von wenigen Tagen zu Schmerzfreiheit und innerhalb von zwei Wochen zur Abheilung des Geschwürs.

Wirsing

Natürliches Vorkommen: Oktober–März
energetische Wirkung: stark yinisierend
chemische Wirkung: basisch
Inhaltsstoffe: Vitamin B_6, C, Folsäure

Heilwirkungen: siehe Weißkohl.

Zucchini

Natürliches Vorkommen: Juli–Oktober
energetische Wirkung: unbekannt
chemische Wirkung: basisch
Inhaltsstoffe: Mineral Eisen

Heilwirkungen: Weder in den Ernährungswissenschaften noch

in der Mythologie spielt die Zucchini eine besondere Rolle. Sie hat einen geringen Natrium- und einen relativ hohen Kaliumgehalt, weshalb sie für die kochsalzarme Diät, die den Bluthochdruck senkt, gut geeignet ist.

Zwiebel

Natürliches Vorkommen: ganzjährig
energetische Wirkung: yangisierend
chemische Wirkung: basisch

Heilwirkungen: Die Zwiebel ist eine unserer ältesten Nutzpflanzen. Etliche Jahrtausende vor der Zeitenwende wurde sie bereits in Ägypten kultiviert und geschätzt. Ihre Heilwirkungen sind so zahlreich, daß man geneigt ist, sie als Allheilmittel zu preisen.

Sie regt sämtliche Drüsen des Magen-Darm-Kanals an, einschließlich Leber, Gallenblase und Bauchspeicheldrüse. Sie reinigt den Darm von Giftstoffen und schädlichen Bakterien und trägt dazu bei, daß sich die Darmflora regenerieren kann. Im Bereich der ableitenden Harnwege unterstützt sie die Funktionen der Blase und der Nieren. Sie wirkt harn- und schweißtreibend und ist dem Organismus ein wichtiges Heilmittel im Kampf gegen Nieren- und Blasenleiden, Rheuma und Gicht.

Sowohl innerlich als auch äußerlich angewendet wirkt die Zwiebel antiseptisch – also gegen Wundinfektionen. Sogar Spul- und Madenwürmer wurden mit ihrer Hilfe schon erfolgreich bekämpft.

Große Teile ihrer Stoffwechselendprodukte werden über die Haut und die Atemwege ausgeschieden. Dabei entfaltet die Zwiebel eine hautreinigende, hustenreizlindernde und auswurffördernde Wirkung. Die gesamten Atemwege werden gestärkt, und die allgemeine Vitalität wird erhöht.

Auch in anderen Bereichen steigert die Zwiebel die Lebenskraft. Sie stärkt das Herz, vermindert die Arterienverkalkung und regt die Blutbildung an. Der Körper erhält mehr Sauerstoff, und das Immunsystem wird gestärkt. Selbst die Potenz wird hierdurch günstig beeinflußt.

Nicht zuletzt wurden Heilwirkungen der Zwiebel auch im psychischen Bereich nachgewiesen. Sie lindert Angst- und Krampfzustände und ist auch bei Schilddrüsenüberfunktion zu empfehlen.

Ganz allgemein kann gesagt werden, daß die Zwiebel die wichtigsten Organ- und Drüsenfunktionen reguliert und die Harmonie des inneren Milieus stabilisiert.

Mythen und Geschichten: Im Volksglauben gilt die Zwiebel als antidämonische Pflanze. Man glaubte, daß sie Menschen und Tiere vor Unheil – vor Hexen und Dämonen, Zauberei und selbst vor dem Teufel – schütze und Krankheiten in sich aufsauge. Man hängte sie in die Stube und in den Stall oder trug sie in der Hosentasche mit sich herum. Um heftigen Kopfschmerz oder starken Schwindel zu vertreiben, nähten sich die Frauen Zwiebeln in die Unterröcke, Männer trugen sie aus demselben Grund unter dem Hut.

Mit einer Zwiebel, die über einem Kranken aufgehängt wurde, weissagte man den Verlauf der Krankheit. Wurde die Zwiebel schwarz, stand der Kranke kurz vor der Genesung, denn dann hatte sie die Krankheit in sich aufgenommen. Blieb sie dagegen gelb, stand es schlecht um ihn; im Fall einer schweren Krankheit sagte man ihm dann den Tod voraus.

Bedeutung für die ganzheitlich integrative Ernährung: Für die ganzheitlich integrative Ernährung hat die Zwiebel dieselbe Bedeutung wie der Knoblauch.

Autoren- und Quellenverzeichnis

1 Pschyrembel, Klinisches Wörterbuch. Berlin, New York 1986.

2 Popp, Fritz A./Strauss, Volkward E.: So könnte Krebs entstehen. Frankfurt/Main 1977, S. 89.

3 Ebenda.

4 Lysebeth, André van: Die große Kraft des Atems. München 1982, S. 25 ff.

5 Ebenda, S. 26 ff.

6 Popp, Fritz A./Strauss, Volkward E.: So könnte Krebs entstehen. Frankfurt/Main 1977, S. 136 bzw. S. 142.

7 Ebenda.

8 Saat- und Pflanzkalender nach Mondstand und Sternzeichen. Wollerau, Schweiz, S. 6 ff.

9 Bündner Kalender 1986, 145. Jahrgang. Chur, Schweiz, S. 98 ff.

10 Saat- und Pflanzkalender nach Mondstand und Sternzeichen. Wollerau, Schweiz, S. 10.

11 Stäubli, Hanns Bächtold: Handwörterbuch des deutschen Aberglaubens. Berlin 1927/1986, Bd. 6, Sp. 720.

12 Pschyrembel, Klinisches Wörterbuch. Berlin, New York 1986.

13 Katalyse e.V.: Das Ernährungsbuch. Köln 1989.

14 Die große GU Nährwerttabelle. München 1991.

15 Schröter, W.: Chemie – Fakten und Gesetze. Leipzig 1990, S. 115.

16 Laotse: Tao-te-king (Hrsg. Lin Yutang). Frankfurt 1955, S. 37.

17 Ebenda, S. 40.

18 Clausnitzer, Ilse: Einführung in die Makrobiotik. Berlin, S. 21 ff.

19 Aihara, Herman: Säuren und Basen. Holthausen ü. Münster 1990, S. 68 ff.

20 Némenyi, Géza von: Heidnische Naturreligion. Bergen/Dumme 1991, S. 331 ff.

21 Löcher/Abeln (Hrsg.): Wie's einstens war zur Osterzeit. Ostfildern 1982, S. 42.

22 Ebenda, S. 217.

23 Stäubli, Hanns Bächtold: Handwörterbuch des deutschen Aberglaubens. Berlin 1927/1986, Bd. 5, Sp. 1515.

24 Tacitus: Germania. Stuttgart 1971, S. 29.

25 Viktor, Carl: Die Pfalz im Jahr. Landau 1986, S. 192 ff.

26 Vulpius, C.A.: Handwörterbuch der Mythologie. Wiesbaden
1987, S. 86 ff.

27 Némenyi, Géza von: Heidnische Naturreligion. Bergen/Dumme
1991, S. 355.

28 Ebenda, S. 366.

29 Viktor, Carl: Die Pfalz im Jahr. Landau 1986, S. 328.

30 Vulpius, C.A.: Handwörterbuch der Mythologie. Wiesbaden
1987, S. 86.

31 Götterlieder der älteren Edda. Stuttgart 1991, S. 68 ff.

32 Die Bibel, Einheitsübersetzung. Stuttgart 1982, Genesis,
3.16–3.19.

33 Viktor Carl: Die Pfalz im Jahr. Landau 1986. S. 370.

34 Sturluson, Snorri: Prosa-Edda. Zürich 1990, S. 60 ff.

35 Goethe, Johann Wolfgang von: Faust zweiter Teil, Gesamtausgabe. München 1982, S. 359.

36 Golther, Wolfgang: Handbuch der germanischen Mythologie.
Stuttgart 1987, S. 235.

37 Kuhn, Hans: Götterlieder der älteren Edda. Stuttgart 1991, S. 115.

38 Ebenda.

39 Ebenda.

40 Ebenda.

41 Ebenda.

42 Schwab, Gustav: Sagen des klassischen Altertums. Frankfurt
1975, S. 17 ff.

43 Ebenda.

44 Termolen, Rosel: Mit dem Kochlöffel durch das Jahr. Augsburg
1989, S. 29.

45 Stäubli, Hanns Bächtold: Handwörterbuch des deutschen Aberglaubens. Berlin 1927/1986, Bd. 2, Sp. 1237.

46 Clausnitzer, Ilse: Einführung in die Makrobiotik. Berlin o. J.,
S. 26.

47 Katalyse e.V.: Das Ernährungsbuch. Köln 1989, S. 141.

48 Kollath, Werner: Getreide und Mensch. Bad Homburg 1984.

49 Ebenda.

50 Kühnau/Ganßmann: Hafer. Frankfurt 1976, S. 42 ff.

51 Kollath, Werner: Getreide und Mensch. Bad Homburg 1984, S. 19.

52 Ebenda, S. 42.

53 Stäubli, Hanns Bächtold: Handwörterbuch des deutschen Aberglaubens. Berlin 1927/1986, Bd. 1, Sp. 1594.

54 Ebenda, Bd. 1, Sp. 1583.

55 Burggrabe/Gronau: Vollkorn, Schrot und Mühlen. Weil 1987, S. 7.

56 Katalyse e.V.: Das Ernährungsbuch. Köln 1989, S. 148.

57 Kollath, Werner: Getreide und Mensch. Bad Homburg 1984, S. 77.

58 Stäubli, Hanns Bächtold: Handwörterbuch des deutschen Aberglaubens. Berlin 1927/1986, Bd.1, Sp. 1592.

59 Schneider, Dr. Ernst: Nutze die Heilkraft unserer Nahrung. Hamburg 1985, S. 354.

60 Viktoras, Kulvinskas: Leben und Überleben. München 1988, S. 94.

61 Stäubli, Hanns Bächtold: Handwörterbuch des deutschen Aberglaubens. Berlin 1927/1986, Bd. 5, Sp. 3.

62 Goethe, Johann Wolfgang von: Gesamtausgabe, München 1982, Bd. 13, S. 145.

63 Schneider, Dr. Ernst: Nutze die Heilkraft unserer Nahrung. Hamburg 1985, S. 441.

64 Ebenda.

65 Leibold, Gerhard: Heilkräuter. Niedernhausen 1980, S. 44.

66 Bergen, Ilona/Witko, Manou: Das Heilpflanzen Horoskop. Wahlsburg 1986, S. 130.

Ausgewählte Literatur

Bircher-Rey, Hedy: Wie ernähre ich mich richtig im Säuren-Basen-Gleichgewicht? Pforzheim o. J.

Brosse, Jacques: Mythologie der Bäume. Olten/Freiburg i.Brsg. 1990.

Burggrabe/Gronau: Vollkorn, Schrot und Mühlen. Weil der Stadt 1987.

Clausnitzer, Ilse: Einführung in die Makrobiotik. Berlin o. J.

Filbey/Filbey: Astronomie für Astrologen. Zürich 1986.

Gallwitz, Esther: Der kleine Kräutergarten. Frankfurt/M. 1992.

Götterlieder der älteren Edda. Stuttgart 1991.

Grant/Hazel: Lexikon der antiken Mythen und Gestalten. München 1980.

Helm, Eva Maria: Feld-, Wald- und Wiesenkochbuch. München 1982.

Irmscher, Johannes: Lexikon der Antike. München 1990.

Karrer, Iso: Tierkreis und Jahreslauf. Basel 1985.

Katalyse e.V.: Das Ernährungsbuch. Köln 1989.

König, Angelika und Ingemar: Der römische Festkalender der Republik. Stuttgart 1991.

Kreuter, Marie-Luise: Der Bio-Garten. München 1981.

Kulvinskas, Viktoras: Leben und Überleben. München 1988.

Leibold, Gerhard: Heilkräuter. Niedernhausen 1980.

Löcher/Abeln: Wie's einstens war zur Osterzeit. Ostfildern 1982.

Löcher/Abeln: Wie's einstens war zur Weihnachtszeit. Ostfildern 1981.

Mésségué, Maurice: Das Gesetz der Natur. Frankfurt/M. 1989.

Mésségué, Maurice: Das Mésségué Heilkräuterlexikon. Rastatt 1975.

Mésségué, Maurice: Die Natur hat immer recht. Frankfurt/M. 1984.

Mésségué, Maurice: Von Menschen und Pflanzen. Frankfurt/M. 1983.

Némenyi, Géza von: Heidnische Naturreligion. Bergen/Dumme 1991.

Schäfer, Thomas: Bildersprache Astrologie. CH-Wettswil 1991.

Schneider, Dr. Ernst: Nutze die Heilkraft der Natur. Hamburg 1985.
Schwab, Gustav: Sagen des klassischen Altertums. Frankfurt/M. 1975.
Stäubli, Hanns Bächtold: Handwörterbuch des deutschen Aberglaubens. Berlin 1986.
Sturluson, Snorri: Prosa Edda. Zürich 1990.
Viktor, Carl: Die Pfalz im Jahr. Landau 1986.
Vulpius, Christian August: Handwörterbuch der Mythologie. Wiesbaden 1987.